现代护理基础与应用

张永霞　等◎主编

U0345910

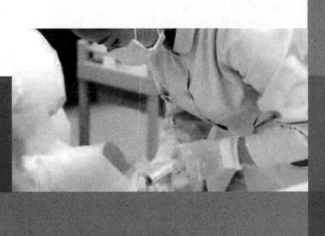

吉林科学技术出版社

图书在版编目（CIP）数据

现代护理基础与应用 / 张永霞等主编. -- 长春 ：
吉林科学技术出版社，2022.4
ISBN 978-7-5578-9249-4

Ⅰ．①现… Ⅱ．①张… Ⅲ．①护理学 Ⅳ．①R47

中国版本图书馆 CIP 数据核字(2022)第 091568 号

现代护理基础与应用

主　　编　张永霞等
出 版 人　宛　霞
责任编辑　刘建民
封面设计　济南皓麒信息技术有限公司
制　　版　济南皓麒信息技术有限公司
幅面尺寸　185mm×260mm
字　　数　290 千字
印　　张　11.75
印　　数　1-1500 册
版　　次　2022年4月第1版
印　　次　2023年3月第1次印刷

出　　版　吉林科学技术出版社
发　　行　吉林科学技术出版社
地　　址　长春市福祉大路5788号
邮　　编　130118
发行部电话/传真　0431-81629529 81629530 81629531
　　　　　　　　　81629532 81629533 81629534
储运部电话　0431-86059116
编辑部电话　0431-81629518
印　　刷　三河市嵩川印刷有限公司

书　　号　ISBN 978-7-5578-9249-4
定　　价　98.00元

编　委　会

目　　录

第一章　内科护理

第一节　慢性阻塞性肺疾病

慢性阻塞性肺疾病(COPD)是一种具有气流受限特征的疾病,气流受限不完全可逆,呈进行性发展,与肺部对香烟烟雾等有害气体或有害颗粒的异常炎症反应有关。

COPD与慢性支气管炎和肺气肿密切相关。COPD与慢性支气管炎和肺气肿密切相关。通常,慢性支气管炎是指在除外慢性咳嗽的其他已知原因后,患者每年咳嗽、咯痰3个月以上,并连续2年者。肺气肿则指肺部终末细支气管远端气腔出现异常持久的扩张,并伴有肺泡壁和细支气管的破坏而无明显的肺纤维化。

当慢性支气管炎、肺气肿患者肺功能检查出现气流受限,并且不能完全可逆时,则能诊断为COPD。如患者只有慢性支气管炎和(或)肺气肿而无气流受限则不能诊断为COPD。

慢性阻塞性肺疾病患者数目多,病死率高。近期流行病学调查,我国40岁以上人群COPD患病率为8.2%。

一、诊断标准

对任何有呼吸困难、慢性咳嗽和(或)咯痰,和(或)有危险因素接触史的患者都应该考虑到COPD临床诊断。具备以上情况者,应进行肺功能检查。如吸入支气管扩张剂后$FEV_1/FVC<70\%$,可确定存在气流受限,继而诊断COPD。

(一)临床表现

1.症状

(1)慢性咳嗽:通常为首发症状。初起呈间歇性,早晨较重,以后早晚或整日均有咳嗽,但夜间咳嗽不显著。

(2)咯痰:一般为少量黏液性痰,合并感染时痰量增多,常变为脓性。

(3)呼吸困难:是COPD标志性症状,早期在劳力时出现,后逐渐加重,以致在日常活动甚至休息时也感到气短。

(4)全身性症状:晚期患者有体重下降,食欲减退等。

2.体征

早期体征不明显。随疾病进展出现以下体征。

(1)视诊及触诊:胸廓前后径增大,剑突下胸骨下角增宽——桶状胸。有些患者呼吸变浅,频率增快,缩唇呼吸等。

(2)叩诊:心界缩小,肝浊音界下降,肺部过清音。

(3)听诊:两肺呼吸音减弱,呼气延长,有些患者可闻干性啰音和(或)湿性啰音。

此外,患者常有吸烟史,有的有粉尘、烟雾或有害气体接触史,多于中年以后发病,常有反复急性加重史。

(二)辅助检查

1.肺功能检查

是判断气流受限的主要客观指标,对 COPD 诊断、严重程度评价、疾病进展有重要意义,有呼吸系统症状和(或)有危险因素接触史者应当检查。

一秒钟用力呼气容积占用力肺活量百分比(FEV_1/FVC)是评价气流受限的一项敏感指标。吸入支气管扩张剂后 $FEV_1/FVC<70\%$ 者,可确定为不能完全可逆的气流受限;一秒钟用力呼气容积占预计值百分比($FEV_1\%$预计值),是评估 COPD 严重程度的良好指标,其变异性较小,易于操作;肺总量(TLC)、功能残气量(FRC)和残气量(RV)增高,肺活量(VC)减低,表明肺过度充气,有参考价值,由于 TLC 增加不及 RV 增高程度大,故 RV/TLC 增高;深吸气量(IC)减低,IC/TLC 下降,是反映肺过度膨胀的指标,与呼吸困难程度甚至 COPD 生存率有关;一氧化碳弥散量(DLCO)及 DLCO 与肺泡通气量(VA)比值(DLCO/VA)下降,该项指标供诊断参考。

2.胸部 X 线检查

COPD 早期胸片可无变化,以后可出现肺纹理增粗、紊乱等非特异性改变,也可出现肺气肿改变。X 线胸片改变对 COPD 诊断意义不很大,主要作为确定肺部并发症及与其他肺疾病鉴别之用。

3.胸部 CT 检查

CT 检查不应作为 COPD 的常规检查。高分辨率 CT,对有疑问病例的鉴别诊断有一定意义。

4.血气检查

确定是否发生低氧血症、高碳酸血症及酸碱平衡紊乱。

5.其他

COPD 合并细菌感染时,血白细胞增高,中性粒细胞核左移;痰细菌培养可能检出病原菌;常见病原菌为肺炎链球菌、流感嗜血杆菌、卡他莫拉菌、肺炎克雷白杆菌等。

二、治疗原则

COPD 病程分期:急性加重期(慢性阻塞性肺疾病急性加重)指患者出现超越日常状况的持续恶化,并需改变基础 COPD 常规用药者;通常在疾病过程中,短期内咳嗽、咯痰、气短和(或)喘息加重、痰量增多,呈脓性或黏液脓性,可伴发热等症状。稳定期则指患者咳嗽、咯痰、气短等症状稳定或症状轻微。

（一）稳定期治疗

1.教育和劝导患者戒烟

因职业或环境粉尘、刺激性气体所致者,应脱离污染的环境。

2.支气管舒张剂

包括短期按需应用以暂时缓解症状及长期规则应用以预防和减轻症状两类。

(1)短效 β_2 受体激动剂:主要有沙丁胺醇气雾剂,每次 $100\sim200\mu g$(1~2 喷),数分钟内开始起效,疗效持续 4~5 小时,每 24 小时不超过 8~12 喷。特布他林气雾剂亦有同样作用。

(2)长效 β_2 受体激动剂:有沙美特罗、福莫特罗等制剂,其中福莫特罗吸入后1~3分钟起效,作用持续 12 小时以上,常用剂量为 $4.5\sim9\mu g$,每日 2 次,每 24 小时不超过 $32\mu g$。

(3)短效抗胆碱药:主要品种为异丙托溴铵气雾剂,雾化吸入,起效较沙丁胺醇慢,持续 6~8 小时,每次 $40\sim80\mu g$(每喷 $20\mu g$),每天 3~4 次。

(4)长效抗胆碱药:噻托溴铵选择性作用于 M_3 和 M_1 受体,为长效抗胆碱药,作用长达 24 小时以上,吸入剂量为 $18\mu g$,每天 1 次。

(5)茶碱类:缓释茶碱,每次 0.2g,早、晚各 1 次;或氨茶碱 0.1g 每日 3 次。

3.吸入糖皮质激素

长期规律吸入糖皮质激素适用于 $FEV_1<50\%$预计值(Ⅲ、Ⅳ级),有临床症状,并反复急性加重的 COPD 患者,糖皮质激素和长效 β_2 受体激动剂联合制剂吸入比各自单用效果好。

4.祛痰药

对痰不易咳出者可应用。常用药物有盐酸氨溴索,30mg,每日 3 次,或 N-乙酰半胱氨酸等。

5.氧疗

长期家庭氧疗应在Ⅳ级即极重度 COPD 患者应用,具体指征是:①PaO_2:≤55mmHg 或动脉血氧饱和度(SaO_2)≤88%,有或没有高碳酸血症。②PaO_2 55~60mmHg,或 SaO_2<89%,并有肺动脉高压、心力衰竭所致水肿或红细胞增多症(红细胞比积>55%)。长期家庭氧疗一般是经鼻导管吸入氧气,流量 1.0~2.0L/min,吸氧持续时间>15h/d。长期氧疗的目的是使患者在海平面水平,静息状态下,达到 PaO_2≥60mmHg 和(或)使 SaO_2 升至 90%。

（二）急性加重期治疗

(1)确定急性加重期的原因及病情严重程度。最多见的急性加重原因是细菌感染或病毒感染。

(2)根据病情严重程度决定门诊或住院治疗。

(3)支气管舒张剂:药物同稳定期有严重喘息症状者可给予较大剂量雾化吸入治疗,如应用沙丁胺醇 $2500\mu g$,异丙托溴铵 $500\mu g$ 或沙丁胺醇 $1000\mu g$ 加异丙托溴铵 $250\sim500\mu g$ 雾化吸入,每日 2~4 次。

(4)控制性吸氧:发生低氧血症者可鼻导管吸氧,或通过 Venturi 面罩吸氧。$FiO_2=21+4\times$氧流量(L/min),公式对估计吸入氧浓度有参考价值。一般吸入氧浓度应为 28%~30%,避免因吸入氧浓度过高引起二氧化碳潴留。

(5)抗生素:当患者呼吸困难加重,咳嗽伴痰量增加、有脓性痰时,应根据 COPD 严重程度及相应的细菌分层情况,结合当地区常见致病菌类型及耐药流行趋势和药敏情况尽早选择敏感抗生素。

(6)糖皮质激素:COPD加重期住院患者宜在应用支气管舒张剂基础上,口服或静脉滴注糖皮质激素,建议口服泼尼松30~40mg/d,连续7~10日后逐渐减量停药。也可以静脉给予甲泼尼龙40mg,每天1次,3~5日后改为口服。

(7)有创机械通气:在COPD加重期的具体应用指征。

①严重呼吸困难,辅助呼吸肌参与呼吸,并出现胸腹矛盾呼吸。

②呼吸频率>35次/min。

③危及生命的低氧血症(PaO_2<40mmHg或PaO_2/FiO_2(200mmHg)。

④严重的呼吸性酸中毒(pH<7.25)及高碳酸血症。

⑤呼吸抑制或停止。

⑥嗜睡,意识障碍。

⑦严重心血管系统并发症(低血压、休克、心力衰竭)。

⑧其他并发症(代谢紊乱、脓毒血症、肺炎、肺血栓栓塞症、气压伤、大量胸腔积液)。

⑨无创性正压通气治疗失败或存在无创性正压通气的使用禁忌证。

(8)其他治疗措施:在出入量和血电解质监测下适当补充液体和电解质;注意维持液体和电解质平衡;注意补充营养,对不能进食者需经胃肠补充要素饮食或予静脉高营养;对卧床、红细胞增多症或脱水的患者,无论是否有血栓栓塞性疾病史,均需考虑使用肝素或低分子肝素;注意痰液引流,积极排痰治疗。

(9)预防急性加重:COPD急性加重常可预防。减少急性加重及住院次数的措施有:戒烟、流感和肺炎疫苗、单用吸入长效支气管扩张剂或联用吸入激素等。

三、常见护理问题及相关措施

(一)气体交换受损

1.相关因素

与呼吸道阻塞、呼吸面积减少引起的通气和换气功能障碍有关。

2.护理措施

(1)环境和体位:保持环境清洁、舒适适宜的湿温度。为有利于呼吸可给予患者端坐位或半坐位。

(2)教会患者缩唇呼吸和腹式呼吸:①缩唇呼吸,吸气时,闭住口唇,用鼻吸气;呼气时,口呈吹口哨或吹笛;呼吸比为1:2或1:3。②腹式呼吸法,患者采取仰卧位,一手放在胸部,一手放在腹部,经口缓慢地吸气,升高腹部顶住手,缩唇缓慢地呼气,同时收缩腹部肌肉并收腹。

(3)遵医嘱给予支气管扩张药,缓解呼吸困难。

(4)低氧血症伴CO_2潴留者给予低流量吸氧,1~2L/min,浓度为25%~29%,以提高氧分压,同时避免吸入氧浓度过高引起CO_2潴留。每天更换氧气湿化水。

(5)吸入疗法:包括湿化疗法和雾化疗法,以湿化呼吸道,稀释痰液,从而达到祛痰止咳、抗炎、解痉平喘的作用。

(二)清理呼吸道无效

1.相关因素

与痰液过多、痰液黏稠、咳嗽无力、支气管痉挛有关。

2.护理措施

(1)增加室内湿度,要注意保持室内湿度不低于60%。

(2)鼓励患者有效地咳痰,教会患者咳嗽的技巧,即身体向前倾斜,采用缩唇式呼吸方法做几次呼吸,最后1次深吸气后,屏气3~5s,从胸腔进行2~3次短促有力的咳嗽,张口咳出痰液,咳嗽时收缩腹肌,或指导患者用手按压上腹部帮助咳嗽。必要时用吸引器吸痰。

(3)胸部叩击

①胸部叩击方法:患者取侧卧位,叩击者两手手指指腹并拢,使掌侧呈杯状,以手腕力量,从肺底自下而上、由外向内、迅速而有节奏地叩击胸壁、振动呼吸道,每一肺叶叩击1~3分钟,叩击时发出一种空而深的拍击音则表明手法正确。胸壁振荡时,操作者双手掌重叠,并将双手掌置于欲引流的胸廓部位,吸气时手掌随胸廓扩张慢慢抬起,不施加任何压力,从吸气最高点开始,在整个呼气期手掌紧贴胸壁,施加一定压力并做轻柔的上下抖动,即快速收缩和松弛手臂和肩膀(肘部伸直),以振荡患者胸壁5~7次,每一部位重复6~7个呼吸周期。或指导患者双侧前臂屈曲,两手掌置于锁骨下,咳嗽时以上臂、前臂同时叩击前胸及侧胸壁,振动气管分泌物,以利排出。

注意事项:每次叩击和(或)振荡时间以5~15分钟为宜,应安排在餐后2小时至餐前30分钟完成。

②使用排痰机进行胸壁振荡:它有明显的三个特点,深穿透性;可以简单地控制效果;可以单纯振动、单纯叩击,也可以振动和叩击相混合,适当地选择和使用叩击头,它可以作用于敏感的患者。

(4)机械吸痰:适用于无力咳出黏稠痰液,意识不清或排痰困难者。可经患者口、鼻腔、气管插管或气管切开处进行负压吸痰。每次吸引时间不超过15秒,间隔时间应大于3分钟。并在吸痰前、后适当调高吸入氧的浓度,避免吸痰引起低氧血症。

(5)遵医嘱给予支气管扩张药,指导患者掌握正确使用方法。

(6)预测患者是否需要气管插管或使用呼吸机,需要时准备用物。

(7)准确记录出入液量:对心、肝、肾功能正常者,鼓励多饮水,保证每天饮水量在1500mL以上。

(三)营养失调:低于机体需要量

1.相关因素

对机体能量消耗增加、胃肠道消化吸收功能障碍、机体分解代谢的增加、摄入减少有效。

2.临床表现

患者体重下降,体力不支,身体虚弱,难以应付日常生活。

3.护理措施

(1)和营养师一起商讨患者的热量需要量,以及实际摄入量是否充足。计划患者的食谱,要考虑到患者的饮食习惯和选择患者喜欢的食物。

（2）供给能满足患者高代谢所需的高蛋白、高维生素、高热量、清淡易消化饮食。

（3）协助患者进食：对不能经口喂食者，可留置鼻饲管。鼻饲液要现用现配，防止污染，不可快速、大量地注入喂养液，否则会引起腹胀、吸入性肺炎等并发症。在胃肠道未适应前不可注入大量的高渗营养液，否则会导致腹泻。鼻饲前应检查鼻饲管是否在胃内，鼻饲前后用温开水冲洗鼻饲管。

（4）口腔护理：2 次/天，促进患者食欲。

（5）电解质紊乱的观察护理：COPD 患者由于营养不良、食欲缺乏和使用某些药物（如利尿药）的原因所造成的低钾血症、低钠血症在临床上较常见。当血钾浓度<3.5mmol/L 时，患者会出现腹胀、恶心、呕吐、心悸或神经系统反应（倦怠、烦躁不安，甚至谵妄和昏迷）。当血钠浓度<135mmol/L 时，患者会出现头痛、乏力、恶心、感觉迟钝、抽搐等明显神经系统反应。护士应密切观察患者的神经系统反应、生命体征，仔细分析患者主诉症状的原因，并做好详细记录，包括输入量、饮水量、尿量。

（6）根据需要给予患者肠外营养：①静脉置管应行中心静脉或 PICC 置管，不宜选外周浅表静脉。输液前应用少量生理盐水冲洗输液器及针头；输液完毕再用少量生理盐水冲洗后用肝素封管。②输液速度的调整及护理，静脉营养液临用前最好在接近体温后使用，开始速度以10 滴/分为宜，20 分钟后 20～30 滴/分。速度不宜过快，250mL 液体输入时间不少于 3 小时，以防止输液过快引起患者短时间发生高渗性利尿、酸中毒、肺水肿等并发症。

（四）有感染的危险

1.相关因素

与肺的防御系统损害、使用呼吸机有关。

2.临床表现

畏寒、发热、全身乏力等。

3.护理措施

（1）保证湿化给氧，定期更换湿化瓶，每天更换湿化瓶中的注射用水。

（2）协助患者翻身、拍背，鼓励患者有效地咳嗽，及时咳出痰液，避免痰液潴留。如果患者不能咳出痰液，可经鼻或经口咽吸痰，严格按照无菌操作，防止交叉感染。

（3）根据病原菌药物敏感试验选用抗生素。轻中度呼吸道感染，治疗则以口服抗生素为主。

（4）用药后观察患者体温、咳嗽、咳痰有无减轻或消失，痰的颜色是否转白，肺部啰音是否消失。

（5）保持环境清洁，限制人员探视。

四、健康教育

1.心理指导

COPD 患者因久病不愈反复发作，患者常出现焦虑、悲观、沮丧等不良情绪，表现为烦躁、易怒,依赖心理增强,而COPD患者精神和休息同等重要,不良情绪可导致交感神经兴奋、儿茶酚胺分泌增加,使心率增快、心肌耗氧量增加,从而诱发和加重呼吸困难和心力衰竭。因此,向患者讲解心理因素给病情带来的危害及自我调节、控制情绪的重要性。指导患者根据不同情况采取不同的方法进行心理治疗,如鼓励患者将内心的不安向亲人诉说;听音乐、看书等转移法;鼓励家属、亲朋好友和同事给患者更多关爱,生活上多照顾,经济上多支持,帮助患者树立战胜疾病的信心。

2.饮食指导

饮食应规律、适量,多进高蛋白、高热量、高维生素、清淡易消化的饮食,少食胀气食物,避免辛辣、酒等刺激性食物。重视缓解期的摄入,改善全身营养状况,提高呼吸肌力量。保持大便通畅,定时排便,多食高纤维素食物(如芹菜、韭菜、笋、香蕉等)。对高碳酸血症者,适当控制糖类摄入量,避免加重 CO_2 潴留。

3.药物指导

按医嘱服药,注意药物不良反应。支气管扩张药可引起头晕、头痛、心悸、手指震颤等,减量或停药症状消失。注意长时间大剂量抗生素运用可引起二重感染,如口腔白斑、溃烂。口服激素、抗结核药物等,避免骤停、骤减。口服降压药,定时测血压,遵医嘱调整药量。服利尿药,多食鲜橘子等水果,记录尿量,定期复查有关化验指导,调整药量。对肝、肾功能有损害的药物,要定时复查肝、肾功能。

4.长期家庭氧疗的指导

长期家庭氧疗应在IV级即极重度COPD患者应用。具体指导:①$PaO_2 \leqslant 55mmHg$ 或动脉血氧饱和度(SaO_2)$\leqslant 88\%$,有或无高碳酸血症;②PaO_2 55~60mmHg,或 $SaO_2 < 89\%$,并有肺动脉高压、心力衰竭水肿或红细胞增多症(血细胞比容> 0.55)。一般是经鼻导管吸入氧气,流量为 1.0~2.0L/min,吸氧持续时间$> 15h/d$。长期氧疗目的是使患者在海平面水平,静息状态下,达到 $PaO_2 \geqslant 60mmHg$ 和(或)使 SaO_2 升至 90%,这样才可维持重要器官的功能,保证周围组织的氧供。

5.康复治疗的指导

康复治疗包括呼吸生理治疗,肌肉训练,营养支持、精神治疗与教育等多方面措施。在呼吸生理治疗方面包括帮助患者咳嗽、用力呼气以促进分泌物清除;使患者放松,进行缩唇呼吸以及避免快速浅表的呼吸以帮助克服急性呼吸困难等措施。在肌肉训练方面有全身性运动与呼吸肌锻炼,前者包括步行、登楼梯、踏车、全身肌群锻炼的康复操等,后者有腹式呼吸锻炼等。

6.活动与休息

居室整洁,空气新鲜,定时开窗通风,勿直接吹风。保持心情开朗,适量活动,避免劳累,保证 6~8 小时睡眠。注意口腔卫生,保持皮肤清洁,及时沐浴更衣。长期卧床者,定时翻身拍背,预防压疮,大小便失禁者及时擦洗干净。在上呼吸道疾病流行时避免进出空气污染的公共场所。减少冷空气刺激,冬季晨起外出注意保暖或使用口罩。加强体育锻炼,提高机体耐寒及抗病能力,根据病情选择适合自己的健身方式;教会患者学会自我监测病情变化,尽早治疗呼吸道感染。呼吸训练指导患者做深而慢的腹式呼吸和缩唇呼气。

7.出院指导

(1)预防感冒,外出戴口罩,避免受凉。

(2)保持呼吸道畅通,禁止吸烟。

(3)注意休息,合理运动。

(4)注意药物的不良反应。

(5)定时复查,防止并发症的发生。

第二节 支气管哮喘

支气管哮喘是由多种细胞(包括气道炎症细胞,如嗜酸粒细胞、肥大细胞、T淋巴细胞、中性粒细胞,结构细胞如气道上皮细胞、气道平滑肌细胞等)和细胞组分参与的气道慢性炎症性疾患。这种慢性炎症导致气道高反应性,通常出现广泛多变的可逆性气流受限,反复发作性的喘息、气急、胸闷或咳嗽等症状,常在夜间和(或)清晨发作、加剧,多数患者可自行缓解或经治疗缓解。

一、诊断标准

(一)临床表现

(1)大多数哮喘起病于婴幼儿,诱发哮喘原因主要是吸入过敏原、病毒性上呼吸道感染、剧烈活动或接触某些刺激性气味。某些哮喘患者的哮喘发作或加剧与其职业有关,临床上称之为职业性哮喘。

(2)部分患者起病可出现发作先兆如:流清鼻涕、频繁喷嚏、鼻咽部发痒、眼部发痒、胸闷。

(3)哮喘严重程度不同的患者临床表现可有很大差异,典型哮喘发作为呼气性呼吸困难,表现为气憋、喘息,轻者表现为胸闷或顽固性咳嗽(咳嗽变异性哮喘)。

(4)大多数哮喘患者发作具有明显昼夜节律即夜间或清晨发作或加剧。

(5)某些哮喘患者哮喘发作具有季节规律,如过敏性哮喘常在夏秋季发作。

(6)早期患者脱离过敏原后症状可以迅速缓解,或给予正规治疗后缓解。典型发作者双肺可闻及散在或弥漫性以呼气相为主的哮鸣音,不同程度的急性发作体征可有很大差异。

(二)辅助检查

1.血常规

嗜酸粒细胞增多(<10%),合并感染时白细胞或嗜中性粒细胞增多,全身使用糖皮质激素后可使白细胞总数、中性粒细胞百分比增多。

2.痰液检查

如患者无痰咳出时,可通过诱导痰方法进行检查。涂片在显微镜下可见较多嗜酸性粒细胞。

3.动脉血气分析

哮喘发作时由于气道阻塞且通气分布不均,通气/血流比值失衡,可致肺泡-动脉血氧分压差（A-aDO$_2$）增大；严重发作时可有缺氧，PaO$_2$ 降低，由于过度通气可使 PaCO$_2$ 下降，pH 上升，表现呼吸性碱中毒。若重症哮喘，病情进一步发展，气道阻塞严重，可有缺氧及 CO$_2$ 滞留，PaCO$_2$ 上升，表现呼吸性酸中毒。若缺氧明显，可合并代谢性酸中毒。

4.呼吸功能检查

（1）通气功能检测：在哮喘发作时呈阻塞性通气功能改变，呼气流速指标均显著下降，1 秒钟用力呼气容积（FEV$_1$）、1 秒率（1 秒钟用力呼气量占用力肺活量比值 FEV$_1$/FVC%）以及最高呼气流量（PEF）均减少。肺容量指标可见用力肺活量减少、残气量增加、功能残气量和肺总量增加，残气占肺总量百分比增高。缓解期上述通气功能指标可逐渐恢复。病变迁延、反复发作者，其通气功能可逐渐下降。

（2）支气管激发试验（BPT）：一般适用于通气功能在正常预计值的 70% 以上的患者。如 FEV$_1$ 下降≥20%，可诊断为激发试验阳性。通过剂量反应曲线计算使 FEV$_1$ 下降 20% 的吸入药物累积剂量（PD$_{20}$-FEV$_1$）或累积浓度（PC$_{20}$-FEV$_1$），可对气道反应性增高的程度做出定量判断。

（3）支气管舒张试验（BDT）：用以测定气道可逆性。阳性诊断标准：①FEV$_1$ 较用药前增加 12% 或以上。且其绝对值增加 200mL 或以上；②PEF 较治疗前增加 60L/min 或增加≥20%。

（4）呼气峰流速（PEF）及其变异率测定：若 24 小时内 PEF 或昼夜 PEF 波动率≥20%，也符合气道可逆性改变的特点。

5.胸部 X 线检查

早期在哮喘发作时可见两肺透亮度增加，呈过度通气状态；在缓解期多无明显异常。如并发呼吸道感染，可见肺纹理增加及炎性浸润阴影。同时要注意肺不张、气胸或纵隔气肿等并发症的存在。

6.特异性变应原的检测

哮喘患者大多数伴有过敏体质，对众多的变应原和刺激物敏感。测定变应性指标结合病史有助于明确病因，脱离致敏因素的接触。

（1）体外检测：可检测患者的特异性 IgE，过敏性哮喘患者血清特异性 IgE 可较正常人明显增高。

（2）在体试验：皮肤过敏原测试，需根据病史和当地生活环境选择可疑的过敏原进行检查，可通过皮肤点刺等方法进行，皮试阳性提示患者对该过敏原过敏。

（三）诊断步骤和要求

（1）明确有无支气管哮喘。

（2）确定其诱因。

（3）临床分期、分度。

（4）评估哮喘控制水平。

（四）诊断标准

（1）反复发作喘息、气急、胸闷或咳嗽，多与接触变应原、冷空气、物理或化学性刺激、病毒性上呼吸道感染、运动等有关。

（2）发作时在双肺可闻及散在或弥漫性，以呼气相为主的哮鸣音，呼气相延长。

（3）上述症状可经治疗缓解或自行缓解。

（4）症状不典型者（如无明显喘息或体征）应至少具备以下一项试验阳性。

①支气管激发试验或运动试验阳性。

②支气管舒张试验阳性[一秒钟用力呼气容积（FEV_1）增加 12％以上，且 FEV_1 增加绝对值＞200mL]。

③最大呼气流量（PEF）日内变异率或昼夜波动率≥20％。

（5）除外其他疾病所引起的喘息、气急、胸闷和咳嗽。

符合（1）～（3）、（5）条者或（4）、（5）条者可诊断为支气管哮喘。根据哮喘发作规律和临床表现，哮喘可分为急性发作期、慢性持续期及缓解期。

（6）支气管哮喘可分为急性发作期、非急性发作期。

①急性发作期是指气促、咳嗽、胸闷等症状突然发生或症状加重，常有呼吸困难，以呼气流量降低为其特征，常因接触变应原等刺激物或治疗不当所致。

②非急性发作期（亦称慢性持续期）：许多哮喘患者即使没有急性发作，但在相当长的时间内仍有不同频度和（或）不同程度地出现症状（喘息、咳嗽、胸闷等），肺通气功能下降。哮喘控制水平分为控制、部分控制和未控制 3 个等级。

（五）鉴别诊断

（1）慢性支气管炎：多发生在中老年，有长期吸烟史，表现为冬春季反复发作的咳嗽、咯痰，多以上呼吸道感染为诱因，起病缓慢，查体有散在湿啰音或干啰音，缓解速度慢，或缓解期仍有症状。发作期外周血和痰中白细胞及中性粒细胞升高。肺功能检测支气管舒张试验阴性，PEF 变异率小于 15％。

（2）肺气肿：中老年发病，多有长期大量吸烟史，一般体力活动可诱发加重，休息后可以缓解，临床表现为气短，气不够用，肺气肿体征可长期存在，X 线检查有肺气肿征象。肺功能表现为支气管舒张试验阴性，RV、TLC、RV/TLC％均增高，DLCO 降低。

（3）急性左心衰：见于有高血压、冠心病、糖尿病等心血管疾病病史的中老年人，发病季节性不明显，感染、劳累、输液过多、过快为诱因。查体可发现双肺底湿啰音、心脏增大、奔马律等。坐起，应用快速洋地黄、利尿剂、扩血管药物可以缓解。X 线可见柯氏 B 线、蝶形阴影。心电图有心律失常或房室扩大。超声心动图可发现心脏解剖学上异常。血 BNP 检测多＞500ng/mL。

（4）上气道内良、恶性肿瘤，上气道内异物，其他原因引起的上气道阻塞。

（5）肺嗜酸性粒细胞增多症（PIE），变态反应性支气管肺曲菌病，嗜酸细胞性支气管炎、肉芽肿性肺病。

（6）弥漫性泛细支气管炎（DPB）、肺栓塞。

（7）支气管肺癌、纵隔肿瘤等。

二、治疗原则

治疗原则为消除病因、控制发作及预防复发，同时应加强对患者的教育和管理。对于危重哮喘,应给予氧疗、补液、糖皮质激素、沙丁胺醇(舒喘灵)雾化吸入或注射、异丙托溴铵溶液雾化吸入、氨茶碱静脉滴注或静脉注射,同时应注意电解质平衡、纠正酸中毒和二氧化碳潴留。

(一)脱离过敏原

脱离过敏原是哮喘治疗最有效的方法。如能找出引起哮喘发作的过敏原或其他非特异性刺激因素,应立即使患者脱离过敏原的接触。

(二)药物治疗

1.缓解哮喘发作

此类药物的主要作用是舒张支气管,故又称为支气管舒张药。

(1)β_2 肾上腺素受体激动药:主要通过舒张支气管平滑肌,改善呼吸道阻塞,是控制哮喘急性发作的首选药物。常用短效 β_2 肾上腺素受体激动药有沙丁胺醇、特布他林和非诺特罗,作用时间为 4～6 小时。长效 β_2 肾上腺素受体激动药有丙卡特罗、沙美特罗和福莫特罗,作用时间为 12～24 小时,β_2 肾上腺素受体激动药的缓释型和控制型制剂疗效维持时间较长,适用于防治反复发作性哮喘和夜间哮喘。

(2)茶碱类:为黄嘌呤类生物碱。可通过抑制磷酸二酯酶,提高平滑肌细胞内 cAMP 浓度,拮抗腺苷受体,刺激肾上腺素分泌,扩张支气管,增强呼吸肌收缩,增强呼吸道纤毛清除功能等。小于呼吸道扩张作用的低血浓度茶碱($5～10\mu g/mL$)具有明显抗炎、免疫调节和降低呼吸道高反应性的作用,是目前治疗哮喘的有效药物。

(3)抗胆碱药:为 M 胆碱受体拮抗药。异丙托溴铵雾化吸入约 5 分钟起效,维持 4～6 小时。吸入后阻断节后迷走神经通路,降低迷走神经兴奋性而使支气管扩张,并有减少痰液分泌的作用。与 β_2 肾上腺素受体激动药联合协同作用,尤其适用于夜间哮喘和痰多者。

2.控制哮喘发作

此类药物主要治疗哮喘的呼吸道炎症,又称为抗炎药。

(1)糖皮质激素:主要通过多环节阻止呼吸道炎症的发展及降低呼吸道高反应性,是当前防治哮喘最有效的抗炎药物。其可采用吸入、口服和静脉用药。

(2)色甘酸钠及尼多酸钠:是一种非糖皮质激素抗炎药。其主要通过抑制炎症细胞释放多种炎症介质,能预防过敏原引起速发和迟发反应,以及过度通气、运动引起的呼吸道收缩。因口服本药胃肠道不易吸收,宜采取干粉吸入或雾化吸入。妊娠妇女慎用。

(3)白三烯(LT)调节剂:通过调节 LT 的生物活性而发挥抗炎作用。同时,也具有舒张支气管平滑肌的作用。常用半胱氨酰 LT 受体拮抗药,如扎鲁司特、孟鲁司特。

(三)急性发作期的治疗

治疗目的:①尽快缓解呼吸道阻塞;②纠正低氧血症;③恢复肺功能;④预防哮喘进一步加重或再次发作;⑤防止并发症。临床根据哮喘分度进行综合性治疗。

1.轻度

每天定时吸入糖皮质激素。出现症状时吸入短效 β_2 受体激动药,可间断吸入。如症状无改善可加服 β_2 受体激动药控释片或小剂量茶碱控释片,或加用抗胆碱药(如异丙托溴铵)气雾剂吸入。

2.中度

糖皮质激素吸入剂量增大,规则吸入 β_2 受体激动药或口服其长效药。症状不缓解者加用抗胆碱药气雾剂吸入,或加服 LT 拮抗药,或口服糖皮质激素<60mg/d。必要时可用氨茶碱静脉滴注。

3.重度至危重度

β_2 受体激动药持续雾化吸入,或合用抗胆碱药;或沙丁胺醇或氨茶碱静脉滴注,加用口服 LT 受体拮抗药。糖皮质激素(琥珀酸氢化可的松或甲泼尼龙)静脉滴注,病情好转,逐渐减量,改为口服。适当补液,维持水、电解质、酸碱平稳。如氧疗不能纠正缺氧,可行机械通气。目前,预防下呼吸道感染等综合治疗是治疗重、危重症哮喘的有效措施。

(四)哮喘非急性发作期的治疗

哮喘经急性发作期治疗症状好转后,其慢性炎症病理生理改变仍存在,必须制订长期的治疗方案,防止哮喘再次急性发作。注意个体差异,以最小量、最简单的联合应用,不良反应最少和最佳控制症状为原则,根据病情评价,按不同程度选择合适的治疗方案。

1.间歇至轻度

根据个体差异,采用 β_2 受体激动药吸入或口服以控制症状。或小剂量氨茶碱口服,或定量吸入糖皮质激素。

2.中度

定量吸入糖皮质激素。按需吸入 β_2 受体激动药,效果不佳时加用吸入型长效 β_2 受体激动药,口服 β_2 受体激动药控释片、小剂量茶碱控释片,或 LT 受体拮抗药等,亦可加用抗胆碱药。

3.重度

吸入糖皮质激素。规则吸入 β_2 受体激动药,或口服 β_2 受体激动药、茶碱控释片,或 β_2 受体激动药合用抗胆碱药,或加用 LT 受体拮抗药口服,如症状仍存在,应规律口服泼尼松或泼尼松龙,长期服用者,尽可能使用维持剂量≤10mg/kg。

(五)免疫疗法

1.特异性免疫疗法(又称为脱敏疗法或减敏疗法)

采用特异性过敏原(如尘螨、花粉等制剂)做定期反复皮下注射,剂量由低至高,以产生免疫耐受性,使患者脱敏。

2.非特异性免疫疗法

如注射卡介苗、转移因子等生物制品抑制过敏原的过程有一定辅助疗效。目前,采用基因工程制备的人重组抗 IgE 单克隆抗体治疗中重度过敏性哮喘已取得较好疗效。

三、常见护理问题

(一)气体交换受损

1.相关因素

与支气管痉挛,气道炎症,黏液分泌增加,气道阻塞有关。

2.临床表现

可出现哮喘急性发作的典型症状和体征:呼吸费力、气短、感觉头晕、心悸、心率增快;伴有哮鸣音的呼气性呼吸困难,呼吸急促、深度变浅或加深,伴端坐呼吸、发绀、鼻翼扇动,有三凹征出现(锁骨上窝、胸骨上窝、肋间隙明显凹陷),患者不能活动,不能将一句话完整地说完。

3.护理措施

(1)环境:明确过敏原者应尽快脱离过敏原。为患者提供安静、舒适的环境,室内保持温度为 $20\sim22℃$,湿度为 $50\%\sim70\%$。每天通风 $1\sim2$ 次,每次 $15\sim30$ 分钟。

(2)休息与体位:协助患者抬高床头,使患者半坐卧位或端坐位,可借助身体的重力使膈肌下降,胸腔扩大,肺活量增加,从而减轻呼吸困难,有利呼吸。为端坐卧位者提供床旁桌椅以做支撑。

(3)氧疗:遵医嘱给予鼻导管或面罩吸氧(FiO_2 为 $30\%\sim40\%$),改善通气,从而提高吸入气体的氧浓度、动脉血氧含量及饱和度,改善呼吸功能。如有 CO_2 潴留者宜持续低流量给予,吸入氧气应温暖湿润。严重发作,经一般治疗无效时,应做好机械通气的准备。

(4)心理安慰:陪伴患者,使患者平静,以免精神紧张加重呼吸困难。

(5)加强巡视与病情观察:哮喘多在夜间和凌晨发作,应加强夜间巡视(1 次/小时),做好预防,加强对急性发作患者的监护,发现哮喘发作的前驱症状,及时给予缓解支气管痉挛药物,制止哮喘发作。

(6)鼓励患者缓慢地深呼吸,患者因过度通气,出汗多、进食少致痰多、黏稠而咳嗽不畅,可因气管阻塞而发生严重缺氧。应积极配合医师,及早做气管插管或气管切开,吸出呼吸道的分泌物。

(7)定时监测动脉血气分析值的变化,维持动脉血氧分压在 $60mmHg$ 以上。

(二)清理呼吸道无效

1.相关因素

与气道平滑肌收缩,痰液黏稠,排痰不畅,无效咳嗽,疲乏有关。

2.临床表现

痰液黏稠、量多,反复咳嗽,伴有痰鸣音。

3.护理措施

(1)观察患者咳嗽、痰液黏稠度和量。

(2)环境整洁、舒适,减少不良刺激。

(3)采取有效的排痰措施。

(4)用药护理:按医嘱用抗生素、止咳、祛痰药,指导患者正确使用雾化吸入,掌握药物疗效和不良反应,不滥用药物。

(三)活动无耐药

1.相关因素

与发作时缺氧、疲乏有关。

2.临床表现

患者痛苦面容,四肢肌肉无力,嘴唇、面颊发绀,查动脉血气示明显低氧血症。

3.护理措施

(1)评估患者的活动耐力程度,制订活动计划。

(2)尽量避免情绪激动及紧张的活动。患者活动前后,监测其呼吸和心率情况,活动时如有气促、心率加快,可给予持续吸氧并嘱其休息。依病情逐渐增加活动量。

(3)给予氧气吸入。

(4)协助其日常生活,做好患者的生活护理。教会患者借力技巧。

(5)根据病情和活动耐力限制探视人次和时间。

(四)知识缺乏

1.相关因素

(1)缺乏支气管哮喘治疗、预防的有关知识。

(2)缺乏正确使用雾化吸入器的有关知识。

2.护理措施

(1)评估患者对疾病知识的了解程度,帮助患者理解哮喘发病机制、本质,发作先兆、症状等。

(2)告知患者避免诱发哮喘的因素。

(3)讲解常用药物的用法、剂量、疗效、不良反应。

(4)介绍雾化吸入的器具,提供雾化吸入器相关的学习资料。

(5)指导患者雾化吸入器的正确使用方法:临床中一般使用超声雾化吸入器、氧气驱动雾化吸入器和定量雾化吸入器。有报道称氧气驱动雾化较超声雾化效果更好。①接上电源,连接雾化储液罐与雾化器;②将待吸入的药物放入储液罐;③打开雾化器上的开关,嘱患者深呼气至残气位,张开口腔,张口咬住喷嘴,缓慢深吸气到肺总量时可屏气 4～10 秒,注意吸气时用手盖住储液罐上端开口,呼气时打开;④持续雾化时间 10～15 分钟。

定量雾化吸入器在每次使用前应摇匀药液,患者深呼气至残气位,张开口腔,置雾化气喷嘴于口前 4cm 处,缓慢吸气(0～5L/s)几乎达肺总量位,于开始吸气时即以手指揿压喷药,吸气末屏气 5～10 秒,然后缓慢呼气至功能残气位。休息 30 分钟左右可重复再使用 1 次。

雾化吸入时坐位最佳,借助协和作用使雾滴深入到细支气管、肺泡。宜在进食 1 小时后进行喷雾吸入,对因不适应难以坚持的吸入者,可采用间歇吸入法,即吸入数分钟停吸片刻,而后再吸,反复进行,直到吸完所需治疗药液,以免引起疲劳。吸入期间应密切观察患者的神志、呼吸、心率、SaO_2 的变化,观察患者有无憋气、发绀、烦躁、出汗等不良反应,出现上述症状需暂停吸入,休息。如呼吸、心率加快,SaO_2 下降,不能以原病患解释时,即提示气流动力学或雾化药物不适宜,应立即停止吸入。对老年患者尤其是肺功能极差者,护士应守候在其身旁予以指导,防止发生意外。

四、危重哮喘的护理问题

(一)体液不足

1.相关因素

与呼吸急促或大量出汗使体液丢失、疲乏、焦虑、意识障碍、液体摄入量减少有关。

2.临床表现

呼吸急促或大量出汗，口渴、脉率增加、皮肤弹性下降、黏膜干燥、疲乏、虚弱。

3.护理措施

(1)评估患者的失水量。

(2)鼓励患者多饮水或提供患者喜欢的饮料，24 小时摄入量＞2000mL，稀释痰液，防止便秘，改善呼吸功能。

(3)做好口腔护理 2 次/天(饭前、睡前)，促进饮水的欲望。

(4)准确记录 24 小时出入液量，保持尿量每天 1000mL 以上，随时调整输液速度，维持液体出入量平衡。

(5)定时称体重，每天 1 次或每周 1 次，且在同一时间称。

(6)建立静脉通道，重者应给予静脉输液，纠正水、电解质紊乱，酸碱失衡。根据失水及心功能情况，遵医嘱静脉给予等渗液体，每天用量 2500～3000mL，以纠正失水。

(二)酸碱失衡

1.相关因素

由于呼气性呼吸困难所引起的低氧血症和高碳酸血症。

2.临床表现

严重哮喘发作可有不同的低氧血症，缺氧引起反射性肺泡过度通气导致低碳酸血症，产生呼吸性碱中毒，如病情进一步加剧，气道严重阻塞，可有 PO_2 下降，PCO_2 升高，表现为呼吸性酸中毒，如缺氧明显，可合并代谢性酸中毒。

3.护理措施

(1)氧疗：重症哮喘应遵医嘱给予鼻导管或面罩吸氧，氧流量一般为 1～3L/min。

(2)吸氧前和吸氧中均抽取动脉血气，检测血气分析结果。

(3)遵医嘱给予抗酸药物，如碳酸氢钠静脉滴注。

(4)机械通气护理：①保持气道通畅，必须及时清除气道分泌物，合理吸痰，动作要轻、稳、准、快，避免损伤黏膜，定时翻身拍背，促进痰液引流，保持气道通畅。②气道湿化，吸入相当温度并经过湿化的气体，才有利于气道净化，防止感染。③密切观察呼吸机的参数，各种功能报警设置是否适宜，密切观察表、观察患者呼吸是否与呼吸机同步，当患者出现烦躁且与呼吸机抵抗时，查找原因给予处理。④气囊的管理按常规需要保持气囊压力为 2.45kPa，每隔 4 小时充气或放气 1 次，每次 5～10 分钟。

(三)恐惧

1.相关因素

与呼吸困难且反复发作、哮喘持续加重有关。

2.临床表现

焦虑不安、失眠、畏食等，对治疗失去信心。

3.护理措施

(1)评估恐惧的程度及相关因素，并去除或减少相关因素。

(2)向患者解释，保持心情平静的重要意义。

(3)当哮喘发作时,陪伴患者,体贴和安慰患者,使患者产生信任和安全感。

(4)加强与患者沟通:了解患者所需所想,及时解决、消除其顾虑和担心。

(5)每项操作前简要解释操作的过程、目的及意义,使患者消除顾虑和担心。

(6)教会患者减轻恐惧的放松技术,如缓慢地深呼吸,全身肌肉放松。

五、健康教育

(一)心理指导

哮喘急性发作时,患者因呼吸困难而紧张,烦躁甚至产生恐惧心理,护士应安慰患者,指导患者缓慢地深呼吸,稳定情绪,配合治疗。护士应帮助长期反复发作患者树立信心、保持平和、轻松的心态预防哮喘发作及控制哮喘。

(二)饮食指导

(1)老年支气管哮喘患者选择食物时,要注意补充蛋白质,增加维生素 A 和维生素 C 的摄入量。

(2)适当多吃含铁的食物,如动物内脏、菠菜等。

(3)多吃新鲜蔬菜和水果,不仅可补充各种维生素和无机盐,而且还有清痰祛火之功能。果品类食物,不仅可祛痰止咳,而且能健脾补肾养肺,如百合、丝瓜、竹笋、萝卜、鲜莲子、藕、柑橘、橙子、核桃、梨等可常吃。

(4)木耳、花生、蜂蜜、奶油、黄油、海带等,对祛痰、平喘、止咳、润肺都有一定作用,可以作为辅助防治食品食用。

(5)忌食海腥肥腻及易产气食物,避免腹部胀气向上压迫原已憋气的肺而加重气急症状。鱼虾、肥肉等易助湿生痰,产气食物如韭菜、红薯等对肺气宣降不利,高糖、高脂肪和高盐分的食物及味精等,会增加哮喘病的发病率,故均应少食或不食。

(6)戒烟:香烟中的尼古丁等及吸烟时喷出的烟雾对哮喘患者都会有直接的影响,因为它们会刺激呼吸管道,患者亦要尽量避免吸入二手烟。

(三)作息指导

(1)养成良好的生活习惯,早睡早起,避免疲劳。

(2)加强锻炼,如医疗体操、养生功、太极拳等可以增强人体抗病能力,做到循序渐进,逐步增加,持之以恒。此外,还应坚持适当的耐寒锻炼,可用冷水洗脸、洗手,增强抗寒能力;防寒保暖,注意根据气候变化随时增减衣物,做到胸常护,背常暖;外出时,为避免冷空气对呼吸道的刺激,诱发哮喘病,最好戴上口罩。

(3)要常用湿抹布擦拭容易落尘的地方,湿扫地面,禁止在室内吸烟,经常打开门窗通风换气,少用或不用家用化学清洁制剂。

(四)用药指导

(1)β_2 受体激动药:指导患者按需用药,不宜长期规律使用,因为长期应用可引起 β_2 受体功能下调和气道反应性升高,出现耐受性。沙丁胺醇静脉滴注时应注意滴速($2\sim4\mu g/min$),并注意观察有无心悸、骨骼肌震颤等不良反应。

(2)茶碱类:静脉注射浓度不宜过高,速度不宜过快,注射时间应在10分钟以上,以防中毒症状发生。慎用于妊娠妇女、发热患者、小儿或老年人,心、肝、肾功能障碍或甲状腺功能亢进者。观察用药后疗效和不良反应,如恶心、呕吐等胃肠道症状,心动过速、心律失常、血压下降等心血管症状,偶有兴奋呼吸中枢作用,甚至引起抽搐,直至死亡。用药中最好监测氨茶碱血浓度,安全浓度为$6\sim15\mu g/mL$。

(3)糖皮质激素:注意观察和预防不良反应。①部分患者吸入后可出现声音嘶哑、口咽部念珠菌感染或呼吸道不适;指导患者喷药后用清水充分漱口,使口咽部无药物残留,以减少局部反应和胃肠吸收。②如长期吸入剂量>1mg/d可引骨质疏松等全身不良反应,应注意观察;指导患者宜联合使用小剂量糖皮质激素和长效β_2受体激动药或控释茶碱,以减少吸入糖皮质激素的不良反应。③全身用药应注意肥胖、糖尿病、高血压、骨质疏松、消化性溃疡等不良反应;宜在饭后服用,以减少对消化道的刺激。④气雾吸入糖皮质激素可减少其口服量。当用吸入剂替代口服药时,开始时应在口服剂量的基础上加用吸入剂,在2周内逐步减少口服量。嘱患者勿自行减量或停药。⑤布地奈德(普米克令舒)不良反应为:Ⅰ型、Ⅳ型超敏反应,包括皮疹、接触性皮炎、荨麻疹、口咽部念珠菌感染等。

(4)抗胆碱受体:抗胆碱药物吸入时,少数患者可有口苦或口干感。溴化异丙托品有个别病例有口干或喉部激惹等局部反应及变态反应。闭角型青光眼患者操作不当而使药物进入眼可使眼压增高,慎用于患前列腺肥大而尿道梗阻的患者。酮替芬有镇静、头晕、口干、嗜睡等不良反应,持续服药数天可自行减轻,慎用于高空作业人员、驾驶员、操作精密仪器者。

(5)常用的化痰药:①α_1糜蛋白酶,通过分解痰液糖蛋白中的氨基酸氢基肽键而溶解痰液,可使脓性和非脓性痰液稀释,用于慢性支气管炎、肺脓肿和支气管扩张等痰液黏稠不易吸引或自行咳出的患者;②溴己新(必嗽平),作用于支气管腺体,导致黏液分泌细胞的溶酶体释放,裂解黏多糖和抵制酸性糖蛋白的合成,降低痰液的黏性;③氨溴索(沐舒坦),除了能分解痰液蛋白中的多糖纤维部分,还能促进支气管上皮修复,刺激Ⅱ型肺泡上皮细胞分泌表面活性物质,增加支气管浆液腺分泌,调节浆液与黏液的分泌,降低痰液黏稠度,改善纤毛上皮黏液层的运输功能;④乙酰半胱氨酸:直接溶解黏痰中的双硫键,降低痰黏度,对非脓性痰效果好。

(五)出院指导

(1)改善居住环境,避免接触过敏原,在气温骤变和换季时要特别注意保暖。

(2)休息与活动:合理休息,早睡早起,避免疲劳,适当运动。

(3)饮食指导:进食富含蛋白质、维生素的清淡饮食,少量多餐。

(4)用药指导:正确服药,注意不良反应。随身携带止喘气雾剂(如β_2受体激动药),如出现哮喘先兆症状,要患者保持平静,可立即吸入气雾剂,并脱离致病环境。

(5)定期随访:定期门诊随访,如果出现睡眠不良、活动能力下降、支气管扩张药治疗效果下降和需要量增加、PEF值下降等信号要及时到医院就医。

第三节 肺结核

肺结核是由结核杆菌引起的肺部感染性疾病。发病无季节性,患者是主要传染源,通过飞沫传播。人群普遍易感,机体免疫功能低下者更易发病。病后有一定免疫力,但不持久,可再感染。结核杆菌在肺组织繁殖,引起炎症反应,其基本病理变化有渗出性病变和增殖性病变,并可形成干酪坏死,出现液化和空洞。临床有原发型肺结核、血型播散型肺结核、浸润型肺结核、慢性纤维空洞型肺结核和结核性胸膜炎五种类型。

一、流行病学

(一)流行环节

1.传染源

痰结核杆菌阳性尤其是痰涂片检查结核杆菌阳性的开放性肺结核患者的排菌是结核传播的主要来源。

2.传播途径

经呼吸道传染是最主要的传播途径。患者咳嗽排出的结核菌悬浮在飞沫核中,当被人吸入后即可引起感染。患者随地吐痰,痰液干燥后结核菌随尘埃飞扬,亦可造成吸入感染,但非主要传播方式。

3.易感人群

生活贫困、居住拥挤、营养不良等是经济落后社会中人群结核病高发的原因。婴幼儿、青春后期和成人早期尤其是该年龄期的女性以及老年人结核病发病率较高。某些疾病如糖尿病、硅沉着病、胃大部分切除后、麻疹、百日咳、免疫抑制状态包括免疫抑制性疾病和接受免疫抑药剂治疗等常易诱发结核病。

(二)流行现状

WHO 估计全球 60 亿人口有 20 亿是结核感染者,1999 年有 840 万新病例,其中半数以上为传染性肺结核。每年约有 280 万人死于结核病,占各种原因死亡数的 7%,占各类传染病死亡数的 19%。WHO 要求 2005 年达到全球结核病控制目标为发现 70% 的涂阳结核患者,85% 的患者得到 WHO 正式推荐的直接督导下短程化疗方案。2000 年我国第四次全国结核病流行病学抽样调查的初步分析,当前我国结核病的流行趋势及特点存在五多一高:结核杆菌感染人数多(全国已有四亿多人感染了结核杆菌)、现患肺结核人数多(全国现有 500 万肺结核患者,占全球患者数的 1/4)、结核病死亡人数多,耐药结核患者数多、农村结核病患者人数多(80% 的患者在农村)而传染性肺结核疫情仍居高不下(157.8/10 万人)。

二、病因和发病机制

(一)结核杆菌感染

当结核杆菌经呼吸道被吸入抵达近胸膜的远端呼吸性细支气管或肺泡内,能否引起感染取决于吸入结核杆菌的数量、结核杆菌的毒力和宿主肺泡巨噬细胞固有的杀菌能力等。结核杆菌如能幸免于机体的防御作用,则可在入侵局部及肺泡巨噬细胞内缓慢繁殖诱导机体产生相应的细胞免疫反应。结核菌素皮肤试验阳性,提示机体已感染了结核杆菌。在机体细胞介导免疫反应形成前,结核杆菌可通过淋巴管、肺门、纵隔淋巴结,乃至通过血行,形成早期菌血症,结核杆菌可传播至身体各处。最易受累及的是氧分压较高的脑、长骨骨骺、肾、脊柱椎体、淋巴结和肺上叶。感染局部可愈合形成静止的纤维钙化灶,成为以后再活动的根源。宿主受结核杆菌感染后近期内发病乃至以后发病者占1%左右,发病者中近半数在感染后半年至两年内发病,其余则在机体抵抗力低下时发病,而90%结核杆菌感染者可保持终生不发病。

(二)原发综合征的发生及发展

被吸入的结核杆菌在肺内沉积,结核杆菌繁殖,在局部形成原发病变的同时,结核杆菌被未活化的肺泡巨噬细胞吞噬、在巨噬细胞内繁殖,并经淋巴管运送至相应的肺门及纵隔淋巴结形成病变。形成包括:原发灶、淋巴管、淋巴结病变组成的原发综合征。被感染的肺泡巨噬细胞可释放趋化因子,使更多的肺泡巨噬细胞及循环单核细胞趋化至患处,巨噬细胞内结核杆菌继续繁殖呈对数生长,巨噬细胞死亡破裂释放出更多的结核杆菌和细胞碎片,导致更多的单核细胞浸润。感染结核杆菌3周后,宿主的细胞介导免疫反应及迟发超敏反应开始启动,宿主结核菌素皮肤试验阳转。致敏T淋巴细胞的细胞因子活化巨噬细胞,使其杀伤细胞内结核杆菌的能力增强,结核杆菌停止对数生长,之后结核结节、肉芽肿形成。在机体迟发超敏反应的影响下,肺内及淋巴结病变进一步进展,干酪样坏死、空洞及淋巴结支气管瘘形成,引起支气管播散,在空洞附近肺部,形成支气管播散灶-卫星灶。也可直接经淋巴、血行播散至全身,甚至发生威胁生命的粟粒性结核病或结核性脑膜炎。原发综合征好发生于婴幼儿和青少年,故也称之为儿童结核病。少数民族及边远地区居民以及免疫功能低下的成年人也可发生,因系初次感染结核杆菌而发病,故又称之为原发性肺结核。

(三)继发性肺结核的发生与发展

可发生在初次感染结核杆菌后的任何时期。引起早期菌血症播散形成的潜在病灶由于机体抵抗力低下而活动进展,引起发病。结核杆菌也可再次侵入引起新的感染而导致发病。随着分子生物学技术的发展,尤其DNA指纹技术的发展,直接为外源性再染提供了证据。因此,继发性肺结核的发病以内源性复燃为主,但外源性再染的可能性也是存在的。继发性肺结核由于机体已产生了一定的免疫力,故病变常较局限且发展较缓慢,较少发生全身播散,但局部病变易于渗出、干酪样坏死乃至空洞形成。结核杆菌感染发病及发展是一个复杂的过程。

(四)宿主的免疫应答

机体的抗结核免疫反应主要是通过T淋巴细胞介导的巨噬细胞的细胞免疫反应。细胞免疫功能低下者为结核病的高危人群,而体液免疫功能低下者如多发性骨髓瘤患者,并不是结核病的易感者,表明T淋巴细胞在结核病免疫中起着中心作用,其中CD$^+$T淋巴细胞在结核病防御方面起着主导作用。T淋巴细胞介导的免疫反应是由多种细胞参与完成的,免疫细胞间通过细胞因子介导,完成信息的相互传递而发挥作用。巨噬细胞作为抗原递呈细胞和效应细胞而起着重要作用。

三、病理

(一)基本病变

1.渗出型病变

表现组织充血水肿,随之有中性粒细胞、淋巴细胞、单核细胞浸润和纤维蛋白渗出,可有少量类上皮细胞和多核巨细胞,抗酸染色可以发现结核菌。渗出常是病变组织内菌量多、致敏淋巴细胞活力高和变态反应强的反映。可以有单核细胞性肺泡炎、多核白细胞肺泡炎、纤维素性肺泡炎等不同组织学类型。其发展演变取决于机体变态反应与免疫力之间的相互平衡,剧烈变态反应可导致病变坏死,进而液化,若免疫力强病变可完全吸收或演变为增生型病变。

2.增生型病变

当病灶内菌量少而致敏淋巴细胞数量多,则形成结核病的特征性病变结核结节。中央为巨噬细胞衍生而来的朗格汉斯细胞,胞体大,胞核多达 5~50 个,呈环形或马蹄形排列于胞体边缘,有时可集中于胞体两极或中央。周围由巨噬细胞转化来的类上皮细胞成层排列包绕。在类上皮细胞外围还有淋巴细胞和浆细胞散在分布和覆盖。单个结节直径约 0.1mm,其中结核菌极少伴纤维化。结节可以互相融合形成融合型结节。增生型病变另一种表现是结核性肉芽肿,是一种弥散性增生型病变,多见于空洞壁、窦道及其周围以及干酪坏死灶周围,由类上皮细胞和新生毛细血管构成,其中散布有朗格汉斯细胞、淋巴细胞及少量中性粒细胞,有时可见类上皮结节。

3.干酪样坏死

为病变恶化的表现。镜下先是组织浑浊肿胀,继则细胞质脂肪变性,细胞核碎裂溶解,直至完全坏死。肉眼观坏死组织呈黄色,似乳酪般半固体或固体密度。坏死区域周围逐渐变为肉芽组织增生,最后成为纤维包裹的纤维干酪性病灶。干酪性坏死病变中结核菌很少,坏死灶可以多年不变,既不吸收亦不液化。倘若局部组织变态反应剧烈,干酪样坏死组织发生液化,经支气管排出即形成空洞,其内壁含有大量代谢活跃、生长旺盛的细胞外结核菌,成为支气管播散的来源。结核病是一种慢性病变,由于机体反应性、免疫状态、局部组织抵抗力的不同,入侵菌量、毒力、类型和感染方式的差别,以及治疗措施的影响,上述三种基本病理改变可以互相转化、交错存在,很少单一病变独立存在,而以某一种改变为主。除渗出、增生和干酪样变三种特异性改变外,亦可见非特异性组织反应,多见于神经、内分泌腺、心血管、肝、肾等器官的结核病。

(二)病理演变

1.好转、痊愈

(1)消散吸收:在渗出型病变肺组织结构大体保持完整,血供丰富,当机体免疫力提高特别是经有效化疗,病变可以完全吸收而不留痕迹。轻微干酪性坏死或增生型病变也可经治疗吸收、缩小,仅遗留细小的纤维瘢痕。

(2)纤维化:随着病灶炎性成分吸收,结节性病灶中的成纤维细胞和嗜银纤维增生,产生胶原纤维,形成纤维化。类上皮细胞亦可转化为成纤维细胞,间接参与纤维化过程。纤维化多数自病灶周围开始,偶尔也可出现于病灶中心。最终成为非特异性条索状或星状瘢痕。

(3)钙化和骨化:被局限化的干酪性病灶可以逐渐脱水、干燥、钙质沉着于内,形成钙化灶。纤维化和钙化都是机体免疫力增强,病变静止和愈合的反应。但有时多形态病变混合存在,部分纤维化或钙化,而另一部分仍然活动甚至进展。即使完全钙化的病灶并未完全达到生物学痊愈,其中静止的残留菌仍有重新活动的可能性。在儿童结核病钙化灶可以进一步骨化。

(4)空洞的转归:空洞内结核菌的消灭和病灶的吸收使空洞壁变薄并逐渐缩小,最后由于纤维组织的向心性收缩,空洞完全闭合,仅见星状瘢痕。在有效化疗作用下,有些空洞不能完全关闭,但结核的特异性病变均告消失,支气管上皮细胞向洞壁内伸展,成为净化空洞,亦是空洞愈合的良好形式。有时空洞引流支气管阻塞,其中坏死物浓缩,空气被吸收,周围逐渐为纤维组织所包绕,形成纤维干酪性病灶或结核球,病灶较前缩小并可以保持稳定,但一旦支气管再通,空洞复又出现,病灶重新活动。

2.恶化进展

(1)干酪样坏死和液化:如前述。

(2)扩散:包括局部蔓延,以及淋巴结、支气管、淋巴血行播散。多见于严重免疫抑制和结核性空洞久治不愈的患者。儿童肺结核经淋巴管向引流淋巴结扩散。肺门淋巴结进而可以破溃形成淋巴结支气管瘘,引起支气管播散。肺门淋巴结结核逆行扩散可累及胸膜。经气管旁淋巴结可引流入胸导管,进入上腔静脉而引起淋巴血行播散。原发干酪灶直接侵蚀邻近的肺动脉或其分支导致血行播散。在成人支气管播散主要来源于干酪性坏死空洞;偶见血行播散,往往来源于其他部位如泌尿生殖道或骨关节结核灶破溃侵及体静脉系统而引起。

(3)钙化灶重新活动:钙化或其他形式的非活动性病灶中潜伏的静止期结核菌,可以因为机体免疫力严重损害或肺部破坏性病变而使其崩解破溃,引起病变复燃。

四、身体状况

(一)症状

肺结核的临床表现可多种多样,轻重不等,20%患者可无症状或症状轻微而被忽视,其影响因素包括患者的年龄、机体的免疫力、营养状况、并存疾病、有无接种过卡介苗、入侵结核杆菌的毒力和菌量、病变的部位及严重程度等。

1.全身症状

典型肺结核的全身毒性症状表现为午后低热、乏力、食欲减退、体重减轻、盗汗等。有些女性患者还会伴有月经不调、易怒、心悸、面颊潮红等表现。发热的特点多为长期低热,易于午后或傍晚开始,次日晨降至正常;有的表现为体温不稳定,可能于轻微活动后或妇女月经前体温略升高;当肺部病灶急剧进展播散时,可出现高热。

2.呼吸系统症状

(1)咳嗽咳痰:多为干咳或只有少量黏液痰。若继发感染,则呈黏液性痰或脓性痰。

(2)咯血:约1/3患者在不同病期有咯血,这是由于结核病灶的炎症使毛细血管通透性增高,导致痰中带血。如病变损伤小血管则血量增加,若空洞壁的肺动脉瘤破裂则引起大咯血。有时硬结钙化的结核病灶可因机械损伤血管,或因为结核性支气管扩张而咯血。咯血易引起结核播散,特别是中、大量咯血时。咯血后会有持续高热。大咯血可造成失血性休克,还可使血块阻塞大气道导致窒息。

(3)胸痛:当炎症累及壁胸膜时,胸壁局部有固定性针刺样痛,随呼吸和咳嗽而加重,患侧卧位症状减轻。

(4)呼吸困难:慢性重症肺结核时,呼吸功能受损,可出现渐进性呼吸困难。当发生气胸、大量胸腔积液、重症肺结核呼吸功能受损等时,也可出现呼吸困难。

（二）体征

取决于病变性质、部位、范围及程度。早期多无明显体征，若病变范围较大，患侧肺部呼吸运动减弱，叩诊呈浊音，听诊时呼吸音减弱。继发性肺结核好发于上叶尖后段，听诊肩胛间区闻及细湿音有很大诊断价值。慢性纤维空洞型肺结核的体征有患侧胸廓塌陷，气管和纵隔移位，叩诊呈浊音，听诊呼吸音降低或有湿音，对侧有肺气肿体征。

五、辅助检查

（一）病原学检查

1.痰结核菌检查

痰结核菌检查是确诊肺结核最特异性的方法。

（1）痰涂片法：图片抗酸染色镜检快速简便，在我国非典型分枝杆菌尚属少见，抗酸杆菌阳性肺结核诊断基本成立。直接厚涂片阳性率优于薄涂片，为目前普遍采用。镜下检出细菌数与每毫升标本含菌数的对应关系大致是：每 1000、100、10 和 1 个视野检出 1 条菌时，痰标本含菌数分为 10^2、10^3、10^4 和 10^5，每视野检出 10 和 100 条菌时，则高达 10^6 和 10^7。观察视野数与检查可信程度有关，每张涂片观察视野应当不少于 100，阴性时应继续观察到 300 个视野。由于一些抗酸性染色颗粒难以辨认，当发现 1 条或少数"抗酸菌"时列为可疑，重复检查。集菌法涂片和应用金胺染色荧光镜检可以提高阳性率，但假阳性有所增加。

（2）痰结核杆菌培养：培养虽较费时，但精确可靠，特异性高。除非已经化疗的病例偶可出现涂片阳性而培养阴性，在未治疗的肺结核培养的敏感性和特异性均高于涂片检查，涂片阴性或诊断有疑问时培养尤其重要。培养菌株进一步做药物敏感性测定，可为治疗特别是复治提供重要参考。因此涂片和培养均应进行，不要偏废。涂片阳性病例化疗 7～10 天对实验室结核菌生长极少影响，而在涂片阴性仅少量排菌的患者化疗迅速影响培养结果，必须在化疗开始前留取标本培养。在无痰患者和不会咳痰的低龄儿童清晨抽取胃液检查结核菌仍是值得采用的。无痰病例导痰亦被推荐，必要时还可采用经气管穿刺吸引采样。

2.痰、支气管肺泡灌洗液、胸液结核菌聚合酶链反应＋探针检查

由于结核菌生长缓慢，分离培养阳性率不高，需要快速、灵敏和特异的病原学检查和鉴定技术。核酸探针和聚合酶链反应为结核病细菌学基因诊断提供了可能。聚合酶链反应是选用一对特定的寡核苷酸引物介导的结核菌某特定核酸序列的 DNA 体外扩增技术，它可以在短时间使特定的核酸序列拷贝数增加数百万倍，在此基础上进行探针杂交，提高了检出的灵敏度和特异性。研究结果显示痰液聚合酶链反应＋探针检测可获得比涂片镜检明显高的阳性率和略高于培养的阳性率，且省时快速，成为结核病病原学诊断的重要参考。但经临床广泛的研究，仍存在假阴性和假阳性问题，引起临床上对聚合酶链反应应用价值的困惑，

3.药物敏感性测定

主要为临床耐药病例的诊断、制定合理的化疗方案以及流行病学监测提供依据。

4.血清抗结核抗体检查

血清学诊断可成为结核病的快速辅助诊断手段，目前大量报告的酶联免疫吸附试验敏感

性颇高,但特异性尚不够满意,尚需进一步研究。

(二)影像学检查

X 线检查是诊断肺结核的必备检查,对确定病变部位、范围、性质,了解其演变及选择治疗具有重要价值。X 线影像取决于病变类型和性质。原发性肺结核时,常于一侧中下肺野近胸膜缘显示小片状浸润并伴有同侧肺门、纵隔淋巴结肿大,也可双侧肺门淋巴结肿大。有时肺部原发病灶可吸收仅残留肺门、纵隔淋巴结肿大。肺内原发灶也可中心性坏死空洞形成,肺门纵隔淋巴结明显肿大时,可压迫气管、总支气管、叶、段支气管而引起管腔狭窄进而发生肺不张,有时还可并发胸膜炎、心包炎等。继发性肺结核时,肺部病变好发于一侧或双侧肺尖或上叶后段或下叶尖段,病变可呈条索状、斑点状、斑片状、片絮状阴影乃至空洞、支气管播散灶等多形态混合型病变,还可伴有钙化、邻近胸膜增厚粘连、肺部体积缩小等改变。血行播散性肺结核以儿童、青少年多见,常继发于原发性肺结核。急性血行播散性肺结核常表现为:双肺上中下野有分布、大小、密度基本一致的,"三均匀"的 $1 \sim 3mm$ 的粟粒样的结节阴影可同时伴有肺门、纵隔淋巴结肿大。粟粒样小结节境界欠清晰,提示有炎性渗出,病变继续发展时可融合成片索状,常以上中肺野为主。结核杆菌少量多次、间歇性侵入血流而播散者则形成亚急性或慢性血行播散性肺结核,病变分布则欠均匀,常以上中肺野为主。值得警惕的是"隐蔽性粟粒性结核病"即是指老年人、AIDS 患者、免疫功能低下者当发生血行播散性结核病时患者可无呼吸系统症状,仅有疲乏、体重下降或低热,胸片可正常而呈现肝、脾肿大、淋巴结大、白细胞减少或全血减少或类白血病反应,常易被误诊漏诊乃至死后才被确诊。但是 X 线诊断肺结核并非特异性,而且受读片者水平和经验因素的影响,特别是当病变位于好发部位或分布不典型,而又缺乏肺结核特征性形态表现时,定性诊断十分困难。

(三)纤维支气管镜检查

纤维支气管镜检查常应用于支气管结核和淋巴结支气管瘘的诊断,支气管结核表现为黏膜充血、溃疡、糜烂、组织增生、形成瘢痕和支气管狭窄,可以在病灶部位钳取活体组织进行病理学检查。结核分枝杆菌培养对于肺内结核病灶,可以采集分泌物或冲洗液标本做病原体检查,也可以经支气管肺后获取标本检查。

(四)结核菌素(简称结素)试验

结核菌素是结核菌的代谢产物,从液体培养基长出的结核菌提炼而成,主要成分为结核蛋白。目前国内均已采用国产结核菌素纯蛋白衍生物(PPD)。其制剂有 50U/mL(每毫升含 PPD $1\mu g$)和 20U/mL(每毫升含 PPD $0.4\mu g$),两种制剂每 1U 的效价是一致的。前者供卡介苗接种筛选对象、质量监测及临床辅助诊断用;后者供流行病学调查用。试验方法我国推广国际通用的皮内注射法。将 PPD 5U(0.1mL)注入左前臂内侧上中 1/3 交界处皮内,使局部形成皮丘。48~96 小时(一般为 72 小时)观察反应,结果判断以局部硬结直径为依据:<5mm 阴性反应,5~9mm 一般阳性反应,10~19mm 中度阳性反应,>20mm 或不足 20mm 但有水疱或坏死为强阳性反应。结核菌素试验的主要用途有:①社区结核菌感染的流行病学调查或接触者的随访;②监测阳转者,适用于儿童和易感高危对象;③协助诊断。目前所用结核菌素(抗原)并非高度特异,与其他分枝杆菌、诺卡菌和棒状杆菌等有共同的细胞壁抗原。许多因素以非特异性方式影响反应结果而出现阴性,如急性病毒感染或疫苗注射、免疫抑制性疾病或药物、营养不良、结节病、肿瘤、其他难治性感染、老年人迟发变态反应衰退者。尚有少数患者已证明活动性结核病，并无前述因素影响，但结核菌素反应阴性，其机制尚不完全清楚。短期（1～12个月）内重复结核菌素试验可引起复强效应，即第一次注射抗原后使已经减弱的免疫反应重新唤起（回忆反应），再次注射则引起阳性或强阳性反应。若未感染过则重复试验不会引起阳性。尽管结核菌素试验在理论和解释上尚存在困惑，但在流行病学和临床上仍是有用的。阳性反应表示感染，在3岁以下婴幼儿按活动性结核病论；成人强阳性反应提示活动性结核病可能，应进一步检查；阴性反应特别是较高浓度三期试验仍阴性则可排除结核病；菌阴肺结核诊断除典型X线征象外，必须辅以结核菌素阳性以佐证。

六、诊断及鉴别诊断

（一）诊断

肺结核的诊断主要依据病史与临床表现，胸部X线检查所见，痰结核杆菌检查。但对临床及X线表现不典型、痰菌检查多次阴性者，则需进行分子生物学、结核菌素皮肤试验、血清学诊断、纤维支气管镜检查、必要时还需进行活体组织检查，诊断仍难确立时，必要时可进行诊断性治疗。

1.病史及临床表现

肺结核患者常缺乏特征性症状，且20%患者可无症状或症状轻微而被忽视，有下述情况时应考虑有肺结核可能性，宜进行进一步检查。

（1）咳嗽、咳痰超过3周，亦可伴有咯血、胸痛等症状，一般抗感染治疗无效者。

（2）原因不明的长期低热、伴盗汗、乏力、消瘦、体重减轻，女性患者可月经失调。

（3）曾有结核病接触史。发病前或发病期间有结节性红斑、关节痛、疱疹性角膜结膜炎等症状；PPD皮试阳性或强阳性。

（4）曾有肺外结核病史如胸膜炎、颈淋巴结肿大、消瘦等。

（5）结核病易感人群，如糖尿病、矽肺、HIV（＋）/AIDS及长期使用免疫抑制药者、肾功能不全、胃大部分切除术后、营养不良、酗酒、肝硬化、甲状腺功能低下、精神病患者等。

2.胸部X线检查

胸部X线检查较易发现肺内异常阴影，但缺乏特异性，还需密切结合临床及实验室诊断，注意与其他肺部疾病鉴别。肺结核病影像特点是病变多发生在上叶的尖后段和下叶的背段，密度不均匀、边缘较清楚和变化较慢，易形成空洞和播散病灶。诊断最常用的摄影方法是正、侧位胸片，常能将心影、肺门、血管、纵隔等遮掩的病变以及中叶和舌叶的病变显示清晰。

CT能提供横断面的图像，减少重叠影像，易发现隐蔽的病变而减少微小病变的漏诊；比普通胸片更早期显示微小的粟粒结节；能清晰显示各型肺结核病变特点和性质，与支气管关系，有无空洞，以及进展恶化和吸收好转的变化；能准确显示淋巴结有无肿大。常用于对肺结核的诊断以及与其他胸部疾病的鉴别诊断，也可用于引导穿刺、引流和介入性治疗等。

3.痰结核杆菌检查

对肺结核诊断有确诊意义，但检出率较低。为提高检出率，可收集患者深部的痰液或连续

3～6 次检查或留取 24 小时痰液,采用集菌法查痰。无痰者可用 3％～15％氯化钠雾化以诱痰,支气管肺泡灌洗液、儿童的胃液也适用。上述标本均可进一步采用分子生物学技术检查,以协助诊断。

4.纤维支气管镜检查

是呼吸系统疾病诊疗工作的重要检查手段,对肺结核、支气管结核的诊断也是不可缺少的。

5.PPD 试验

常作为结核感染率的指标,也常用于 BCG 接种后免疫效果的考核,对儿童结核病的诊断有一定的辅助意义,对成人结核病则诊断意义不大,尤其我国是结核病高发国家,城市结核感染率较高,而且又是普种 BCG 的国家。

6.活体组织检查

包括浅表淋巴结、经胸壁或经支气管镜的肺活检、胸膜活检及开胸肺活检,可为诊断不明的病例提供可靠的组织学证据。

7.试验性治疗

对高度怀疑肺结核但又未获确切依据者,必要时可行抗结核药物试验治疗,根据患者对治疗的反应而协助诊断。但有时也会有假象,应慎用。试验治疗期间应紧密观察病情的动态变化,包括体温、症状、体征及胸片的变化;应注意观察药物的不良反应,包括药物热、肝损害等。

总之,肺结核的诊断是综合性诊断,但应坚持病原学诊断及病理学诊断,要注意其隐蔽性、多样性以及特殊人群的不典型表现,注意与其他疾病鉴别。

(二)结核病分类

为适应我国目前结核病控制和临床工作的实际,中华医学会结核病学分会于 1998 年修改、制定了我国结核病新分类法。在诊断中应同时确定类型和按记录程序正确书写。

1.结核病分类

(1)原发型肺结核(代号:Ⅰ型):原发型肺结核为原发结核感染所致的临床病症。包括原发综合征及胸内淋巴结结核。

(2)血行播散型肺结核(代号:Ⅱ型):此型包括急性血行播散型肺结核(急性粟粒型肺结核)及亚急性、慢性血行播散型肺结核。

(3)继发型肺结核(代号:Ⅲ型):继发型肺结核是肺结核中的一个主要类型,可出现以增殖病变为主、浸润病变为主、干酪病变为主或以空洞为主等多种病理改变。

(4)结核性胸膜炎(代号:Ⅳ型):为临床上已排除其他原因引起的胸膜炎。在结核性胸膜炎发展的不同阶段,有结核性干性胸膜炎、结核性渗出性胸膜炎、结核性脓胸。

(5)其他肺外结核(代号:Ⅴ型):其他肺外结核按部位及脏器命名,如:骨结核、结核性脑膜炎、肾结核、肠结核等。

2.痰菌检查

是确定传染性和诊断、治疗的主要指标。痰菌检查阳性,以(＋)表示;阴性以(－)表示。需注明痰检方法。如涂片、培养等,以涂(＋)、涂(－)、培(＋)、培(－)书写。当患者无痰或未查痰时,则注明(无痰)或(未查)。

3.化疗史分初治与复治

初治:凡既往未用过抗结核药物治疗或用药时间少于1个月的新发病例。复治:凡既往应用抗结核药物1个月以上的新发病例、复发病例、初治治疗失败病例等。

4.病变范围及部位

肺结核病变范围按左、右侧,每侧以上、中、下肺野记述。上肺野:第2前肋下缘内端水平以上;中肺野:上肺野以下,第4前肋下缘内端水平以上;下肺野:中肺野以下。

5.记录程序

(1)按病变范围及部位、分类,类型、痰菌情况、化疗史程序书写。如:右中原发型肺结核,涂(一),初治;双上继发型肺结核,涂(十),复治;左侧结核性胸膜炎,涂(一),培(一),初治。

(2)如认为必要,可在类型后加括弧说明,如血行播散型肺结核可注明急性或慢性;继发型肺结核可注明空洞或干酪性肺炎等。并发症(如自发性气胸、肺不张等)、并存病(如硅沉着病、糖尿病等)及手术(如肺切除术后,胸廓成形术后等)可在化疗史后按并发症、并存病、手术等顺序书写。

(三)鉴别诊断

肺结核临床和X线表现可以酷似许多疾病,必须详细搜集临床及实验室和辅助检查资料,综合分析,并根据需要不排除侵袭性诊断措施和允许必要的、有限期的动态观察,得出正确诊断。不同类型和X线表现的肺结核需要鉴别的疾病不同。

1.肺炎

主要与继发型肺结核鉴别。各种肺炎因病原体不同而临床特点各异,但大都有发热、咳嗽、咳痰明显。胸片表现密度较淡且较均匀的片状或斑片状阴影,抗菌治疗后体温迅速下降,1~2周阴影有明显吸收。

2.慢性阻塞性肺疾病

多表现为慢性咳嗽、咳痰.少有咯血。冬季多发,急性加重期可以有发热。肺功能检查为阻塞性通气功能障碍。胸部影像学检查有助于鉴别诊断。

3.支气管扩张

慢性反复咳嗽、咳痰,多有大量脓痰,常反复咯血。轻者X线胸片无异常或仅见肺纹理增粗,典型者可见卷发样改变,CT特别是高分辨CT能发现支气管腔扩大,可确诊。

4.肺癌

多有长期吸烟史,表现为刺激性咳嗽,痰中带血、胸痛和消瘦等症状。胸部X线表现肺癌肿块常呈分叶状,有毛刺、切迹。癌组织坏死液化后,可以形成偏心厚壁空洞。多次痰脱落细胞和结核分枝杆菌检查和病灶活体组织检查是鉴别的重要方法。

5.肺脓肿

多有高热、咳大量脓臭痰,胸片表现为带有液平面的空洞伴周围浓密的炎性阴影。血白细胞和中性粒细胞增高。

6.纵隔和肺门疾病

原发型肺结核应与纵隔和肺门疾病相鉴别。小儿胸腺在婴幼儿时期多见,胸内甲状腺多发生于右上纵隔,淋巴系统肿瘤多位于中纵隔,多见于青年人,症状多,结核菌素试验可呈阴性或弱阳性。皮样囊肿和畸胎瘤多呈边缘清晰的囊状阴影,多发生于前纵隔。

7.其他疾病

肺结核常有不同类型的发热,需与伤寒、败血症、白血病等发热性疾病鉴别。伤寒有高热、白细胞计数减少及肝脾大等临床表现,易与急性血行播散型肺结核混淆。但伤寒常呈稽留热,有相对缓脉、皮肤玫瑰疹,血、尿、大便的培养检查和肥达试验可以确诊。败血症起病急,寒战及弛张热型,白细胞及中性粒细胞增多,常有近期感染史,血培养可发现致病菌。急性血行播散型肺结核有发热、肝脾大,偶见类白血病反应或单核细胞异常增多,需与白血病鉴别。后者多有明显出血倾向,骨髓涂片及动态X线胸片随访有助于诊断。

七、治疗

(一)化学治疗

化学治疗是肺结核病和肺外结核病的基本疗法。正确选择用药,制订合理的化疗方案,遵循化疗原则以及科学的管理是治愈患者,消除传染和控制结核病流行的最有效措施。化学治疗的目标是治愈疾病,达到杀菌灭菌的目的,中断传播,防止复发、防止耐药性产生。

1.化学治疗的原则

肺结核化学治疗的原则是早期、规律、全程、适量、联合。整个治疗方案分强化和巩固两个阶段。

(1)早期:对所有检出和确诊患者均应立即给予化学治疗。早期化学治疗有利于迅速发挥早期杀菌作用,促使病变吸收和减少传染性。

(2)规律:严格遵照医嘱要求规律用药,不漏服,不停药,以避免耐药性的产生。

(3)全程:保证完成规定的治疗期是提高治愈率和减少复发率的重要措施。

(4)适量:严格遵照适当的药物剂量用药,药物剂量过低不能达到有效的血浓度,影响疗效和易产生耐药性,剂量过大易发生药物不良反应。

(5)联合:联合用药系指同时采用多种抗结核药物治疗,可提高疗效,同时通过交叉杀菌作用减少或防止耐药性的产生。

2.肺结核的化疗对象

痰结核分枝杆菌阳性的肺结核患者是治疗的主要对象,痰菌阴性活动性肺结核亦应予以治疗。具体包括:初治肺结核:①未曾用过抗结核化学治疗,痰菌阳性的肺结核患者。②未接受过抗结核药物治疗或首次接受抗结核药物治疗未能完成疗程者。③痰涂片阴性而培养阳性的肺结核患者。④不规则化疗未满1个月的患者。复治肺结核:①初治失败,痰菌阳性或涂片阴性而培养阳性患者。②完成规则的标准化疗或短程化疗后又复发者。③肺切除手术后,而出现新病灶或遗留病灶恶化、复发者;耐药、耐多药肺结核:对2种以上至少包括异烟肼、利福平等抗结核药物耐药者。

3.化学治疗的生物学机制

(1)药物对不同代谢状态和不同部位的结核分枝杆菌群的作用:结核分枝杆菌根据其代谢状态分为A、B、C、D4群。A菌群:快速繁殖,大量的A菌群多位于巨噬细胞外和肺空洞干酪液化部分,占结核分枝杆菌群的绝大部分。由于细菌数量大,易产生耐药变异菌。B菌群:处于半静止状态,多位于巨噬细胞内酸性环境中和空洞壁坏死组织中。C菌群:处于半静止状态,可有突然间歇性短暂的生长繁殖,许多生物学特点尚不十分清楚。D菌群:处于休眠状态,不繁殖,数量很少。抗结核药物对不同菌群的作用各异,对A菌群作用强弱依次为异烟肼、链霉素、利福平、乙胺丁醇;对B菌群依次为吡嗪酰胺、利福平、异烟肼;对C菌群依次为利福平、异烟肼。随着药物治疗作用的发挥和病变变化,各菌群之间也互相变化。通常大多数结核药物可以作用于A菌群,异烟肼和利福平具有早期杀菌作用,即在治疗的48小时内迅速地杀菌作用,使菌群数量明显减少,传染性减少或消失,痰菌阴转。这显然对防止获得性耐药的产生有重要作用。B和C菌群由于处于半静止状态,抗结核药物的作用相对较差,有"顽固菌"之称。杀灭B和C菌群可以防止复发。抗结核药物对D菌群无作用。

(2)耐药性:是基因突变引起的药物对突变菌的效力降低。治疗过程中如单用一种敏感药,菌群中大量敏感菌被杀死,但少量的自然耐药变异菌仍存活,并不断繁殖,最后逐渐完全替代敏感菌而成为优势菌群。结核病变中结核菌群数量愈大,则存在的自然耐药变异菌也愈多。现代化学治疗多采用联合用药,通过交叉杀菌作用防止耐药性产生。联合用药后中断治疗或不规律用药仍可产生耐药性。其产生机制是各种药物开始早期杀菌作用速度的差异,某些菌群只有一种药物起灭菌作用,而在菌群再生长期间和菌群延缓生长期药物抑菌浓度存在差异所造成的结果。因此,强调在联合用药的条件下,也不能中断治疗,短程疗法最好应用全程督导化疗。

(3)间歇化学治疗:主要理论基础是结核分枝杆菌的延缓生长期。结核分枝杆菌接触不同的抗结核药物后产生不同时间的延缓生长期。如接触异烟肼和利福平24小时后分别可有6～9天和2～3天的延缓生长期。药物使结核分枝杆菌产生延缓生长期,就有间歇用药的可能性,而氨硫脲没有延缓生长期,就不适于间歇应用。

(4)顿服抗结核药物:血中高峰浓度的杀菌作用要优于经常性维持较低药物浓度水平的情况。每日剂量1次顿服要比1日2次或3次分服所产生的高峰血浓度高3倍左右。临床研究已经证实顿服的效果优于分次口服。

4.常用抗结核病药物

2002年国家基本药物文本规定抗结核药物(含复合剂)共11种。包括异烟肼(H)片剂、注射剂,链霉素(S)注射剂,利福平(R)胶囊剂、注射剂,利福喷汀(L)胶囊剂,乙胺丁醇(E)片剂,对氨基水杨酸钠(PAS-Na,P)注射剂,吡嗪酰胺(Z)片剂,丙硫异烟胺(TH)片剂,以及异烟肼利福平吡嗪酰胺、异烟肼利福平、和异烟肼对氨基水杨酸钠(Pa)的复合剂。

耐药、耐多药结核病的化疗尚需酌情选择下述药物:阿米卡星(AMK)注射液,氧氟沙星(OFLX)片剂、注射剂,左氧氟沙星(LVFX)片剂、注射剂,卷曲霉素(CPM)注射剂,环丝氨酸(CS)片剂,利福布汀(RFB,B)胶囊剂,异烟肼对氨基水杨酸盐片剂等。

下面介绍几种最常用的抗结核药物:

(1)异烟肼:INH问世已50余年,但迄今仍然是单一抗结核药物中杀菌力,特别是早期杀菌力最强者。INH对巨噬细胞内外的结核分枝杆菌均具有杀菌作用。口服后迅速吸收,血中药物浓度可达最低抑菌浓度的20～100余倍。脑脊液中药物浓度也很高。成人剂量每日

300mg,顿服;儿童为每日 5~10mg/kg,最大剂量每日不超过 300mg。结核性脑膜炎和血行播散型肺结核的用药剂量可加大,儿童 20~30mg/kg,成人 10~20mg/kg。偶可发生药物性肝炎,肝功能异常者慎用,需注意观察。如果发生周围神经炎可服用维生素 B_6。

(2)利福平:对巨噬细胞内外的结核分枝杆菌均有快速杀菌作用,特别是对 C 菌群有独特的杀灭菌作用。INH 与 RFP 联用可显著缩短疗程。口服 1~2 小时后达血高峰浓度,半衰期为 3~8 小时,有效血浓度可持续 6~12 小时,药量加大持续时间更长。口服后药物集中在肝脏,主要经胆汁排泄,胆汁药物浓度可达 200μg/mL。未经变化的药物可再经肠吸收,形成肠肝循环,能保持较长时间的高峰血浓度,故推荐早晨空腹或早饭前半小时服用。利福平及其代谢物为橘红色,服后大小便、眼泪等为橘红色。成人剂量为每日 8~10mg/kg,体重在 50kg 及以下者为 450mg,50kg 以上者为 600mg,顿服。儿童每日 10~20mg/kg。间歇用药为 600~900mg,每周 2 次或 3 次。用药后如出现一过性转氨酶上升可继续用药,加保肝治疗观察,如出现黄疸应立即停药。流感样症状、皮肤综合征、血小板减少多在间歇疗法出现。妊娠 3 个月以内者忌用,超过 3 个月者要慎用。

(3)吡嗪酰胺:PZA 具有独特的杀灭菌作用,主要是杀灭巨噬细胞内酸性环境中的 B 菌群。在 6 个月标准短程化疗中,PZA 与 INH 和 RFP 联合用药是第三个不可缺的重要药物。对于新发现初治涂阳患者 PZA 仅在头 2 个月使用,因使用 2 个月的效果与使用 4 个月和 6 个月的效果相似。成人用药为 1.5g/d,每周 3 次用药为 1.5~2.0g/d,儿童为每日 30~40mg/kg。常见不良反应为高尿酸血症、肝损害、食欲缺乏、恶心和关节痛。

(4)乙胺丁醇:EMB 口服易吸收,成人剂量为 0.75~1.0g/d,每周 3 次用药为 1.0~1.25 次/天。不良反应为视神经炎,应在治疗前测定视力与视野,治疗中密切观察,提醒患者视力异常应及时就医。鉴于儿童无症状判断能力,故不用。

(5)链霉素:SM 对巨噬细胞外碱性环境中的结核分枝杆菌有杀菌作用。肌内注射,每日量为 0.75g,每周 5 次;间歇用药每次为 0.75~1.0g,每周 2~3 次。不良反应主要为耳毒性、前庭功能损害和肾毒性等,严格掌握使用剂量,儿童、老人、孕妇、听力障碍和肾功能不良等要慎用或不用。

5.统一标准化学治疗方案

为充分发挥化学治疗在结核病防治工作中的作用,便于大面积开展化学治疗,解决滥用抗结核药物、化疗方案不合理和混乱造成的治疗效果差、费用高、治疗期过短或过长、药物供应和资源浪费等实际问题,在全面考虑到化疗方案的疗效、不良反应、治疗费用、患者接受性和药源供应等条件下,且经国内外严格对照研究证实的化疗方案,可供选择作为统一标准方案。

需依据患者的既往治疗情况(包括初治或复治、抗结核药配伍和应用情况)、排菌情况、耐药情况、病变范围和有否伴发病、并发症等制订或选择化疗方案。任何方案均包括两个不同的治疗阶段:①强化治疗阶段,以 3~4 种药物联用 8~12 周,以期达到尽快杀灭各种菌群保证治疗成功的目的。②巩固治疗阶段,以 2~3 种或 4 种药物联用,其目的巩固强化阶段取得的疗效,继续杀灭残余菌群。用药方式有三种类型:①全程每日用药;②强化期每日用药,巩固期间歇用药;③全程间歇用药。

各类型结核病化疗方案与选择如下述(在以下方案中,药物名称前数字表示服药月数,右下方数字表示每周用药次数)：

(1)初治菌阳肺结核化疗方案:选择短程化疗方案治疗,方案如下:

①2HRZS(E)/4HR。强化期:异烟肼、利福平、吡嗪酰胺、链霉素(或乙胺丁醇)每日1次,共2个月。巩固期:异烟肼、利福乎每日1次,共4个月。

②2HRZS(E)/4HRE。强化期:异烟肼、利福平、吡嗪酰胺、链霉素(或乙胺丁醇)每日1次,共2个月。巩固期:异烟肼、利福平、乙胺丁醇每日1次,共4个月。

③2HRZS(E)/4H$_3$R$_3$。强化期:异烟肼、利福平、吡嗪酰胺、链霉素(或乙胺丁醇)每日1次,共2个月。巩固期:异烟肼、利福平隔日1次(即 H$_3$R$_3$ 为隔日1次或每周3次),共4个月。

④2H$_3$R$_3$Z$_3$S$_3$(E$_3$)/4H$_3$R$_3$。强化期:异烟肼、利福平、吡嗪酰胺、链霉素(或乙胺丁醇)隔日1次,共2个月。巩固期:异烟肼、利福平隔日1次(即 H$_3$R$_3$ 为隔日1次或每周3次)共4个月。

⑤2HRZ/4HR。强化期:异烟肼、利福平、吡嗪酰胺复合片每日1次,共2个月。巩固期:异烟肼、利福平复合片每日1次,共4个月。

治疗中如痰菌持续不阴转,可适当延长疗程。血行播散性结核病需增加疗程至12个月为宜。

(2)复治菌阳肺结核化疗方案

①2HRZES/6HRE。强化期:异烟肼、利福平、吡嗪酰胺、乙胺丁醇、链霉素每日1次,共2个月。巩固期:异烟肼、利福平、乙胺丁醇每日1次,共6个月。

②2HRZES/6H$_3$R$_3$E$_3$。强化期:异烟肼、利福平、吡嗪酰胺、乙胺丁醇、链霉素每日1次,共2个月。巩固期:异烟肼、利福平、乙胺丁醇隔日1次(即 H$_3$R$_3$E$_3$ 为隔日1次或每周3次),共6个月。

③3H$_3$R$_3$Z$_3$E$_3$S$_3$/5H$_3$R$_3$E$_3$。强化期:异烟肼、利福平、吡嗪酰胺、乙胺丁醇、链霉素隔日1次,共3个月。巩固期:异烟肼、利福平、乙胺丁醇隔日1次(即 H$_3$R$_3$E$_3$ 为隔日1次或每周3次),共5个月。

④3HRZEO/5H$_3$L$_1$O$_3$。强化期:异烟肼、利福平、吡嗪酰胺、乙胺丁醇、氧氟沙星每日1次,共3个月。巩固期:异烟肼、氧氟沙星隔日1次(即 H$_3$O$_3$ 为隔日1次或每周3次),利福喷汀每周1次共5个月。

(3)初治菌阴肺结核化疗方案

①2HRZ/4HR。强化期:异烟肼、利福平、吡嗪酰胺每日1次,共2个月。巩固期:异烟肼、利福平每日1次,共4个月。

②2HRZ/4H$_3$R$_3$。强化期:异烟肼、利福平、吡嗪酰胺每日1次,共2个月。

巩固期:异烟肼、利福平隔日1次(即 H$_3$R$_3$ 为隔日1次或每周3次),共4个月。

③2H$_3$R$_3$Z$_3$/4H$_3$R$_3$。强化期:异烟肼、利福平、吡嗪酰胺隔日1次,共2个月。巩固期:异烟肼、利福平隔日1次(即 H$_3$R$_3$ 为隔日1次或每周3次),共4个月。

(4)耐药、耐多药结核病:耐药、耐多药结核病的治疗应以药物敏感试验结果为依据,选择新药、敏感药,增加高水平杀菌药和灭菌药的数量组成化疗方案为准则。方案由含新药或3种敏感药在内的 4~5 种药物组成。强化期至少 3 个月,总疗程 21 个月以上。WHO 颁布的"处理耐药结核病的指导原则"中,建议耐药、耐多药结核病治疗方案如下:

①耐异烟肼者

a.2REZ/7RE:强化期:利福平、乙胺丁醇、吡嗪酰胺每日 1 次,共 2 个月。巩固期:利福平、乙胺丁醇每日 1 次,共 7 个月。

b.2RES/10RE:强化期:利福平、乙胺丁醇、链霉素每日 1 次,共 2 个月。巩固期:利福平、乙胺丁醇每日 1 次,共 10 个月。

②耐异烟肼、链霉素者:2HRZES/1HRZE/6RE。强化期:异烟肼、利福平、吡嗪酰胺、乙胺丁醇、链霉素每日 1 次,共 2 个月。继续强化期:异烟肼、利福平、吡嗪酰胺、乙胺丁醇每日 1 次,共 1 个月。巩固期:利福平、乙胺丁醇每日 1 次,共 6 个月。

③耐异烟肼、乙胺丁醇或耐链霉素者:3RTH(O) ZS(KM/AK/CPM)/6RTH(O)。强化期:利福平、丙硫异烟胺(或氧氟沙星)、吡嗪酰胺、链霉素(或卡那霉素或阿米卡星或卷曲霉素)每日 1 次,共 3 个月。巩固期:利福平、丙硫异烟胺(或氧氟沙星)每日 1 次,共 6 个月。

④耐异烟肼、利福平者:3THOEZAK(SM/KM/CPM)/18THOE(P)。强化期:丙硫异烟胺、氧氟沙星、乙胺丁醇、吡嗪酰胺、阿米卡星(或链霉素或卡那霉素或卷曲霉素)每日 1 次,共 3 个月。巩固期:丙硫异烟胺、氧氟沙星、乙胺丁醇(或对氨基水杨酸钠)每日 1 次,共 18 个月。

⑤耐异烟肼、利福平、乙胺丁醇、链霉素(或)不耐链霉素者:3THOCS(P)ZS(KM/AK/CPM)/18THOCS(P)。强化期:丙硫异烟胺、氧氟沙星、环丝氨酸(或对氨基水杨酸钠)、吡嗪酰胺、链霉素(或卡那霉素或阿米卡星或卷曲霉素)每日 1 次,共 3 个月。巩固期:丙硫异烟胺、氧氟沙星、环丝氨酸(或对氨基水杨酸钠)每日 1 次,共 18 个月。方案中可用左氧氟沙星(LVFX)替代氧氟沙星(OFLX)。

⑥未获药敏试验结果前可参用以下方案

a.3THZOS(KM/AK/CPM)/18THO。强化期:丙硫异烟胺、吡嗪酰胺、氧氟沙星、链霉素(或卡那霉素或阿米卡星或卷曲霉素)每日 1 次,共 3 个月。巩固期:丙硫异烟胺、氧氟沙星每日 1 次,共 18 个月。

b.3THZOS Z SM(AK/KM/CPM)/18THOE(P)。强化期:丙硫异烟胺、氧氟沙星、乙胺丁醇、吡嗪酰胺、链霉素(或卡那霉素或阿米卡星或卷曲霉素)每日 1 次,共 3 个月。巩固期:丙硫异烟胺、氧氟沙星、乙胺丁醇(或对氨基水杨酸钠)每日 1 次,共 18 个月。

耐药、耐多药结核病亦可采用综合疗法,如:在化学治疗基础上加免疫、中药或采用人工气腹、手术及介入等辅助治疗。

(二)其他治疗

1.对症治疗

肺结核的一般症状在合理化疗下很快减轻或消失,无需特殊处理。咯血是肺结核的常见症状,在活动性和痰涂片阳性肺结核患者中,咯血症状分别占 30% 和 40%。咯血处置要注意镇静、止血,患侧卧位,预防和抢救因咯血所致的窒息并防止肺结核播散。

2.糖皮质激素

糖皮质激素在结核病的应用主要是利用其抗炎、抗毒作用。仅用于结核毒性症状严重者。

必须确保在有效抗结核药物治疗的情况下使用。使用剂量依病情而定，一般用泼尼松口服每日 20mg，顿服，1～2 周，以后每周递减 5mg，用药时间为 4～8 周。

3.肺结核的外科手术治疗

当前肺结核外科手术治疗主要的适应证是经合理化学治疗后无效、多重耐药的厚壁洞、大块干酪灶、结核性脓胸、支气管胸膜瘘和大咯血保守治疗无效者。

八、预后

一般说，肺结核是可治愈的疾病，尤其当前已具有多种抗结核药物和高效、低复发率的短程化疗方案的情况下，结核病的预后一般较好。但是慢性迁延、反复复发、病变广泛、肺组织破坏严重的重症肺结核常伴有不同程度的心肺功能不全，预后差。急性血行播散性肺结核合并结核性脑膜炎、脑结核、肝脾结核，未能早期发现、及时治疗者，尤其合并 HIV（＋）/AIDS 者预后差。耐多药结核病治疗效果较差，不仅是慢性传染源，而且预后也不佳，易反复恶化，难于逆转。

第四节　胸腔积液

在生理状态下，人体胸腔内存在少量液体（约 3～15mL），在呼吸运动时起润滑作用。目前认为，生理性胸液是由壁层和脏层胸膜毛细血管动脉端产生的，然后通过壁层胸膜上毛细血管静脉端和淋巴管微孔重吸收，脏层胸膜在胸水的重吸收中作用有限。病理状态下，当胸液的滤过量超过最大重吸收量时，胸腔内有过多的液体潴留，称为胸腔积液。胸腔积液从性质上可分为渗出性及漏出性。常见的病因有：胸膜毛细血管内静水压升高，如充血性心力衰竭；胸膜毛细血管内胶体渗透压降低，如低蛋白血症，肝硬化，肾病综合征，两者均产生胸腔漏出液；胸膜通透性增加，如胸膜炎症（肺结核，肺炎），结缔组织病，胸膜肿瘤（恶性肿瘤转移，间皮瘤），肺梗死；壁层胸膜淋巴引流障碍，如癌性淋巴管阻塞，后两者产生胸腔渗出液；损伤如主动脉瘤破裂，食管破裂，胸导管破裂等，产生血胸。

一、诊断标准

（一）临床表现

呼吸困难是最常见的症状，其严重程度与积液量有关，同时多伴有胸痛和咳嗽。病因不同其症状有所差别。少量积液时，可无明显体征，或可触及胸膜摩擦感及闻及胸膜摩擦音。中至大量积液时，患侧胸廓饱满，触觉语颤减弱，局部叩诊浊音，呼吸音减低或消失。可伴有气管、纵隔向健侧移位。

（二）辅助检查

1.胸部 X 线检查

少于 200mL 难以做出诊断，200～500mL 时仅显示肋膈角变钝，积液增多时呈外高内低弧形阴影,第4前肋以下为少量积液,第4至第2前肋之间为中量积液,第2前肋以上为大量积液。

2.超声检查

超声探测胸腔积液的灵敏度高,定位准确,并可估计胸腔积液的深度和积液量,提示穿刺部位。亦可以和胸膜增厚进行鉴别。

3.胸膜活检

经皮闭式针刺胸膜活检是诊断结核性胸膜炎的重要手段,如壁层胸膜肉芽肿改变提示结核性胸膜炎的诊断,如胸膜活检未能发现肉芽肿病变,活检标本应该做抗酸染色。脓胸和有出血倾向者不宜做胸膜活检。

4.内科胸腔镜

主要用于经无创方法不能确诊的胸腔积液患者的诊治,能够在直视下观察胸膜腔的变化并可进行胸膜壁层和(或)脏层活检,因此,这项技术的应用对胸膜疾病的诊断具有重要的临床意义,对胸膜恶性疾病诊断率92.6%,对结核性胸膜炎诊断的阳性率99%。

5.实验室检查

(1)胸液常规检查:外观:漏出液:透明清亮,静置不凝固;渗出液:多种颜色,草黄色多见,稍浑浊,易凝结。比重:漏出液:<1.016～1.018,渗出液:>1.018。

漏出液中细胞较少,常<100×10^6/L。渗出液中细胞较多,常>500×10^6/L,其中各种细胞增多的意义不同:中性粒细胞为主常见于化脓性胸膜炎和肺炎旁胸腔积液;淋巴细胞为主多见于结核性胸膜炎和恶性肿瘤胸膜转移;嗜酸粒细胞增多(>10%)常见于寄生虫病或结缔组织病、液气胸等;胸液中红细胞>5×10^9/L时为血性胸液,多由恶性肿瘤或结核所致。胸水血细胞比容>外周血比容50%以上时为血胸,常提示创伤、恶性肿瘤、肺栓塞。

(2)胸液生化检查:漏出液:蛋白含量<30g/L,胸水蛋白/血清蛋白<0.5,黏蛋白定性检查Rivalta试验(一)。渗出液:蛋白含量>30g/L,胸水蛋白/血清蛋白>0.5,Rivalta试验(+)。

正常胸水pH值接近7.6,结核性胸腔积液、肺炎旁胸腔积液时pH值常<7.3;脓胸以及食管破裂所致的胸腔积液,pH值<7.0。正常人胸液中葡萄糖含量与血中葡萄糖含量相近,漏出液中葡萄糖含量和血糖相似;化脓性胸腔积液中葡萄糖含量明显减少,常<1.12mmol/L;结核性胸膜炎时,约半数病例胸液中葡萄糖含量降低;癌性胸腔积液中葡萄糖含量与血糖相似,当癌细胞广泛浸润时,积液中葡萄糖含量和pH值也降低;类风湿关节炎所致胸腔积液葡萄糖含量多显著降低。

胸水中甘油三脂含量>4.52mmol/L但胆固醇含量不高时称乳糜胸,可见于胸导管破裂。胆固醇>2.59mmol/L但甘油三酯正常时称乳糜样或胆固醇性胸液,与陈旧性积液胆固醇积聚有关,可见于陈旧性结核性胸膜炎,恶性胸液或肝硬化、类风湿关节炎等。

(3)胸水液酶学测定:乳酸脱氢酶(LDH):胸液LDH水平为胸膜炎症程度的可靠指标,一般认为漏出液中LDH活性较低,胸液LDH/血清LDH<0.6;渗出液中LDH活性增加,胸液LDH/血清LDH>0.6。化脓性胸膜炎、肺炎旁胸腔积液中LDH活性最高可达正常血清水平的30倍,其次是癌性胸腔积液,结核性胸腔积液LDH仅略高于正常血清水平,LDH同工酶测定对诊断恶性胸液有意义,当LDH_2升高,LDH_4和LDH_5降低时,支持恶性胸液的诊断。

重复检测胸液 LDH 水平,如进行性增高,表明胸膜腔炎症加重;如逐渐下降,则说明良性病变可能性大。

腺苷脱氨酶(ADA):胸腔积液中 ADA 含量明显增多($>45IU/L$),且积液中 ADA 水平多高于血清浓度,是临床上诊断结核性胸膜炎的重要依据。淀粉酶:增高见于胰腺疾病和恶性肿瘤,恶性胸水时,淀粉酶属于唾液型,因此测定胸水淀粉酶同工酶可以区别恶性肿瘤与胰腺疾病。

(4)胸液肿瘤标记物:癌胚抗原(CEA)在恶性胸腔积液中的含量也增多,恶性胸腔积液中 CEA 水平升高较血清中出现得早且更显著,目前一般的诊断标准是胸腔积液 CEA$>20\mu g/L$ 或胸液 CEA/血清 CEA>1.0 时,常提示为恶性胸腔积液。胸腔积液 CEA 测定对腺癌所致者诊断价值最高。其他标记物包括 CA50、CA199、CA125、CYFRA21-1 等,显著增高有助于恶性积液的判断,但临床实际应用较少。

(5)胸液病原学检测:诊断未明确的胸腔积液,如是渗出液,则应做革兰染色找细菌和细菌培养(包括需氧和厌氧菌培养),抗酸染色找结核菌和结核菌培养,涂片找真菌和真菌培养等。如怀疑寄生虫病,还应涂片找寄生虫。

(6)细胞学检查:胸液中找到癌细胞是诊断恶性胸液的金标准,多次送检有助于提高阳性率。

二、治疗原则

(1)病因治疗积极治疗原发病。

(2)排除积液对于因胸液量大导致明显呼吸困难者,可通过胸穿或置管引流排除积液,缓解症状。

(3)胸膜固定术。

三、常见护理问题

(一)舒适的改变:胸痛

1.相关因素

(1)胸膜炎所致。

(2)胸腔积液压迫致胸膜产生摩擦,刺激胸膜感觉神经末梢。

(3)胸腔闭式引流后管道牵拉。

(4)胸膜粘连术后药物刺激胸膜引起。

2.临床表现

(1)查体:患侧呼吸运动受限,肋间隙饱满,语颤减弱或消失,心界叩不出,气管、纵隔向健侧移位。

(2)叩诊:积液区呼吸音减弱或消失。

3.护理措施

(1)观察胸痛的程度,了解患者产生胸痛的原因及疼痛的性质。鼓励患者说出疼痛的部位、范围及程度。

(2)了解患者对胸部疼痛的控制能力、疲劳程度和应激水平。

(3)给予舒适的体位,如端坐位、健侧半卧位。

(4)嘱患者避免剧烈咳嗽、深呼吸,避免剧烈活动或突然改变体位。

(5)保持舒适安静的环境,减少不良刺激,保证患者充分休息。

(6)分散患者注意力,如听音乐、看书等,并指导患者交替使用减轻疼痛的方法。

(7)胸腔闭式引流的护理:①妥善固定导管,保持导管通畅,防止滑脱、扭曲,每天更换引流袋,每班倾倒引流液。更换或倾倒时注意关闭管道,防止空气逸入胸腔。②引流期间保持导管周围皮肤清洁干燥,每周更换敷料2~3次,观察局部皮肤有无红、肿。③指导患者经常更换体位,协助离床活动,以利充分引流,促使肺部早日复张。注意引流袋不可高于伤口,防止逆行感染。④观察并记录引流液的量、色,积液量一次缓慢排出,一般速度不超过50mL/min。

(8)胸膜粘连术的护理:①注入粘连剂后,需夹管4~6小时,每20~30分钟变动体位1次。体位变动顺序为俯卧—左侧卧—右侧卧,以使药物均匀分布在胸膜面上,然后继续引流。②通常注入粘连剂后,可出现强烈的胸膜无菌性炎症反应,表现为高热、剧烈胸痛等,一般2~3天后缓解。③在胸腔积液引流过程中要注意保持引流管固定牢固,导管连接紧密,防止脱出,在翻身更换体位时尤应注意,避免空气进入胸膜腔。④当24小时内引流液<50mL、无气体排出、液体波动小于2cm且无呼吸困难症状时即可拔管。拔管后应注意保持局部敷料清洁、干燥。咳嗽时用手轻扶切口,以减轻疼痛,避免剧烈咳嗽。⑤加强营养,适当补充蛋白质、热量及水分,以促进机体康复。

(二)气体交换受损

1.相关因素

(1)胸腔积液过多压迫组织,横膈运动受限。

(2)肿瘤、胸腔积液压迫使胸膜淋巴回流受阻。

(3)过多胸腔积液及胸膜炎致使肺组织弹性功能下降。

2.临床表现

(1)呼吸困难、心悸、气短,胸壁运动受限,呈端坐呼吸。

(2)胸部患侧饱满,语颤音消失或减少,叩诊出现实音,听诊患侧呼吸音减弱或消失。

(3)气管、纵隔移位。

3.护理措施

(1)给予舒适的体位,抬高床头,半卧位或健侧卧位,以利呼吸。

(2)遵医嘱吸氧2~4L/min,氧浓度为35%~40%,保持输氧装置通畅,有效给氧。

(3)鼓励患者积极排痰,保持呼吸道通畅,以利呼吸。

(4)指导患者有意识地使用控制呼吸的技巧,如进行缓慢的腹式呼吸,并每天监督指导患者于餐前及睡前进行有效的咳嗽运动,每次15~30分钟。

(5)鼓励患者下床活动,增加肺活量,以防肺功能丧失。

(6)协助医师抽取胸腔积液,减轻患者肺组织受压的程度,同时做好其术前、术后护理。
①穿刺部位选择:肩胛下角线第7~8肋间或腋中线第5~6肋间,必要时超声检查确定穿刺部

位。②体位：协助患者反坐靠背椅上，双手平放于椅背上缘；危重患者可取半卧位，患侧上肢置于头颈部，使肋间隙增宽。③注意事项：一次抽液量不宜超过 1000mL，以防纵隔复位太快，引起循环障碍(复张性肺水肿)；穿刺过程中避免患者咳嗽及体位转动，术中如出现连续咳嗽、胸闷、目眩、头晕、面色苍白、出冷汗、心悸、胸部剧痛等情况，应立即停止抽液，并做相应处理；抽液结束后嘱患者卧床休息，观察呼吸、脉搏等情况，穿刺点有无渗血或渗液，3 天内避免洗澡，防止伤口感染。

(7)监测动脉血气分析值的改变。

(三)焦虑

1.相关因素

(1)胸痛、呼吸困难、心悸、气短所致。

(2)对疾病知识缺乏，担心胸腔穿刺手术及其治疗效果。

2.临床表现

(1)活动耐力逐渐下降，坐立不安。

(2)患者自诉有无助感，缺乏自信，神经过敏，不能放松，预感不幸，并且容易激动，没有耐心。

(3)注意力不集中，健忘，思维易中断。

3.护理措施

(1)主动向患者及其家属介绍负责医师、护士及其住院环境，建立信任感。

(2)加强与患者沟通，鼓励患者说出焦虑的感受，并对患者表示理解。

(3)了解患者焦虑的程度，并帮助患者降低焦虑水平。

(4)提供安全舒适的环境，使患者感到安全。

(5)谈话时语速要缓慢，态度要和蔼，尽量解答患者提出的各种问题。

(6)尊重患者，允许他保留自己的意见。

(7)耐心向患者解释病情，消除其悲观、焦虑不安的情绪，配合治疗。

(8)当患者进行诊断和手术、检查及各种治疗护理前，耐心做好解释和宣教，消除其焦虑不安的情绪。

(9)指导患者使用放松技巧，如仰视、控制呼吸、垂肩、冷静地思考、改变说话的语音、搓脸、自我发泄等。

(10)必要时遵医嘱使用抗焦虑药，并仔细观察其药物疗效和不良反应。

四、健康教育

(一)疾病知识

正常状态下，胸膜腔仅有微量液体，在呼吸时可减少胸膜间的摩擦。这些微量的胸腔积液并不是静止的，它不断产生也不断被吸收，并保持动态平衡。任何病理情况加速其产生或减少其吸收时，则可使胸膜腔内的液体增多，造成胸腔积液。

(二)心理指导

此类患者病程长，呼吸困难、疼痛明显，尤其是癌性胸腔积液，身心都将承受痛苦和压力，因此常有焦虑、急躁的情绪,要多与患者沟通、交谈,增加信任感,向患者说明胸腔积液产生的原因,鼓励患者增强信心,消除不良心理,积极配合治疗。

(三)出院指导

(1)给予高蛋白、高维生素、高热量、营养丰富的食物。

(2)如有胸痛,可服用镇痛药,注意调整自己的情绪和行为,并采取减轻疼痛的合适卧位,如症状仍未缓解,应及时就诊。

(3)保持心情舒畅,情绪稳定,安排好生活起居,适当进行户外活动。

(4)每2个月复查1次胸腔积液。

第五节　结核性胸膜炎

结核性胸膜炎是结核菌由近胸膜的原发病灶直接侵入胸膜,或经淋巴管血行播散至胸膜而引起的渗出性炎症,或机体的变应性较高,胸膜对结核毒素出现高度反应也可引起渗出性胸膜炎。临床上常分为干性胸膜炎、渗出性胸膜炎、结核性脓胸(少见)三种类型。

一、诊断标准

(一)临床表现

多见于青年人,常有发热、干咳、病侧胸痛,随着胸水量的增加胸痛可缓解或消失,但可出现胸闷气促,可伴有乏力、食欲缺乏、盗汗的结核全身中毒症状。体征与积液量和积聚部位有关。

(二)辅助检查

1.X 线检查

是确定胸腔积液的重要手段,但不能决定性质。CT 扫描能准确地诊断胸腔积液,即使少量胸腔积液也能发现,同时可发现肺部 X 线未发现的病变,超声波检查是检查胸腔积液的重要手段之一。

2.结核菌素试验

绝大多数结核性胸膜炎患者结核菌素为阳性反应,早期可有 1/3 的人为阴性反应,2～8 周重复结核菌素试验会呈阳性反应。

3.实验室检查

(1)细菌学检查:胸液涂片抗酸染色和胸液结核菌培养阳性可确诊,但涂片检查阳性率仅 5% 左右,培养阳性率也仅 25% 左右。

(2)生化及免疫指标:腺苷脱氨酶(ADA)及同工酶:活性 $>70\ \mu/L$ 对结核病的诊断有帮助。

4.胸膜活检

闭式胸膜活检阳性率可达 60%。经上述检查仍不能确诊,可考虑行内科胸腔镜活检。

二、治疗原则

1.一般治疗

包括休息,营养支持和对症治疗。

2.胸腔穿刺抽液

由于结核性胸膜炎胸液蛋白含量和纤维蛋白含量高,容易引起胸膜粘连,故原则上应尽快抽尽胸腔内积液,每周 2～3 次。首次抽液不要超过 700mL,以后每次抽取量约 1 000mL,最多不要超过 1 500mL。如抽液过多、过快,可由于胸腔内压力骤降发生复张后肺水肿和循环衰竭。若出现头晕、冷汗、心悸、面色苍白、脉搏细弱等应考虑胸膜反应,立即停止抽液,使患者平卧,必要时皮下注射 0.5% 肾上腺素 0.5mL。

3.抗结核药物治疗

同肺结核治疗。

4.糖皮质激素

不主张常规使用糖皮质激素,因为疗效不肯定。当大量胸腔积液、结核中毒症状严重时可在抗痨同时加用泼尼松 30mg/d,至胸液明显减少或中毒症状减轻时应逐渐减量以致停用,停药不宜过快,以免出现反跳。

三、护理措施

(一)一般护理

1.体位

取半卧位或患侧卧位,半卧位有利于呼吸,患侧卧位有利于缓解疼痛。

2.休息

大量胸腔积液致呼吸困难或发热者,应卧床休息。胸腔积液消失后继续休息 2～3 个月,避免过度劳累。

3.活动与锻炼

待体温恢复正常,胸腔积液抽吸或吸收后,鼓励患者逐渐下床活动,增加肺活量。

4.用药护理

(1)抗结核治疗必须遵循"早期、联合、适量、规律、全程"的治疗原则,鼓励患者按时、按量服用药物,禁止自行停药、减药。服用药物同时出现不良反应应及时就医或向医师咨询,必要时由医生进行方案调整。

(2)糖皮质激素治疗:糖皮质激素可减少机体的变态反应及炎症反应,改善结核中毒症状,加速胸腔积液吸收,减少胸膜粘连或胸膜增厚等后遗症。但有一定不良反应或导致结核病播散,故应慎重掌握适应证。急性结核性渗出性胸膜炎全身毒性症状严重。有大量积液,在有效抗结核治疗的前提下,可加用糖皮质激素,通常用泼尼松或泼尼松龙 25～30mg/d。待体温正常、全身毒性症状减轻消退、胸腔积液明显减少时,应逐渐减量以至停用。每周减少 2.5～5.0mg,停药速度不宜过快,否则易出现反跳现象,一般疗程 4～6 周。

(3)对慢性结核性胸膜炎有脓胸倾向及包裹性胸腔积液者可进行胸腔给药治疗。抽出胸腔积液后可注入药物,拔出穿刺针后用无菌纱布覆盖,轻压穿刺点,嘱患者稍活动,以便药物在胸腔内混匀。密切观察注入药物后的反应,如发热、胸痛等。

(二)病情观察

(1)观察患者有无呼吸困难、胸痛、咳嗽及发热等。

(2)监测动脉血气分析。

(3)胸腔穿刺抽液术后患者,应密切观察其呼吸、脉搏、血压的变化,注意穿刺部位有无渗血或液体渗出。

(三)对症护理

1.胸痛的护理

协助患者采取舒适卧位。采用放松疗法:教会患者自我放松技巧,如缓慢深呼吸、全身肌肉放松,听音乐、广播或看书、看报,以分散其注意力,减轻疼痛。如疼痛剧烈时可遵医嘱给予镇痛药。

2.呼吸困难的护理

患者呼吸困难明显者,应取舒适体位,如抬高床头、半坐位或端坐位等,有利于减轻呼吸困难。卧床时应取患侧卧位。必要时遵医嘱给予鼻导管吸氧,做好氧气装置的消毒工作,保持鼻导管通畅及鼻孔清洁。经常巡视病房,及时听取患者主诉,观察呼吸频率、深度及呼吸困难的程度。

3.高热护理

当患者有高热、寒战时,注意保暖,及时添加被褥,给予热水袋时防止烫伤。高热时采用乙醇擦浴、冰袋、冰帽进行物理降温,预防惊厥。患者出汗时,及时协助擦汗、更衣,并避免其受凉。

4.胸膜腔穿刺的护理

在进行常规胸膜腔穿刺及进行中心静脉导管留置胸膜腔的手术前做好心理安慰和解释,消除患者的恐惧、紧张,诱发类"胸膜反应"影响穿刺的进行,同时检查患者的血压、脉搏、心率、呼吸及精神状况并做好记录。穿刺过程中严密监视患者的精神状况、呼吸、脉搏,及早发现"胸膜反应"先兆并及时通知医生进行处理。穿刺操作完成后告知患者注意休息,避免穿刺部位局部感染,防止导管滑脱引起感染。经过导管帽抽液、注射药物前后进行导管帽更换或者严密消毒后用无菌纱布块包裹导管帽。拔管后12小时内严密监测患者生命体征,防止感染的发生,及早处理。

(四)饮食指导

给予患者高蛋白、高热量、高维生素、清淡易消化的饮食,少量多餐,应鼓励患者进高蛋白、高热量、高维生素的饮食,如牛奶、豆浆、鸡蛋、瘦肉、蔬菜、水果等。饮食应当尽量多样化,不吃刺激性强的食物。

(五)心理护理

(1)评估心理状态,根据患者年龄、职业、文化、性格等情况,做出相应的心理疏导。

(2)多与患者沟通,建立良好的护患关系,尽量解答患者提出的问题,使其正确认识和对待疾病。

（3）鼓励患者及家属共同参与疾病的治疗和护理过程，监督并督促患者保持良好心态，以增强治疗的信心。

（4）帮助建立良好的社会支持网，使患者感受到家人、朋友的关爱，保持积极乐观的情绪与疾病斗争。

（六）健康指导

1.疾病知识指导

向患者及家属解释病情，指出原发病治疗和对症治疗的重要性和必要性，提高治疗依从性。

2.用药指导

针对病因，指导患者遵医嘱用药，介绍药物剂量、用法及不良反应。对结核性胸膜炎患者，需特别强调抗结核治疗的重要性，坚持有规律长期服药，不可自行停药，嘱患者定期检查肝功能和复查 X 线胸片。

3.生活指导

指导患者合理安排休息与活动，避免过度劳累，预防呼吸道感染。向患者及家属讲解加强营养对疾病康复的重要性，嘱患者进食高热量、高蛋白及富含维生素的食物，促进组织修复，增强抵抗力。督促和指导患者每天进行缓慢的腹式呼吸。

四、护理评价

通过积极的治疗，观察患者是否达到以下标准。

（1）按照化疗原则遵医嘱服药。

（2）科学膳食、规律生活。

（3）病灶消退，肺功能正常，无并发症发生。

（4）停止治疗前能恢复正常的活动。

（5）有良好的心理状态，正确面对疾病。

（6）采取预防病菌传播的方法。

第六节　原发性支气管肺癌

原发性支气管肺癌是指原发于支气管、肺的肿瘤，绝大多数起源于各级支气管黏膜上皮，部分起源于支气管腺体或肺泡上皮，简称肺癌。肺癌是最常见的恶性肿瘤之一，在世界范围内无论男性还是女性，肺癌均已成为癌症死亡的主要原因。

一、诊断标准

病理学诊断是确诊肺癌最可靠的依据，对于怀疑肺癌的患者，应尽可能获取组织和细胞学标本进行病理学检查。在无法获得组织或细胞标本的情况下,根据患者的临床表现、危险因素以及典型的影像学特点,排除其他疾病后,可以做出临床诊断。

(一)危险因素

吸烟是公认的引起肺癌的最重要的危险因素。此外,大气污染、室内小环境污染、职业性致癌因素如石棉、砷化合物、铬化合物、镍化合物、二氯甲醚、电离辐射、芥子气以及煤烟、焦油和石油中的多环芳烃类与肺癌的发生也有一定的关系。肺癌的发生可能有一定的遗传易感性,是遗传背景与环境因素共同作用的结果。有吸烟史并且吸烟指数大于 400 支/年、高危职业接触史以及肺癌家族史、年龄在 45 岁以上者是肺癌的高危人群。

(二)临床表现

肺癌患者早期可以没有症状,随着病情发展,患者因肿瘤大小、局部侵犯、远处转移不同,而表现出不同的症状。

1.肺癌的早期及胸腔局部侵犯的表现

(1)咳嗽:早期常出现刺激性咳嗽,肺泡细胞癌患者常有大量的黏液痰。

(2)咯血:咯血量从痰中带血丝到大量咯血不等,多为持续性或反复发作。

(3)胸痛:晚期癌肿侵犯肋骨时,可以引起持续剧烈的胸痛。

(4)呼吸困难:可以由多种原因引起,如肺不张、胸腔积液、心包积液、肿瘤的淋巴管扩散以及肿瘤的占位效应导致有效肺实质的减少等。

(5)喘鸣:出现在主气道狭窄的患者,表现为局限性喘鸣。

(6)声音嘶哑:几乎均由左喉返神经受累所至。

(7)吞咽困难:由纵隔肿大淋巴结压迫食道所至,部分见于喉返神经损伤引起的咽部吞咽功能障碍。

(8)膈神经麻痹:膈神经损伤导致膈肌麻痹,患侧膈抬升,胸腔容积减少。

(9)上腔静脉阻塞综合征:多是右上叶原发肿瘤或右侧气管旁肿大淋巴结压迫上腔静脉导致的结果。常表现为:上腔静脉回流区域水肿;颈静脉充盈,胸部和上腹部浅表侧支静脉曲张、皮肤发绀;咳嗽,呼吸困难,声嘶和喘鸣;吞咽困难;眶周水肿,结合膜充血;头痛、眩晕、视觉和意识障碍;上肢静脉压升高,肘前静脉压常升至 $30\sim50cmH_2O$。

(10)Pancoast 综合征(肺尖肿瘤综合征):是由肺尖部肿瘤侵犯臂神经丛和局部组织引起的症状,表现为患侧肩部、前胸、上臂及手持续顽固性剧痛,可伴有同侧 Horner 综合征(同侧瞳孔缩小、上睑下垂、眼球下陷和额部少汗)、臂丛病、反射性交感神经营养不良。

2.胸腔外扩散的临床表现

(1)脑转移:表现多种多样,取决于肿瘤的部位、大小、水肿范围或出血的量。患者可能出现头痛、恶心、眩晕或单个肢体无力、全身或局部抽搐、意识模糊或丧失、痴呆、言语困难等神经系统症状和体征。

(2)骨转移:骨骼是肺癌转移累及的常见部位,随骨质破坏加重,出现持续固定部位的骨痛。

(3)肝转移:可有厌食,右上腹痛,肝大、黄疸和腹腔积液等。

(4)皮下转移时可在皮下触及结节。

(5)血行转移到其他器官可出现转移器官的相应症状。

3.非特异性肺外表现（副癌综合征）

肺癌的肺外表现是由于肺癌细胞产生的某些特殊的激素、抗原、酶或代谢产物引起的临床表现，包括内分泌、神经肌肉、血液系统、血管和皮肤黏膜等的异常改变。

（三）影像检查

1.X 线胸片和胸部 CT 检查

临床上怀疑肺癌的患者应首先进行 X 线胸片或胸部 CT 检查。中央型肺癌表现为一侧肺门的类圆形阴影，边缘毛糙，可以有分叶、切迹，受累支气管管壁增厚，管腔狭窄或截断。肿瘤阻塞支气管引起局限性肺气肿、阻塞性肺炎、阻塞性肺不张和继发性肺脓肿等继发表现。周围型肺癌表现为局限性小斑片阴影、结节或肿块，以及一些提示恶性肿瘤的特征如空泡征、分叶征、毛刺征或棘突征、支气管充气征、周围血管连接征、胸膜凹陷征等。胸部 CT 较胸片更能准确地确定病变所在的部位和累及范围，同时进行 CT 增强扫描有助于鉴别病变的良恶性。

2.磁共振（MRI）

适用于判断脊柱、肋骨以及颅脑有无转移。不作为常规肺部检查，可用于肺上沟瘤、肿瘤心脏和心包侵犯的检查。

3.骨 γ 闪烁显像

用于评价有无骨转移，骨转移处有放射性浓聚。对可疑部位应进行 MRI 检查验证。

4.正电子发射断层显像（PET）

用于肺部良恶性结节的鉴别，但不能替代组织学检查；用于肺癌患者的分期，尤其是区域淋巴结的鉴别诊断优与 CT，但不能取代 CT 检查。

5.B 型超声检查

主要用于确定肝脏、肾上腺等腹部重要器官以及腹腔、腹膜后淋巴结有无转移，也用于双锁骨上窝、腋窝淋巴结的检查；对于邻近胸壁的肺内病变或胸壁病变可以在超声引导下穿刺活检；超声还常用于胸水抽取定位或引导穿刺。

（四）细胞学和组织学检查

肺癌的最终确诊必须依靠细胞学或病理组织学证据。常用的检查方法包括如下。

1.痰脱落细胞学检查

收集气道深部的痰，及时送检，连续送检 3 次以上。痰量不多的患者可以雾化吸入 $10\%\sim15\%$ 的生理盐水导痰。

2.支气管镜

(1)常规支气管镜检查：可以通过活检、刷检或病变部位的灌洗获取肿瘤组织和细胞。对于支气管镜下无法直视的病变，有条件的医院可以在 X 线透视引导下进行活检。

(2)荧光支气管镜检查：有条件的医院可以开展此项检查，但不作为常规推荐的方法。

(3)经支气管针吸活检术（TBNA）和超声内镜引导下的经支气管针吸活检（EBUS-TBNA）：有条件的医院应当积极开展此项检查，但不作为常规推荐的检查方法。TBNA 或 EBUS-TBNA 有助于治疗前肺癌患者的淋巴结分期，尤其是精确的 N_2 分期。

3.经胸针吸细胞学检查

用于经常规痰细胞学及支气管镜检查不能确诊的肺部病变,限于不愿手术或有手术禁忌证的患者。CT或B超引导下,用细针或特制的活检枪进行活检。并发症包括气胸、出血、肿瘤经针道种植转移等。

4.纵隔镜

明确有无纵隔淋巴结转移,尤其对与临床评价为 N_3 的患者更重要。

5.胸腔镜

对反复胸水脱落细胞检查阴性的不明原因的胸腔积液,可以在胸腔镜直视下活检。

6.胸腔积液、心包积液脱落细胞检查。

7.淋巴结活检

对怀疑转移的锁骨上、前斜角肌或腋下淋巴结应切除活检,如不能切除,应首选针吸活检。

8.皮肤结节

皮下转移者,可通过皮下结节活检确诊。

9.开胸探查

对高度怀疑肺癌的病例,经上述方法无法确诊的情况下,可耐受手术者应及时手术。

(五)血液肿瘤标志物检测

目前尚没有任何一种肿瘤标志物对肺癌诊断有很高的敏感性和特异性。用于非小细胞肺癌的肿瘤标志物包括癌胚抗原(CEA)、CYFRA21-1、组织多肽抗原(TPA)、鳞癌抗原(Scc-Ag)。用于小细胞肺癌诊断的肿瘤标志物为神经特异性烯醇化酶(NSE)、蛙皮素(BN)、肌酸磷酸同工酶BB(CPK-BB)、胃泌素释放肽前体(pro-GRP)。采用多个指标联合检测可以提高敏感性和特异性。

(六)鉴别诊断

肺癌应与以下疾病鉴别。

良性肿瘤:常见的有肺错构瘤、支气管肺囊肿、巨大淋巴结增生、炎性肌母细胞瘤、硬化性血管瘤、动静脉瘘和肺隔离症等;结核病变如结核球、肺门淋巴结结核、粟粒型肺结核、结核性胸膜炎等;肺炎:对起病缓慢,症状轻微,抗感染治疗效果不佳或反复发生在同一部位的肺炎应当高度警惕有肺癌可能;肺脓肿:应与癌性空洞继发感染鉴别;其他一些少见、罕见的良、恶性肿瘤,如肺纤维瘤、肺脂肪瘤等。

二、肺癌的分类及临床分期

肺癌包括鳞癌、腺癌、小细胞癌和大细胞癌几种主要类型(表1-1)。

在2002年美国联合癌症分类委员会和国际抗癌联盟制订的TNM分期基础上,2009年国际肺癌研究会公布了其修订的肺癌TNM分期(表1-2,表1-3)。

表 1-1   常见肺癌分类及特点

分类	特点
SCLC	占原发性肺癌的 20％～25％,为分化极差的组织学类型,发病年龄轻,自然病程短。增殖指数高,侵袭力强,手术切除率低,对放疗、化疗较敏感,需全身治疗的一种恶性肿瘤
NSCLC	鳞癌占 30％～40％,腺癌占 20％～40％,支气管肺泡细胞癌占 2％～5％,生长相对缓慢,转移晚,手术切除率明显高于 SCLC,对放疗、化疗相对不敏感
鳞癌	老年男性、吸烟者多见,中央型肺癌,早期有肺不张或阻塞性炎症表现
腺癌	女性较多,与吸烟无关,周围型肺癌,局部浸润和远处转移较鳞癌早

表 1-2   肺癌的 TNM 分期

分期	表现
原发肿瘤(T)	
T_x	原发肿瘤大小无法测定;或痰脱落细胞或支气管冲洗液找到癌细胞,但影像学或支气管镜没有可视肿瘤
T_0	没有原发肿瘤的证据
Tis	原位癌
T_{1a}	原发肿瘤最大径＜2cm,局限于肺和脏胸膜内,镜下肿瘤没有累及叶支气管以上(即没有累及主支气管);或局限于气管壁的肿瘤,无论大小,无论是否累及主支气管
T_{1b}	肿瘤最大径＞2cm,≤3cm
T_{2a}	肿瘤大小或范围符合以下任何一点: 肿瘤最大径＞3cm,≤5cm 累及主支气管,但距隆突≥2cm 累及脏胸膜 扩展到肺门的肺不张或阻塞性肺炎,但未累及全肺
T_{2b}	肿瘤最大直径＞5cm,≤7cm
T_3	任何大小的肿瘤已直接侵犯下述结构之一者:原发肿瘤最大径＞7cm,累及胸壁(上沟癌)、膈肌、纵隔胸膜或心包,肿瘤位于距隆突 2cm 以内的主支气管但尚未累及隆突;全肺的肺不张或阻塞性炎症;原发肿瘤同一肺叶出现卫星结节
T_4	任何大小的肿瘤已直接侵犯下述结构之一者:纵隔、心脏、大血管、气管、食管、椎体、隆突,原发肿瘤同侧不同肺叶出现卫星结节
区域淋巴结(N)	
N_x	区域淋巴结转移不能评价
N_0	没有区域淋巴结转移
N_1	转移至同侧支气管周围淋巴结和(或)同侧肺门淋巴结,和原发肿瘤直接侵及肺内淋巴结
N_2	转移至同侧纵隔和(或)隆突下淋巴结
N_3	转移至对侧纵隔和(或)对侧肺门淋巴结和(或)同侧或对侧斜角肌或锁骨上淋巴结

分期	表现
远处转移(M)	
Mx	远处转移不能评价
Ma	无远处转移
M_{1a}	原发肿瘤对侧肺叶出现卫星结节;胸膜播散(恶性胸腔积液 * 、心包积液或胸膜结节)
M_{1b}	有无处转移(肺/胸膜除外)

* 大部分肺癌患者的胸腔积液是由肿瘤所引起的,但如果胸腔积液的多次细胞学检查未能找到癌细胞,胸腔积液又是非血性和非渗出性的,临床判断该胸腔积液与肿瘤无关,这种类型的胸腔积液不影响分期

表 1-3　肺癌 TNM 分期的临床关系

临床分期	TNM 分期
隐性癌	Tx,N_0,M_0
0 期	Tis,N_0,M_0
Ⅰa 期	T_1,N_0,M_0
Ⅰb 期	$T_{2a},N_0,M_0,$
Ⅱa 期	$T_1,N_1,M_0;T_{2b},N_0,M_0;T_{2a},N_1,M_0$
Ⅱb 期	$T_{2b},N_1,M_0;T_3,N_0,M_0$
Ⅲa 期	$T_{1\sim3},N_2,M_0;T_3,N1\sim2,M_0;T4,N_0\sim1,M_0$
Ⅲb 期	$T_{1\sim4},N_3,M_0;T4,N2\sim3,M_0$
Ⅳ 期	$T_{1\sim4},N_{0\sim3},M_1$

三、治疗原则

综合治疗是肿瘤治疗的总原则。肺癌综合治疗的方案为小细胞肺癌,多选用化疗加放疗加手术,非小细胞癌则先手术,然后放疗和化疗。

(1)手术治疗:Ⅰ期、Ⅱ期和部分Ⅲ期为非小细胞肺癌的首选。

(2)小细胞未分化癌对化疗最敏感,鳞癌次之,腺癌治疗效果最差。

(3)放疗主要用于不能手术患者同时配合化疗,小细胞未分化癌疗效最好,鳞癌次之,腺癌效果最差。

(4)肺癌介入性治疗,如支气管动脉灌注化疗、经支气管镜介导治疗等。

(5)生物靶向制剂的治疗。

(6)生物免疫治疗。

(7)其他:对症处理(升白细胞,止吐,镇痛)、营养支持、中医治疗等。

四、常见护理问题及相关措施

(一)疼痛

1.相关因素

与肿瘤直接侵犯胸膜、肋骨和胸壁、肿瘤压迫肋间神经或浸润器官、组织有关。

2.主要表现

(1)肿瘤侵犯部位的疼痛。

(2)神经分布区域的疼痛。

(3)患者出现痛苦表情,强迫体位,不敢咳嗽。

3.护理措施

(1)运用评估工具(表 1-4),评估患者的疼痛原因、部位及程度。

表 1-4　长海痛尺

分级	表现
0 级	无痛
Ⅰ级(0～4 分)	轻度,虽有疼痛,但可忍受,能正常生活,睡眠不受干扰
Ⅱ级(4～6 分)	中度,疼痛明显,要求服用镇痛药,睡眠受干扰
Ⅲ级(>6 分)	重度,疼痛剧烈,被动体征,伴有自主神经功能紊乱,睡眠严重受干扰,需镇痛药

(2)多与患者交流,教会患者减轻疼痛的方法:如听音乐,看报纸等,分散患者的注意力,鼓励患者多与家人、朋友交谈,宣泄自己的感受。

(3)给予患者舒适的体位,如患侧卧位,以减轻随呼吸运动产生的疼痛。

(4)随咳嗽加重的胸痛,在患者需要咳嗽时,以手压迫疼痛部位,鼓励患者咳嗽。

(5)遵医嘱按 WHO 提出的癌症患者三级镇痛原则给予镇痛药。注意给药原则:按阶梯用药、按时用药、口服用药、个体化用药、注意具体细节。

(6)注意镇痛药物的不良反应:便秘;恶心、呕吐;排尿困难;呼吸抑制等。

(二)预感性悲哀

1.相关因素

与疾病预后不良威胁生命有关。

2.主要表现

患者表现出悲痛、忧愁、压抑感,对治疗失去信心,甚至不配合治疗。

3.护理措施

(1)及时与患者沟通,耐心倾听其诉说,并认真解答其疑问,用亲切的语言、热情的行为安慰和感动患者。

(2)根据患者不同心理状况,引导和训练其控制不良情绪,鼓励患者及时讲出心理感受,并进行有效疏导。

(3)在做任何治疗操作前要认真地为患者讲解其意义,鼓励患者树立战胜疾病的信心,积极配合治疗。

(4)要加强与患者家属的沟通交流,赢得亲属对患者的支持与关爱。

(5)让抗癌明星现身说法,提高患者的信心。

(三)营养失调:低于机体需要量

1.相关因素

与患者食欲下降,摄食减少,癌性发热,机体处于高代谢状态、消耗增多,以及化疗的不良反应致剧烈呕吐,味觉异常有关。

2.主要表现

(1)患者体重减轻、消瘦、无力。

(2)血液检查示血清白蛋白降低,血红蛋白降低。

3.护理措施

(1)为患者创造一个愉快的进餐环境,尽量满足患者的饮食习惯。

(2)指导患者饮食宜清淡,进食易消化、含纤维素少的流质、半流质食物,食谱宜多样化,少食多餐,进食富含优质蛋白、高热量、高维生素食物,如牛奶、鲜鱼、瘦肉、鸡蛋、豆类制品等,以促进组织修复,补充癌症或化疗、放疗对身体的消耗。避免辛辣、生冷、过硬及过于油腻的食物。

(3)化疗药物可引起白细胞计数减少,因此应多食富含蛋,白质、铁、维生素的食物,如动物肝脏、瘦肉、大枣、新鲜水果和蔬菜等。对腹泻患者,应指导其进食纤维含量少的食物,如腹泻严重,以清淡饮食为主,如清肉汤、果汁或生姜乌龙茶。未削皮的苹果含丰富的果胶,可多食用,同时可多选用含钾量多的食物,如蔬菜汤、橘子汁、番茄汁等。避免可能引起腹泻的食物如牛奶及乳制品。

(4)癌症患者活动量少,加上某些抗癌药物有神经毒性,使肠蠕动变慢而导致便秘。应指导患者多饮水,每天约 2000mL。

(5)对反应严重、长期营养摄入障碍的患者,可考虑肠外营养。

(6)化疗期间,遵医嘱给予镇吐药,如甲氧氯普胺片口服,盐酸昂丹司琼静脉注射等。呕吐严重者,注意观察呕吐的次数、量及颜色,配合应用镇吐治疗。

(四)气体交换受损

气体交换受损与继发于肺组织破坏的气体交换面积减少有关。护理措施见 COPD 的气体交换受损一节。

(五)潜在并发症:化疗药物毒性反应

1.主要表现

(1)化疗药物的不良反应见表 1-5。

表 1-5　化疗药物的不良反应

药品	敏感的肺癌类型	主要不良反应
异环磷酰胺(IFO)	SCLC,NSCLC	膀胱出血,骨髓抑制
替尼泊苷(VM26)	SCLC(可进入血脑屏障)	骨髓抑制

续表

药品	敏感的肺癌类型	主要不良反应
依托泊苷(VP-16)	SCLC,NSCLC	脱发,骨髓抑制
卡铂(C-DDP)	SCLC,NSCLC	骨髓抑制明显
长春新碱(VCR)	SCLC,NSCLC	恶心、呕吐、听觉和肾损害
长春地辛(VDS)	SCLC,NSCLC	神经毒性,便秘
长春碱(VBL)	SCLC,NSCLC	骨髓抑制,神经毒性
长春瑞滨(NVB)	SCLC,NSCLC	骨髓抑制明显,神经毒性
多柔比星(ADM)	SCLC,NSCLC	骨髓抑制,神经毒性较轻
表柔比星(ADM)	SCLC,NSCLC	心脏毒性,脱发
丝裂霉素(MMV)	NSCLC	骨髓抑制

(2)化疗药物静脉滴注时的不良反应

①过敏:可见于静脉滴注紫杉醇类,表现为输液时发生呼吸困难、头晕、心悸、面色潮红。

②恶心、呕吐:见于所有的化疗药物,类化疗药物尤为显著。

③腹泻:见于卡铂、紫杉醇(力朴素)、奥沙利铂、依立替康等。

④便秘:见于长春地辛等。

⑤直立性低血压:可在静脉滴注1小时内发生,见于紫杉醇类。

⑥末梢神经疼痛:表现为四肢末梢麻木、疼痛,多见于奥沙利铂。

⑦静脉炎:静脉注射时不慎外渗引起局部组织坏死及静脉炎,以发泡剂类化疗药物为甚,如长春瑞滨等。外渗及静脉炎的分级如下(表1-6,表1-7)。

表 1-6　静脉炎的评判断标准

级别	临床标准
0	没有症状
1	输液部位发红伴有或不伴有疼痛
2	输液部位疼痛伴有发红和(或)水肿
3	输液部位疼痛伴有发红和(或)水肿,条索状物形成,可触摸到条状的静脉
4	输液部位疼痛伴有发红和(或)水肿,条索状物形成,可触及的静脉条索状物长度大于2.5cm

表 1-7　输液外渗的评判标准

级别	临床标准
0	没有症状
1	皮肤发白,水肿范围的最大处直径<2.5cm,皮肤发凉。伴有或不伴有疼痛
2	皮肤发白,水肿范围最大处直径2.5～15.2cm,皮肤发凉。伴有或不伴有疼痛
3	皮肤发白,半透明状,水肿范围最小处直径>15.2cm,皮肤发凉,轻到中等程度的疼痛,可能有麻木感

级别	临床标准
4	皮肤发白,半透明状,皮肤紧绷,有渗出,皮肤变色,有瘀伤,肿胀,水肿范围最小处直径>15.2cm,可凹性水肿,循环障碍,中度到重度的疼痛,任何容量的血液制品、刺激性或腐蚀性的液体渗出

2.护理措施

(1)密切观察患者进食、腹痛性质和排便情况,胃肠道反应重者可安排在晚餐后给药,并服镇静镇痛药。

(2)每周监测血常规1~2次。必要时遵医嘱给予升白细胞及血小板的药物。对重度骨髓抑制者,需实施保护性隔离。血小板严重减少者注意观察出血情况。

(3)保持口腔清洁,口腔护理2次/天。口腔溃疡疼痛剧烈者可用2%利多卡因喷雾镇痛。

(4)注射前5~10分钟,头部放置冰帽,注药后维持30~40分钟,可防止药物对毛囊的刺激,有防脱发的作用。

(5)监测肝、肾功能,嘱患者多饮水,2000~3000mL/d。

(6)熟练掌握静脉穿刺技术,正确选择血管:应选择不弯曲、弹性好、无破损、无炎症、回流通畅的血管;尽量不用皮下脂肪少而邻近肌腱、神经、关节等部位的血管,最好采用PICC置管或中心静脉置管输入化疗药物。输入化疗药物前给予预防性用药,如给予地塞米松5mg、法莫替丁40mg稀释后静脉注射,苯海拉明50mg口服,先输入0.9%生理盐水或10%葡萄糖液,确定针头在血管内后再输入化疗药物。输液期间加强巡视,谨防药液外渗。

(7)化疗药物外渗的处理:停止注射或输液,保留针头接注射器回抽后,注入解毒剂再拔针,皮下注入解毒剂,用利多卡因与地塞米松皮下局部封闭;冰敷24小时,使用类肝素或金黄散涂在患处,报告医院并记录。

(8)给予患者心理安慰,使其以平和的心态接受化疗。

(9)低血压的护理:①化疗前要详细询问病史,有无高血压和心血管疾病,提前采取预防措施;②在用药过程中加强巡视,严密观察病情,发现问题及时处理;③用药后应卧床休息4小时,年老体弱患者下床活动要给予协助,以免发生晕厥等并发症;④用药中及时测量血压,并做好记录,如有异常立即停药。

五、健康宣教

(一)心理指导

给予患者心理援助,介绍肺癌的治疗方法及前景,使之摆脱痛苦,正确认识疾病,保持乐观开朗的心情,增强治疗信心,提高生活质量。

(二)饮食指导

(1)嘱患者应食高蛋白、高维生素的饮食,补充营养。

(2)给予患者针对性的指导。增强机体免疫力,多食黄鱼、山药、甲鱼等;咳嗽多痰者多食萝卜、杏仁、橘皮、枇杷;咯血者宜吃莲藕、甘蔗、梨、鲫鱼等。

（3）为减轻放疗化疗不良反应宜多吃蘑菇、龙眼肉、核桃、苹果、绿豆等。忌辛辣刺激性食物如葱、蒜、韭菜，忌油煎、烧烤等热性食物，忌油腻、黏滞生痰的食物。

（三）作息指导

（1）合理安排休息，注意改善劳动和生活环境，防止空气污染，特别是粉尘及有害气体的吸入，嘱患者戒烟，指出防治慢性肺部疾病对肺癌防治的积极意义。

（2）不去人多拥挤、空气污染的场所，在病毒、细菌性疾病流行的季节，应减少外出。

（3）鼓励患者进行适当的体育锻炼，到室外散步或慢跑，做上、下楼梯运动，做蹲起运动，以增加肺活量，提高机体的抗病防病能力。

（四）用药指导

督促患者按时服药，并适当告知患者可能出现的不良反应，如患者出院带药如易瑞沙，需告知患者可能会出现全身皮疹，但无须担心，而一旦出现视物不清等不良反应要及时就医。

（五）出院指导

1.活动与休息

注意休息，适当的运动。劳逸结合，生活规律。

2.饮食指导

进食富含蛋白质、维生素的清淡饮食，少量多餐。

3.用药指导

交代患者下次化疗时间及注意事项，并做好必要的准备。正确服药，注意药物的不良反应。

4.定期随访

告知晚期癌肿转移的患者及其家属需对症处理，并坚持出院后到医院复诊。

第二章 外科护理

第一节 颅内压增高

颅内压增高指各种疾病如颅脑损伤、脑出血、脑肿瘤、脑积水等使颅腔内容物体积增加或颅腔容积减少超过颅腔可代偿的容量,导致颅内压持续在 1.96kPa(200mmH$_2$O)以上,并出现头痛、呕吐和视盘水肿等临床表现的综合征。持续颅内压增高可导致部分脑组织被挤嵌入颅腔裂隙或孔道,形成脑疝,是颅脑疾病致死的重要原因。

一、病因和分类

(一)病因

1.颅腔内容物体积或量增加

(1)脑体积增加:脑组织损伤、炎症、缺血缺氧、中毒导致脑水肿。

(2)脑脊液增多:脑脊液分泌增加、吸收障碍或脑脊液循环受阻导致脑积水。

(3)脑血流量增加:如恶性高血压、颅内动静脉畸形、体内二氧化碳潴留、高碳酸血症,脑血管扩张导致脑血流量增加。

2.颅内空间或颅腔容积缩小

(1)先天因素:如狭颅症、颅底凹陷症等先天性畸形使颅腔容积变小。

(2)后天因素:颅内占位性病变如颅内血肿、脑肿瘤、脑脓肿等,或大片凹陷性骨折,导致颅内空间相对变小。

(二)分类

1.根据病因分类

(1)弥散性颅内压增高:如颅腔狭窄或脑实质体积增大,颅腔内各部分及分腔内压力增高,无压力差,脑组织无明显移位。如弥散性脑水肿、弥漫脑膜炎等。

(2)局灶性颅内压增高:局部病变导致病变部位压力首先增高,周围脑组织受压移位,颅内各个腔隙出现压力差,导致脑组织移位,局部受压。局部受压过久导致该处血管的张力消失,血管壁肌群失去正常的舒缩力,当颅内压下降脑血管扩张,血管壁的通透性增加出现渗出,脑实质出现出血性水肿。

2.根据病情进展速度分类

(1)急性颅内压增高:病情进展快,生命体征变化明显,颅内压增高引起的症状和体征严

51

重。如高血压性脑出血、急性硬膜下血肿等。

(2)亚急性颅内压增高:病情进展较快,颅内压增高反应较轻或不明显。如颅内恶性肿瘤、颅内炎症等。

(3)慢性颅内压增高:病情进展缓慢,时好时坏。如慢性硬膜下血肿、颅内良性肿瘤等。

二、病理生理

1.颅内压的形成

颅内压(ICP)是指颅腔内容物对颅腔壁所产生的压力,颅腔是由颅骨组成的半封闭,成年后总体积固定不变的体腔。颅腔内容物包括脑组织、脑脊液及供应脑的血液,它们的总体积和颅腔容积是相适应的,通过生理调节来维持动态的平衡。通常以脑脊液的静水压代表颅内压力。成人正常值为 0.69~1.96kPa(70~200mmH$_2$O),儿童为 0.49~0.98kPa(50~100mmH$_2$O)。

2.颅内压的调节

正常颅内压有一定的波动范围,随心脏搏动、血压、呼吸有细微波动,咳嗽、喷嚏、憋气、用力等均可引起 ICP 明显的波动。颅内压调节主要依靠脑脊液量的增减来实现。当颅内压增高时,脑脊液被挤入蛛网膜下隙并被吸收,同时脑脊液的分泌减少,吸收增加;当颅内压降低时,脑脊液分泌增加,吸收减少,以维持颅内压。

3.颅内压增高的后果

引发一系列中枢神经系统功能紊乱和病理生理改变。主要导致脑血流量减少,脑组织缺血、缺氧加剧颅内压的增高,导致脑灌注压下降,当脑灌注压低于 40mmHg,脑血流调节作用消失,当颅内压接近平均动脉压脑灌注几乎停止。组织缺血、缺氧,加重脑水肿和颅内压增高,脑疝形成,导致脑组织移位,压迫脑干、抑制循环和呼吸中枢。

三、临床表现

头痛、呕吐、视盘水肿是 ICP 的"三主征",但出现的时间有所不同。

1.头痛

常见症状,是脑膜、血管或神经受牵扯或挤压所致。初始较轻,呈持续性疼痛,进行性加重。头痛的部位及特性与颅内原发病变的部位和性质有一定关系,多在前额及双颞,后颅窝占位性病变的后枕部疼痛。常呈搏动性,改变体位时、咳嗽、喷嚏、用力、弯腰、低头、清晨或傍晚时分头痛程度加重。

2.呕吐

常在头痛剧烈时出现,多呈喷射性呕吐,与进食无关,但常在饭后发生,因迷走神经受激惹所致,呕吐后头痛可有所缓解。

3.视盘水肿

为颅内压增高的客观征象。因神经受压、眼底静脉回流受阻导致。出现视盘充血、边缘模糊、中央凹陷变浅或消失,视网膜静脉怒张、迂曲、搏动消失。严重可致视盘周围火焰状出血。

早期无明显视力障碍,仅有视野缩小。持续视盘水肿,可致视神经萎缩,甚至失明。

4.意识障碍及生命体征变化

慢性颅内压增高的患者会出现神志淡漠、反应迟钝;急性颅内压增高者常有进行性意识障碍甚至昏迷。患者可伴有典型的生命体征改变,出现 Cushing 综合征,即血压升高、心跳和脉搏缓慢、呼吸减慢(两慢一高)。后期失代偿出现血压下降,脉搏细速,呼吸浅而不规则,甚至呼吸停止。

5.脑疝

脑疝是颅内压增高的严重后果,当颅腔内某一分腔存在占位性病变,该分腔压力就高于邻近分腔,脑组织从高压区向低压区移位,其中部分脑组织被挤入颅内生理空间或裂隙,出现相应的受压症状和体征,称为脑疝。常见的有小脑幕切迹疝、枕骨大孔疝及大脑镰下疝。

(1)小脑幕切迹疝:又称颞叶沟回疝,经小脑幕切迹缘颞叶的海马回和沟回疝入小脑幕裂孔下方。①颅内压增高:进行性加剧的头疼,伴频繁呕吐;②进行性意识障碍:脑干内网的上行激活系统被阻断,随着脑疝的加重患者出现进行性意识障碍;③瞳孔变化:初期患侧动眼神经受刺激出现患侧瞳孔缩小,随着脑疝加重受压动眼神经麻痹,患侧瞳孔开始散大,直接及间接对光反射消失;晚期,对侧动眼神经受压,出现类似改变;④运动障碍:沟回压迫大脑脚,导致锥体束受累。出现病变对侧肢体肌力下降或麻痹,病理征阳性;⑤生命体征改变:如不及时解除脑疝,患者出现深昏迷,双侧瞳孔散大固定,去皮质强直,血压下降,脉搏细速,呼吸浅弱且不规则,相继出现呼吸、心跳停止而亡。

(2)枕骨大孔疝:又称小脑扁桃体疝,小脑扁桃体及延髓经枕骨大孔被挤入椎管内。脑脊液循环通路被堵塞,后颅窝体积较小,颅内压迅速增高,患者表现为后枕部剧烈头痛、频繁呕吐、颈项强直或强迫头位、肌张力减退、四肢呈弛缓性瘫痪。因脑干缺氧,瞳孔可忽大忽小。早期出现生命体征紊乱,意识障碍出现较晚。位于延髓的呼吸中枢严重受损,患者可早期突发呼吸骤停而亡。

(3)大脑镰下疝:又称扣带回疝,为一侧大脑半球扣带回经镰下孔被挤入对侧。出现对侧肢体轻瘫及排尿困难等。

6.其他症状

如头晕、复视、耳鸣、猝倒。婴儿头皮静脉怒张、囟门饱满及骨缝分离。

四、辅助检查

1.头颅 X 线

可发现骨缝分离、颅骨局部破坏或增生、颅骨内板变薄、蝶鞍扩大等。

2.CT 和 MRI

颅内占位性病变首选方法是 CT,能显示病变的部位和范围。当 CT 不能确诊时采用 MRI,有助确诊。

3.脑血管造影

主要用于动脉瘤和脑血管畸形的诊断。

4.腰椎穿刺

可测量颅内压和治疗,同时取脑脊液检查。但颅内压增高症状体征明显者应禁做腰穿,以免发生脑疝。

五、治疗要点

原则是首先处理原发病,抢救生命。若发生急性脑疝应该立即手术。

1.非手术治疗

(1)脱水治疗:适用于暂不明原因的或明确病因但目前不能手术的患者。临床常用高渗性和利尿性脱水剂,通过渗透作用使脑组织水分进入血液循环经肾脏排出体外。首选的高渗性脱水剂为20%甘露醇,15～30分钟快速静脉滴注,2～4次/天。利尿剂有速尿(呋塞米)20～40mg,口服、肌内注射或静脉注射。2～4次/天。目前临床对降颅压、减轻脑水肿还使用20%白蛋白20～40mL静脉注射。

(2)糖皮质激素治疗:糖皮质激素可改善毛细血管通透性缓解脑水肿。地塞米松5～10mg静脉或肌内注射;氢化可的松100mg静脉注射;泼尼松5～10mg口服。注意观察有无消化性溃疡出血。

(3)抗感染:根据药敏试验选用合适的抗生素,伴颅内感染患者应早期使用抗生素控制感染。

(4)冬眠低温治疗:通过药物和物理降温来降低机体的温度,从而降低脑组织的代谢率、耗氧量和血流量,增加脑组织对缺氧的耐受力,防治脑水肿,降低颅内压。

(5)对症治疗:疼痛者可遵医嘱给予镇痛剂,但忌用吗啡和哌替啶等,防止呼吸中枢受抑制,导致患者死亡;抽搐患者,可给予抗癫痫药物;躁动患者可给予镇静剂。

2.手术治疗

对于颅内占位性病变应尽早手术切除;对暂时不能确诊的患者可采用脑脊液分流术、脑室穿刺外引流、颞肌下减压术等手术方式降颅压争取时间,暂缓病情。

六、护理措施

(一)一般护理

1.体位

床头抬高15°～30°,有利于脑静脉回流,减轻脑水肿。

2.吸氧

持续或间断吸氧,改善脑缺氧,使脑血管收缩,减少脑血流量。

3.控制液体摄入量

不能进食者,一般每日遵医嘱输液不超过2000mL,其中等渗盐水不超过500mL,保持每日尿量在600mL以上;控制输液速度,防止输液过快而加重脑水肿;保持体液代谢和营养平衡。

4.其他

加强生活护理,适当保护患者,避免意外发生。昏迷躁动不安者切忌强制约束,以免患者挣扎导致颅内压增高。

(二)病情观察

观察患者意识、生命体征、瞳孔和肢体活动的变化。

1.意识

意识状态反映了大脑皮质和脑干的功能状态,目前通用的是格拉斯哥昏迷评分标准(GCS)(表2-1),对睁眼、语言及运动三方面的反应进行评分。以三者积分来表示意识障碍程度,最高15分,表示意识清醒,8分以下为昏迷,最低3分。

表 2-1　格拉斯哥昏迷评分标准(GCS)

睁眼反应	得分	语言反应	得分	运动反应	得分
自动睁眼	4	回答正确	5	遵嘱动作	6
呼唤睁眼	3	回答错误	4	刺痛定位	5
刺痛睁眼	2	胡言乱语	3	刺痛躲避	4
不能睁眼	1	只能发声	2	刺痛肢屈	3
		不能发声	1	刺痛肢伸	2
				不能活动	1

2.瞳孔对比

双侧是否等大、等圆,有无对光反应。伤后一侧瞳孔进行性散大,是原发性动眼神经损伤所致。伤后一侧瞳孔先缩小后进行性散大,是小脑幕切迹疝的眼征;如双侧瞳孔时大时小,变化不定,对光反射消失,伴眼球运动障碍(如眼球分离、同向凝视),常是脑干损伤的表现;双侧瞳孔散大、对光反射消失、眼球固定伴深昏迷,大多为临终表现。

3.生命体征

观察呼吸的频率、幅度和类型;脉搏的频率、节律及强度;血压、脉压等。为避免患者躁动影响准确性,应先测呼吸、脉搏,最后测血压。

4.肢体活动

原发性脑损伤引起偏瘫等局灶性症状;伤后出现一侧肢体运动障碍且进行性加重,同时伴有意识障碍和瞳孔变化,多为小脑幕切迹疝压迫中脑的大脑脚,损害其中的锥体束纤维所致。

(三)治疗配合

1.防治颅内压增高的护理

(1)脱水治疗护理:遵医嘱应用高渗性脱水药和利尿药,减轻脑水肿,达到降低颅内压的目的。常用的高渗性脱水药是20%甘露醇,成人每次250mL,于15~30分钟内快速静脉滴注,每日2~4次;用药后10~20分钟颅内压开始下降,可维持4~6小时。同时使用利尿药如呋塞米(速尿)静脉注射,可重复使用。脱水药可使钠、钾等排出过多,引起电解质紊乱,脱水治疗期间记录24小时出入液量,遵医嘱合理输液。

(2)应用糖皮质激素的护理:可改善毛细血管通透性,防治脑水肿,降低颅内压。遵医嘱常用地塞米松5~10mg,每日2~3次,静脉注射。要注意防止应激性溃疡和感染等并发症的发生。

（3）亚体温冬眠疗法护理：通过冬眠药物，配合物理降温，使患者的体温维持于亚体温状态，可以降低脑耗氧量和脑组织代谢率，提高其对缺氧耐受力，减轻脑水肿，降低颅内压。遵医嘱给予冬眠药物，通过调节滴速来控制冬眠深度，待患者进入冬眠状态，方可开始物理降温。降温速度以每小时下降 1℃ 为宜，体温降至肛温 31～34℃ 较为理想。在冬眠降温期间不宜翻身或移动体位，以防发生直立性低血压。停止治疗时先停物理降温，再逐渐停用冬眠药物。

2.对症护理

①有抽搐发作者，应给予抗癫痫药物疗法。②对头痛患者，可遵医嘱应用镇痛药，但禁用吗啡和哌替啶。③患者躁动时，在排除颅内高压进展、气道梗阻、排便困难等前提下，可遵医嘱给予镇静药，切勿强制约束。

3.脑疝的急救与护理

保持呼吸道通畅并吸氧，快速静脉输入甘露醇、呋塞米等脱水药和利尿药，密切观察患者呼吸、心跳及瞳孔的变化。紧急做好手术前准备，发生呼吸骤停者立即进行气管插管及辅助呼吸。

4.脑室引流的护理

脑室引流术是经颅骨钻孔或椎孔穿刺侧脑室放置引流管，将脑脊液引流至体外从而降低颅内压的一种治疗和急救措施。其护理要点如下所述。

（1）妥善固定：患者手术返回病房后，应在严格无菌操作下连接引流瓶（袋）并妥善固定。引流管开口要高于侧脑室平面 10～15cm，以维持正常的颅内压。搬动患者时应将引流瓶暂时夹闭，防止脑脊液反流引起逆行感染。

（2）注意引流速度和量：正常人每日脑脊液分泌量为 400～500mL，故每日引流量以不超过 500mL 为宜。每日引流过多、过快可引起颅内压骤降，导致意外发生。可适当抬高或降低引流瓶（袋）的位置，以控制流量和速度。

（3）保持引流通畅：引流管不可受压、扭曲、成角及折叠；若怀疑引流管被血凝块或组织阻塞，可在严格消毒管口后，用无菌注射器轻轻向外抽吸，但不可向管内注入生理盐水冲洗，以免管内阻塞物被冲至脑室狭窄处引起脑脊液循环受阻。

（4）观察并记录脑脊液的颜色、量及性状：正常脑脊液无色透明。手术后 1～2 日可略呈血性，以后变淡并转为橙黄色。若脑脊液中有较多血液或血色逐渐加深，提示脑室内出血，要告知医生采取措施处理。感染后的脑脊液混浊，可有絮状物，同时患者有全身感染表现。引流时间一般不超过 5～7 日，否则有发生颅内感染可能。

（5）严格遵守无菌操作原则：每日更换引流瓶（袋），应先夹闭引流管以免脑脊液逆流入脑室内。注意保持引流装置的无菌状态。

（6）拔管：开颅手术后脑室引流管一般留置 3～4 日，待脑水肿逐渐消退，颅内压开始降低时，可考虑拔管。此前应试行抬高或夹闭引流管 24 小时，以了解脑脊液循环是否通畅，有无颅内压再次升高的表现。若患者出现头痛、呕吐等症状，要及时通知医生并降低引流瓶（袋）或开放夹闭的引流管。拔管后若伤口处有脑脊液流出，应告知医生处理。

（四）心理护理

及时发现患者的行为和心理异常，帮助其消除焦虑和恐惧，改善心理状态。帮助患者和家属消除因疾病带来的对生活的疑虑和不安,接受疾病带来的改变。

七、健康教育

(1)介绍疾病有关的知识和治疗方法,指导患者学习和掌握康复的知识和技能。

(2)防止剧烈咳嗽、便秘、提重物等使颅内压骤然增高的因素,以免发生脑疝。

(3)对有遗留神经系统功能障碍的患者,应遵循康复计划,循序渐进地进行多方面的训练,以最大程度恢复其生活自理能力。

第二节　颅脑损伤

颅脑损伤是一种常见损伤,其发生率占全身损伤的 15%~20%,仅次于四肢损伤,多见于交通、工矿作业等事故,其他为自然灾害、爆炸、火气伤、坠落、跌倒、各种锐器、钝器对头部的伤害。颅脑损伤由外向内可分为头皮损伤、颅骨骨折、脑损伤,三者可单独或者合并存在。

一、头皮损伤

(一)病因及发病机制

头皮血肿多由钝器伤所致,按血肿出现于头皮的层次分为皮下血肿、帽状腱膜下血肿和骨膜下血肿。皮下血肿常见于产伤或碰伤,血肿位于皮肤表层与帽状腱膜之间;帽状腱膜下血肿是由于头部受到斜向暴力,头皮发生剧烈滑动,撕裂该层间的血管所致;骨膜下血肿常由于颅骨骨折引起或产伤所致。

头皮裂伤是常见的开放性头皮损伤,多为锐器或钝器打击所致。

头皮撕脱伤是一种严重的头皮损伤,多因发辫受机械力牵拉,使大块头皮自帽状腱膜下层或连同骨膜一并撕脱。

(二)护理评估

1.头皮血肿

(1)皮下血肿:血肿位于皮下和帽状腱膜下,体积小、张力高、压痛明显,有时周围组织肿胀隆起,中央反而凹陷,稍软,易误认为是凹陷性颅骨骨折。

(2)帽状腱膜下血肿:位于帽状腱膜和骨膜中间,该处组织疏松,出血较易扩散,严重者血肿边界可与帽状腱膜附着缘一致,覆盖整个穹窿部,似戴一顶有波动的帽子;小儿及体弱者,可因此致休克或贫血。

(3)骨膜下血肿:血肿多局限于某一颅骨范围内,以骨缝为界,血肿张力较高。

2.头皮裂伤

头皮血管丰富,出血较多,可引起失血性休克。头皮裂伤较浅时,因断裂血管受头皮纤维隔的牵拉,断端不能收缩,出血量反较帽状腱膜全层裂伤者多。由于出血多,常引起患者紧张,使血压升高,加重出血。

3.头皮撕脱伤

大块头皮自帽状腱膜下层连同骨膜一起被撕脱所致。剧烈疼痛及大量出血可导致失血性或疼痛性休克,易致颈椎骨折和脱位。较少合并颅骨损伤及脑损伤。

(三)辅助检查

头颅 X 线片可了解有无合并存在的颅骨骨折。

(四)处理原则

较小的头皮血肿一般在 1～2 周内可自行吸收,无需特殊处理;若血肿较大,则应在严格皮肤准备和消毒下,分次穿刺抽吸后加压包扎。

头皮裂伤现场急救可局部压迫止血,争取 24 小时内清创缝合。常规应用抗生素和破伤风抗毒素。

头皮撕脱伤现场急救可加压包扎止血、防治休克;尽可能在伤后 6～8 小时内清创做头皮瓣复位再植或自体皮移植。对于骨膜已撕脱不能再植者,需清洁创面,在颅骨外板上多处钻孔,深达板障,等骨孔内肉芽组织生成后再行植皮。

(五)护理诊断及合作性问题

1.疼痛

与头皮血肿、头皮裂伤有关。

2.潜在并发症

感染、出血性休克。

(六)护理措施

(1)病情观察:密切观察患者的生命体征、瞳孔、意识状况,警惕合并颅骨损伤、脑损伤及颅内压增高。

(2)头皮血肿嘱患者勿用力揉搓,以免增加出血,早期冷敷以减少出血和疼痛,24～48 小时后改用热敷,以促进血肿吸收。

(3)遵医嘱应用抗生素预防感染、缓解疼痛。做好伤口护理,注意创面有无渗血,保持敷料干燥清洁,保持引流通畅。

(4)头皮撕脱伤在急救过程中应注意保护撕脱的头皮,避免污染,用无菌敷料或干净布包裹、隔水放置于有冰块的容器内,随伤员一同送往医院,争取清创后再植。对出现休克的患者,在送往医院途中应保持平卧。

二、颅骨骨折

颅骨骨折指颅骨受暴力作用所致颅骨结构的改变。其临床意义不在于骨折本身,而在于骨折所引起的脑膜、脑、血管和神经损伤,可合并脑脊液漏、颅内血肿及颅内感染等。颅骨骨折按骨折部位分为颅盖骨折和颅底骨折。按骨折形态分为线性骨折和凹陷性骨折。按骨折是否与外界相通分为开放性骨折和闭合性骨折。

(一)护理评估

1.健康史

询问患者受伤经过、受伤时间、致伤原因、致伤源的强度和部位大小、方向;伤后有无头皮血肿及伤口;有无意识障碍及口鼻流血等情况。

2.身体状况

(1)颅盖骨折

①线性骨折:最常见,局部压痛、肿胀。常伴发局部骨膜下血肿。

②凹陷性骨折:成人多为骨折片向颅腔内塌陷,婴幼儿可呈"乒乓球样凹陷",局部可扪及局限性陷区,可导致脑损伤。若骨折片损伤脑重要功能区浅面,可出现偏瘫、失语、癫痫等神经系统定位病征。若引起颅内血肿则出现颅内压增高症状。

(2)颅底骨折:多因强烈的间接暴力作用于颅底所致,常为线性骨折。颅底部的硬脑膜与颅骨贴附紧密,故颅底骨折时易撕裂硬脑膜,产生脑脊液外漏而成为开放性骨折。主要表现为皮肤和黏膜下淤血、瘀斑,脑脊液外漏,脑神经损伤。颅底骨折常因出现脑脊液漏而确诊。依骨折的部位不同可分为颅前窝、颅中窝和颅后窝骨折,临床表现各异。

3.心理-社会状况

了解患者及家属的心理反应,常见心理反应有焦虑、恐惧、担心损伤引起功能障碍影响日后生活等。了解患者及家属对伤后功能恢复的疑虑,家属对患者的支持能力和程度。

4.辅助检查

(1)X线检查:颅盖骨折主要靠颅骨X线片确诊。对于凹陷性骨折,X线片可显示骨折片陷入颅内的深度。

(2)CT检查:有助于了解骨折情况和有无合并脑损伤。

5.治疗要点与反应

(1)颅盖骨折

①单纯线性骨折:本身无需特殊处理,关键在于处理因骨折引起的脑损伤或颅内出血,尤其是硬脑膜外血肿。

②凹陷性骨折出现下列情况考虑手术治疗:a.大面积骨折片陷入颅腔,导致颅内压升高或合并脑损伤及脑疝可能;b.骨折片压迫脑重要部位引起神经功能障碍;c.非功能区部位的小面积凹陷骨折,无颅内压增高,但深度超过1cm者直径大于3cm者。

(2)颅底骨折:颅底骨折本身无需特殊处理,主要针对由骨折引起的伴发症和后遗症进行治疗。出现脑脊液漏时即属开放性损伤,应使用TAT及抗生素预防感染,大部分脑脊液在伤后2周内自愈。脑脊液漏若4周以上仍未停止,可行手术修补硬脑膜。若骨折片压迫视神经,应尽早手术减压。

(二)护理诊断及合作性问题

(1)有感染的危险:与脑脊液外漏有关。

(2)潜在并发症:颅内出血、颅内压增高、颅内低压综合征。

(三)护理目标

避免颅内感染,促进漏口早日愈合。

通过监测和护理,减少或避免潜在并发症,一旦发生应得到及时控制。

(四)护理措施

1.病情观察

观察患者的意识、瞳孔、生命体征,颅内压增高、降低的症状和肢体活动及颅内感染等情况。注意观察脑脊液的量,可在前鼻庭或外耳道口松松地放置干棉球,随湿随换,记录 24 小时浸湿的棉球数,以估计脑脊液外漏量。

2.脑脊液漏的护理

护理的重点是预防因脑脊液逆流导致的颅内感染。

(1)体位:嘱患者采取半坐位,头偏向患侧,维持特定体位至停止漏液后 3～5 天,借重力作用使脑组织移至颅底硬脑膜裂缝处,以促使局部粘连而封闭漏口。

(2)保持局部清洁:每日清洁、消毒耳道、鼻腔或口腔 2 次,注意棉球不可过湿,以免液体逆流入颅。劝告患者勿挖鼻、抠耳。注意不可堵塞鼻腔。

(3)避免颅内压骤升:嘱患者勿用力屏气排便、咳嗽、擤鼻涕或打喷嚏等,以免颅内压骤然升降导致气颅或脑脊液逆流。

(4)对于脑脊液鼻漏者,不可经鼻腔进行护理操作:严禁从鼻腔吸痰或放置鼻胃管,禁止耳、鼻滴药、冲洗和堵塞,禁忌做腰穿。

(5)遵医嘱应用抗生素及 TAT 或破伤风类毒素。

(五)护理评价

(1)患者是否出现颅内感染,脑脊液漏口有无愈合。

(2)患者是否出现并发症,若出现是否得到及时发现和处理。

(六)健康教育

(1)告知门诊患者和家属若出现剧烈头痛、频繁呕吐、发热、意识模糊应及时到医院就诊。

(2)颅底骨折患者避免颅内压骤然升降的因素。

(3)颅骨骨折达到骨性愈合需要一定时间。线性骨折,一般成人需 2～5 年,小儿需 1 年。

(4)若有颅骨缺损,注意避免碰撞局部,可在伤后半年左右作颅骨成形术。

三、脑损伤

脑损伤是指脑膜、脑组织、脑血管及脑神经在受到外力作用后发生的损伤。根据伤后脑组织与外界是否相通,将脑损伤分为开放性和闭合性两类。前者多由锐器和火器直接造成,伴有头皮损伤、颅骨骨折和硬脑膜破裂,有脑脊液漏;后者多由间接暴力或头部接触钝性物体所致,脑膜完整,无脑脊液外漏。根据脑损伤机制及病理改变,分为原发性和继发性两类。前者指暴力作用后立即发生的脑损伤,如脑震荡、脑挫裂伤;后者是指受伤一定时间后出现的脑损害,包括脑水肿和颅内血肿等。

(一)护理评估

1.健康史

详细了解患者的受伤经过,如暴力的性质、大小、方向及速度;了解其身体状况,有无意识障碍及程度和持续时间,有无头痛、恶心、呕吐、抽搐、大小便失禁和肢体瘫痪等。了解现场急救情况,既往健康状况。

2.身体状况

(1)脑震荡:为一过性脑功能障碍,伤后立即出现短暂的意识障碍,一般不超过 30 分钟。

同时伴有面色苍白、出冷汗、血压下降、脉搏缓慢、呼吸浅慢、肌张力降低、各种生理反射迟钝。清醒后,大多不能回忆受伤当时和伤前近期的情况,称逆行性遗忘。常伴有头痛、头晕、恶心、呕吐等症状。神经系统检查无阳性体征,脑脊液化验无异常,头部 CT 无阳性发现。

(2)脑挫裂伤:为脑实质的损伤,包括脑挫伤、脑裂伤,两者常并存。因受伤部位不同临床表现差异较大。

①意识障碍:为最突出的临床表现,伤后立即出现,其程度和持续时间与脑挫裂伤的程度、范围有关,多数在 30 分钟以上。严重者可长期昏迷。

②局灶症状和体征:受伤时立即出现与受伤部位相应的神经功能障碍和体征,如语言中枢受损出现失语,运动中枢受损出现对侧肢体瘫痪等。

③生命体征改变:由于脑水肿和颅内压增高,早期可出现血压增高、脉搏徐缓、呼吸深慢,严重者可致呼吸、循环功能衰竭。

④头痛、呕吐:颅内压增高或蛛网膜下隙出血时,患者可出现剧烈头痛、呕吐等症状。若患者出现颈项强直、病理反射阳性,脑脊液检查有红细胞,提示有脑膜刺激征发生。

(3)颅内血肿:是颅脑损伤中最常见、最危险的继发性病变。如不及时处理,其引起的颅内压增高及脑疝往往可危及患者的生命。根据血肿的来源和部位分为硬脑膜外血肿、硬脑膜下血肿和脑内血肿。根据血肿引起颅内压增高及出现症状的时间分为急性型(3 日内)、亚急性型(3 日至 3 周)、慢性型(3 周以上)。

①硬脑膜外血肿:约占外伤性颅内血肿的 30%,大多属于急性型。出血积聚于颅骨与硬脑膜之间,与颅骨损伤致脑膜中动脉及分支破裂出血有密切关系。其典型临床表现是在原发性意识障碍后有一段中间清醒期,然后再度意识障碍,并逐渐加重。如原发性脑损伤较重或血肿形成较迅速,也可能不出现中间清醒期而表现为伤后持续昏迷并进行性加重,少数患者也可无原发性昏迷,而在血肿形成后出现昏迷。病变发展可有颅内压增高及血肿压迫所致的神经局灶症状和体征,甚至有脑疝表现。

②硬脑膜下血肿:约占外伤性颅内血肿的 40%,多属于急性型或亚急性型。出血积聚在硬脑膜下腔,多因对冲性脑挫裂伤导致脑皮质血管破裂所致。因多数与脑挫裂伤和脑水肿同时存在,故伤后持续性昏迷且进行性加重。较早出现颅内压增高和脑疝症状。

③脑内血肿:比较少见,发生在脑实质内,常与硬脑膜下血肿共存。临床表现与脑挫裂伤和急性硬脑膜下血肿类似,以进行性加重的意识障碍为主要表现,若血肿累及重要脑功能区,可出现偏瘫、失语、癫痫等症状。

3.心理-社会状况

因脑损伤多有不同程度的意识障碍和肢体功能障碍,故患者清醒后对脑损伤及其功能的恢复有较重的心理负担,常表现为焦虑、悲观、恐惧等;患者意识和智力的障碍也可使家属产生不良的心理反应;此外,家庭对患者的支持程度和经济能力也影响着患者的心理状态。

4.辅助检查

X 线平片、CT、MRI 能清楚显示颅脑骨折、脑挫裂伤、颅内血肿的部位、范围和程度。

5.处理原则

脑震荡无需特殊治疗,一般卧床休息 1~2 周,适当予以镇静、镇痛等对症处理,预后良好。

脑挫裂伤的处理原则:卧床休息,保持呼吸道通畅,给予营养支持及维持水、电解质和酸碱平衡;防治脑水肿,对症处理等;重度脑挫裂伤在颅内压增高明显时应做脑减压术或局部病灶清除术。颅内血肿确诊后可采取钻孔置管引流术或开颅清除血肿。

(二)护理问题

1.急性意识障碍

与脑损伤、颅内压增高有关。

2.清理呼吸道无效

与意识障碍,不能有效排痰有关。

3.营养失调:低于机体需要量

与伤后进食障碍及高代谢状态有关。

4.潜在并发症

颅内压增高、脑疝、感染、外伤性癫痫、压疮及肌肉萎缩等。

(三)护理措施

1.急救护理

(1)妥善处理伤口:开放性颅脑损伤应剪短伤口周围头发,伤口局部不清洗、不用药,用无菌纱布保护外露的脑组织以避免受压。应遵医嘱尽早应用抗生素和破伤风抗毒素。

(2)防治休克:有休克征象者应积极补充血容量并查明有无其他部位的损伤和出血,如多发性骨折、内脏破裂等,及时做好手术前准备。

(3)做好护理记录:记录受伤经过、异常表现及处理经过;生命体征、意识、瞳孔及肢体活动等。

2.一般护理

(1)体位:抬高床头 15°~30°,以利于脑静脉回流,减轻脑水肿。昏迷患者应采取侧卧位或侧俯卧位,以利于口腔内分泌物的排出和防止呕吐物、分泌物误吸。

(2)保持呼吸道通畅:颅脑损伤患者有意识障碍,丧失了正常咳嗽反射和吞咽功能,呼吸道分泌物不能有效排出可引起严重的呼吸道梗阻。因此,必须及时有效地清除口咽部的血块、呕吐物和分泌物;患者取侧卧位,定时吸痰,痰液黏稠时要给予雾化吸入以稀释痰液;必要时置口咽通气管,或行气管切开术和人工辅助呼吸。

(3)营养支持:无法进食的患者应及早采用胃肠外营养,从静脉补充葡萄糖、氨基酸、脂肪乳剂、维生素等。待肠蠕动恢复后,可采用鼻胃管补充营养。要定期评估患者的营养状况,如体重、氮平衡、血浆蛋白、血糖和电解质,以及时调整营养供给量和配方。

(4)做好基础护理:加强皮肤护理,定时翻身,预防压疮;保持四肢关节功能位,每日做四肢活动及肌肉按摩;留置导尿时,要定时消毒尿道口;防止便秘可给予缓泻剂,禁忌高压灌肠,以免诱发颅内压增高。

3.病情观察

观察患者意识、生命体征、瞳孔和肢体活动的变化。病情观察是颅脑损伤患者护理的重要内容,目的是观察病情变化及治疗效果,及时发现和处理继发性病变。

4.治疗配合

(1)遵医嘱应用脱水药、糖皮质激素、亚低温冬眠疗法等措施降低颅内压。

(2)应用抗生素防治颅内感染。

(3)对癫痫患者应掌握其发作先兆,做好预防措施,如采用护栏、床头放枕头、遵医嘱按时给予抗癫痫药物以预防发生;发作时应专人护理,用牙垫防止舌咬伤,及时吸出气管内分泌物,保持呼吸道通畅。

(4)昏迷者按昏迷常规护理,眼睑不能闭合者涂眼膏,预防角膜炎或角膜溃疡。

(5)高热患者,注意降温,常用方法有物理降温,如头部冰帽、大血管处置冰袋等;如物理降温无效,可遵医嘱给予亚低温冬眠疗法。

(6)做好手术患者术前常规准备,术后脑室引流者,注意妥善固定、无菌操作、保持通畅,定时观察记录。

5.心理护理

对于在疾病恢复过程中产生的症状,给予适当的解释和安慰;鼓励患者树立战胜疾病的信心和勇气。

(四)健康教育

脑损伤后遗留的语言、智力或运动功能障碍,通过康复训练在伤后 1～2 年内有部分恢复的可能。协助制订康复计划,鼓励患者尽早开始康复训练,如语言、运动等方面的功能锻炼;耐心指导,以改善生活自理的能力和社会适应能力。

第三节　颅内肿瘤

颅内肿瘤可分为原发性和继发性两大类。原发性颅内肿瘤有起源于颅内各组织(如脑组织、脑膜、脑神经、垂体、脑血管及残余胚胎组织等部位)的肿瘤。继发性颅内肿瘤是身体其他部位的恶性肿瘤转转移性病变。任何年龄都可发生颅内肿瘤,多见于 20～50 岁的人群,40 岁左右成年人是发病高峰。大脑半球多见,其次为鞍区、小脑脑桥角、小脑、脑室及脑干。

一、病因及分类

目前关于颅内肿瘤的病因尚不明确,可能与遗传、理化、生物等因素有关。常见的颅内肿瘤分为以下六种。

1.神经胶质瘤

来源于神经上皮,多为恶性,占颅内肿瘤的 40%～50%。

(1)多形性胶质母细胞瘤:恶性程度最高,病情发展快,对放化疗不敏感。

(2)髓母细胞瘤:高度恶性,好发于 2～10 岁儿童,位于后颅窝中线,常占据第四脑室、阻塞水管导致脑积水,对放疗敏感。

(3)少突胶质细胞瘤:生长缓慢,分界清晰,可进行手术切除,但术后易复发,需要放化疗。

（4）室管膜瘤：约占 12％，术后需放化疗。

（5）心形细胞瘤：是胶质瘤中最常见的一类，约占 40％，恶性程度较低，生长缓慢，呈实质性者与周围组织分界不清，常不能彻底切除，术后易复发，囊性者分界清楚，若切除彻底可根治。

2.脑膜瘤

约占颅内肿瘤的 20％，良性居多，生长缓慢，多位于大脑半球矢状窦旁，邻近的颅骨有增生或被侵蚀的迹象。早期发现，彻底切除可预防复发。

3.垂体腺瘤

起源于垂体，良性肿瘤。

（1）催乳素腺瘤（PRL 瘤）：表现为女性闭经、泌乳、不孕；男性性功能下降、毛发稀少等。

（2）生长激素瘤（GH 瘤）：在青春期患者表现为巨人症，成年后发病表现为肢端肥大症。

（3）促肾上腺皮质激素腺瘤（ACTH 瘤）：表现为库欣综合征，如满月脸、水牛背、皮下紫斑等。

4.听神经瘤

约占颅内肿瘤的 10％，良性。发生于第 Ⅷ 神经前庭支，位于小脑脑桥角内。患者可出现患侧神经性耳聋、耳鸣、前庭功能障碍、三叉神经及面神经受累和小脑症状。

5.颅咽管瘤

属于先天性颅咽管瘤内良性肿瘤，大多为囊性。多位于鞍上区，约占颅内肿瘤的 5％，多见于儿童及青少年，男性多于女性。表现为视力障碍、视野缺损、尿崩症、肥胖、发育迟缓等。

6.转移性肿瘤

肿瘤多来自肺、乳腺、消化道等部位的恶性肿瘤。部分以脑部症状先出现，原发病灶症状发现较晚。

二、临床表现

1.颅内压增高

90％以上的患者可出现颅内压增高的症状和体征。通常为慢性、进行性加重出现头痛、呕吐、神经乳头水肿，视力减退、复视、头晕、意识障碍等。严重者可导致脑疝。

2.局灶症状和体征

不同部位的肿瘤对脑组织的压迫、刺激和破坏不同。压迫和破坏症状有偏瘫、失语、感觉障碍及脑神经功能障碍、小脑症状等，刺激症状有癫痫、肌肉抽搐、疼痛等。脑组织最先受损的地方对应出现首发症状和体征，有定位诊断意义。

3.内分泌功能紊乱

垂体瘤早期出现内分泌功能紊乱现象，如女性闭经、泌乳、不孕，男性性功能障碍，巨人症、肢端肥大症、库欣综合征等。

三、辅助检查

1.X 线

脑室脑池造影、头颅平片、脑血管造影等,可发生骨质变化、异物存在。

2.CT、MRI

颅内肿瘤诊断的主要依据,可判断肿瘤大小及脑室受压情况。

3.脑电图及脑电地形图

对大脑半球凸面肿瘤及病灶有较高定位价值。

4.内分泌激素检测

如垂体瘤导致机体内分泌紊乱。

5.其他

颅脑超声、脑脊液等。

四、治疗要点

1.降低颅内压

通过降低颅内压可缓解症状,争取治疗时间。常用方法有脱水治疗、激素治疗、冬眠低温疗法及脑脊液外引流等。

2.手术切除

治疗颅内肿瘤最直接、最有效的方法。包括肿瘤切除、内减压或外减压术、脑脊液分流术、伽马刀治疗、显微镜手术等。

3.放疗

对于位于重要功能区或位置较深不适宜手术的肿瘤、患者全身情况较差不耐受手术、肿瘤对放疗敏感可采用放疗;分为内照射和外照射。

4.化疗

正逐渐成为重要的中和治疗手法之一。选择易通过血脑屏障、无中枢神经毒性的药物。化疗过程中注意防止颅内压增高、肿瘤坏死出血和骨髓抑制等副作用的发生。

5.其他治疗

如免疫疗法、中医治疗、基因技术等。

五、护理措施

颅内肿瘤患者的护理与颅脑损伤、颅内压增高的护理措施基本相同,包括生活护理、心理护理、预防颅内压增高的护理、伤口及脑室引流的护理等。

第四节　甲状腺功能亢进

一、甲状腺解剖生理概要

(一)甲状腺解剖

甲状腺解剖示意图见图 2-1。

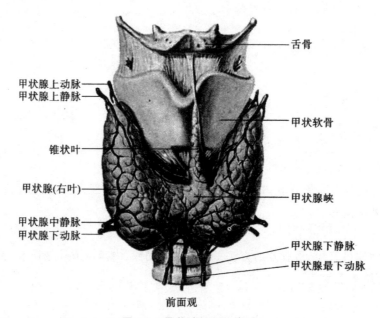

图 2-1　甲状腺解剖示意图

(二)甲状腺生理

甲状腺有合成、储存和分泌甲状腺素的功能。甲状腺素对能量代谢和物质代谢都有显著的影响,不但可以加速一切细胞的氧化率、全面增强人体的代谢,且同时促进蛋白质、碳水化合物和脂肪的分解,并且严重影响体内水的代谢。

二、分类

按引起甲状腺功能亢进(甲亢)的原因,可分为以下三类。

(一)原发性甲亢

最常见,患者在甲状腺肿大同时出现功能亢进症状。以 20～40 岁之间多见。腺体多呈弥散性肿大,两侧对称,常伴有眼球突出,故又称"突眼性甲状腺肿"。可伴胫前黏液性水肿。

(二)继发性甲亢

较少见,如继发于结节性甲状腺肿的甲亢,患者先有结节性甲状腺肿多年,以后逐渐出现功能亢进症状。年龄多在 40 岁以上。腺体呈结节状肿大,两侧不对称,无眼球突出,容易发生心肌损害。

（三）高功能腺瘤

少见,甲状腺内有单个的自主性高功能结节,结节周围的甲状腺组织呈萎缩改变。患者无眼球突出。放射性碘扫描显示结节的聚碘量增加,呈现"热结节"。

三、病因与病理

目前认为原发性甲亢是一种自身免疫性疾病。除了自身免疫以外,精神因素、遗传、交感神经刺激等均与本病的发生有关。继发性甲亢和高功能腺瘤的发病原因未完全明确,患者血中长效甲状腺刺激激素等的浓度不高,可能与结节本身自主性分泌紊乱有关。

四、临床表现

甲亢是全身性疾病,各个系统均可有异常。典型表现有甲状腺激素分泌过多综合征、甲状腺肿大及眼征三大主要表现。

（一）甲状腺激素分泌过多综合征

由于甲状腺激素分泌增多和交感神经兴奋,患者可出现高代谢综合征和各系统功能受累,表现为性情急躁、易激动、失眠、双手细微颤动、怕热多汗、皮肤潮湿;食欲亢进却体重减轻、肠蠕动亢进和腹泻;月经失调和阳痿;心悸、脉快有力(脉率常在 100 次/分以上,休息与睡眠时仍快)、脉压增大。其中脉率增快及脉压增大常作为判断病情程度和治疗效果的重要指标。如果合并甲状腺功能亢进性心脏病时,出现心律失常、心脏增大和心力衰竭。

（二）甲状腺肿大

呈弥散性、对称性,质地不等,无压痛,多无局部压迫症状。甲状腺触诊可有震颤,听诊时闻及血管杂音。

（三）眼征

原发性甲亢患者常伴有不同程度的突眼。典型者双侧眼球突出、眼裂增宽。严重者,上、下眼睑难以闭合,甚至不能盖住角膜。除此之外尚有瞬目减少;眼向下看时上眼睑不随眼球下闭;上视时无额纹出现;两眼内聚能力差;甚至伴眼睑肿胀、结膜充血水肿等表现。

五、辅助检查

（一）基础代谢率测定

用基础代谢率测定器测定,较为可靠。临床上常根据脉压和脉率计算,较简便,计算公式为:基础代谢率％＝(脉率＋脉压)－111。正常值为±10％,＋20％～＋30％为轻度甲亢,＋30％～＋60％为中度甲亢,＋60％以上为重度甲亢。为减少误差,测定时应在清晨、空腹和静卧时测定。

（二）甲状腺摄[131]I率测定

正常甲状腺 24 小时内摄取的[131]I 为人体总量的 30％～40％,如摄碘率增高,2 小时大于25％或 24 小时大于 50％,且摄碘高峰提前出现,均可诊断为甲亢。

(三)血清中 T_3、T_4 的测定

有确诊价值。甲亢时 T_3 高于正常的 4 倍，T_4 仅为正常的 2.5 倍。T_3 测定对甲亢的诊断具有较高的敏感性。

六、治疗要点

1.甲亢治疗的基本方法

①以内科治疗为主；②手术治疗。

2.手术指征

①继发性甲亢或高功能腺瘤；②中度以上的原发性甲亢；③腺体较大，有压迫症状，或胸骨后甲状腺肿等类型的甲亢；④内科治疗无效、复发或不能坚持长期服药；⑤妊娠早、中期的甲亢患者有上述指征者。

3.手术禁忌证

①症状轻者；②青少年患者；③老年人或不能耐受手术者。

七、护理措施

(一)一般护理

(1)给予高热量、高蛋白、高维生素饮食，限制含纤维素高的食物，应食用无碘盐，避免进食含碘丰富的食物，如海带、紫菜等。禁用对中枢神经有兴奋作用的浓茶、咖啡等刺激性饮料，戒烟、酒，注意补充水分。

(2)室温保持在 20℃左右，避免强光和噪声刺激。

(3)避免提供刺激、兴奋的消息，以减少患者激动、易怒的精神症状。

(4)让患者及家属了解其情绪、性格改变是暂时的，可因治疗而改善。

(5)活动以不感到疲劳为度，以免病情加重。有心力衰竭或严重感染者应严格卧床休息。

(二)症状护理

有突眼者，须经常点眼药，外出戴茶色眼镜，以避免强光与灰尘的刺激，睡前涂眼药膏，戴眼罩，并抬高头部，低盐饮食，以减轻眼球后软组织水肿。

(三)药物护理

抗甲状腺药物的常见不良反应：①粒细胞减少，严重者可致粒细胞缺乏症，主要发生在治疗后 2～3 个月，需要定期复查血常规，当白细胞低于 $3×10^9/L$ 或中性粒细胞低于 $1.5×10^9/L$ 时应停药；②皮疹；③中毒性肝病，用药前、后要检查肝功能。

(四)甲状腺术前、术后护理

1.完善术前检查

①颈部透视或摄片，了解气管有无受压或移位；②检查心脏有无扩大、杂音或心律失常等，并做心电图检查；③喉镜检查，确定声带功能；④测定基础代谢率，了解甲亢程度，选择手术时机；⑤检查神经肌肉的应激反应是否增高，测定血钙、血磷含量，了解甲状旁腺功能状态。

2.术前药物准备

术前通过药物降低基础代谢率是甲亢患者手术准备的重要环节。有以下几种方法。

(1)单服碘剂:常用碘剂为复方碘化钾溶液,每日 3 次口服,第 1 日每次 3 滴,第 2 日每次 4 滴,依此逐日每次增加 1 滴至每次 16 滴为止,然后维持此剂量。碘剂具有刺激性,可在饭后经凉开水稀释服用,或把碘剂滴在饼干、面包片上吞服,以减少对口腔和胃黏膜的刺激。服用碘剂 2～3 周后患者情绪稳定,睡眠良好,体重增加,脉率每分钟 90 次以下,脉压恢复正常,BMR 在＋20％以下,便可进行手术。需要注意的是由于碘剂不能抑制 T_4 的合成,一旦停服,储存于甲状腺滤泡内的甲状腺球蛋白大量分解,将使甲亢症状重新出现甚至加重,因此,碘剂应仅在手术前和甲状腺危象时使用,凡不准备手术的患者不宜服用。

(2)硫脲类药物加用碘剂:先用硫脲类药物,待甲亢症状得到基本控制后停药,改服 2 周碘剂,再行手术。由于硫脲类药物能使甲状腺肿大充血,手术时极易发生出血,增加手术困难和危险,因此服用硫脲类药物后必须加用碘剂。

(3)普萘洛尔单用或合用碘剂:对于不能耐受碘剂或合并应用硫脲类药物,或对此两类药物无反应的患者,主张与碘剂合用或单用普萘洛尔作术前准备。由于普萘洛尔在体内的有效半衰期不到 8 小时,故最后一次服用须在术前 1～2 小时,术后继续口服 4～7 日。另外,术前不用阿托品,以免引起心动过速。

3.术后护理

(1)体位和引流:患者血压平稳或全麻后取半坐卧位,以利呼吸和引流切口内积血。手术野常规放置橡皮片或引流管引流 24～48 小时,引流积血可预防术后气管受压。

(2)活动:变换体位时用手置于颈后以支撑头部,避免颈部弯曲、过伸或快速的头部运动。

(3)饮食:先给予患者少量温水或凉水,若无呛咳、误咽等不适,可给予微温流质饮食,饮食过热可使手术部位血管扩张,加重渗血。以后逐步过渡到半流质饮食和软食。

(4)药物:患者术后继续服用复方碘化钾溶液,逐日减少,直至病情平稳。

(五)主要并发症的预防与护理

1.术后呼吸困难和窒息

最常见原因为切口内出血压迫气管,其次是喉头水肿、气管塌陷、双侧喉返神经损伤。多发生于术后 48 小时内,是最危急的并发症。表现为进行性呼吸困难、发绀,甚至窒息,可有切口渗血。术后床旁应常规放置气管切开包。如发现患者呼吸困难、切口局部张力较大时须立即进行床旁抢救,及时剪开缝线,迅速除去血肿。对喉头水肿者立即用大剂量激素,呼吸困难无好转时行环甲膜穿刺或气管切开。

2.喉上神经、喉返神经损伤

(1)喉返神经损伤:一侧喉返神经损伤,大多引起声音嘶哑;双侧喉返神经损伤,可出现失声或呼吸困难,甚至窒息,需立即行气管切开。

(2)喉上神经损伤:外支损伤(运动神经),引起环甲肌瘫痪,声带松弛、音调低钝。内支损伤(感觉神经),可使喉部黏膜感觉丧失,在进食特别是饮水时容易发生误咽、呛咳。

锉夹、牵拉、血肿压迫而致损伤者多为暂时性,经理疗等处理后,一般在 3～6 个月内可逐渐恢复。

3.手足抽搐

手术时甲状旁腺被误伤,患者血钙浓度下降,神经肌肉的应激性提高。多在术后1~3天出现。抽搐发作时,立即静脉注射10%葡萄糖酸钙或氯化钙10~20mL。发生手足抽搐后,应适当限制患者肉类、乳品和蛋类等食品的摄入。

4.甲状腺危象

诱因可能为应激、感染、治疗反应、手术准备不充分等。临床表现为体温≥39℃、心率≥140次/分、恶心、厌食、呕吐、腹泻、大汗、休克、神情焦虑、烦躁、嗜睡或谵妄、昏迷,可合并心力衰竭、肺水肿。

治疗:①抑制甲状腺素(TH)合成:首选口服PTU。②抑制TH释放:给予复方碘溶液。③静脉滴注氢化可的松或地塞米松:可加强应激反应能力。④血液透析:可以降低血浆TH浓度。⑤对症治疗:吸氧;物理降温,补足液体;抗感染;烦躁时加用镇静药或使用异丙嗪进行人工冬眠。禁用阿司匹林。

预防:预防甲状腺危象最关键的是充分的术前准备,术后继续服用碘剂,逐渐减量。

八、健康教育

(1)服用抗甲状腺药物的开始3个月,每周查血常规1次,每隔1~2个月做甲状腺功能测定,定期测量体重。脉搏减慢、体重增加是治疗有效的标志。若出现高热、恶心、呕吐、腹泻、突眼加重等,应警惕甲状腺危象的可能,及时就诊。

(2)对妊娠期甲亢患者,药物首选PTU,禁用放射碘治疗,慎用普萘洛尔,产后如需继续服药,则不宜哺乳。

第五节 甲状腺肿瘤

一、甲状腺腺瘤

甲状腺腺瘤是最常见的甲状腺良性肿瘤,腺瘤周围有完整的包膜。按形态学可分为:滤泡状腺瘤和乳头状囊性腺瘤,临床以前者多见。

(一)临床表现

本病以40岁以下女性多见,且多数患者无不适症状,常在无意间或体检时发现颈部有圆形或椭圆形结节,多为单发。结节表面光滑,边界清楚,包膜完整,无压痛,随吞咽上下移动。腺瘤一般生长缓慢,但乳头状囊性腺瘤因囊壁血管破裂所致囊内出血时,瘤体在短期内可迅速增大并伴局部胀痛。

(二)治疗要点

因甲状腺腺瘤可诱发甲亢(发生率约20%)和恶变(发生率约10%),原则上应切除。一般行患侧甲状腺大部切除(包含腺瘤在内);如腺瘤较小,可行单纯腺瘤切除,但应做楔形切除,即腺瘤周围应裹有少量正常甲状腺组织。切除标本须即刻行冷冻切片检查,以明确肿块性质,若为恶性病变需按甲状腺癌治疗。

二、甲状腺癌

甲状腺癌是头颈部较常见的恶性肿瘤,约占全身恶性肿瘤的 1%,女性发病率高于男性。除髓样癌外,多数甲状腺癌起源于滤泡上皮细胞。

(一)分类

按肿瘤的病理类型可分为以下四种。

1.乳头状癌

约占成人甲状腺的 70%,而儿童甲状腺癌都是乳头状癌。多见于中青年女性,低度恶性,生长较缓慢,较早可出现颈淋巴结转移,但预后较好。

2.滤泡状癌

约占甲状腺癌的 15%。多见于 50 岁左右的女性,肿瘤生长较迅速,属中度恶性;可经血液转移至肺、肝、骨和中枢神经系统,预后较乳头状癌差。

3.未分化癌

占甲状腺癌的 5%~10%,多见于老年人。发展迅速,高度恶性,其中约 50% 早期即有颈淋巴结转移。肿瘤除侵犯气管、喉返神经或食管外,还常经血液转移至肺和骨,预后很差。

4.髓样癌

约占甲状腺癌的 7%,常伴家族史。来源于滤泡旁细胞(C 细胞),可分泌降钙素,瘤内有淀粉样物沉积;较早出现淋巴结转移,且可经血行转移至肺和骨,恶性程度中等。预后比乳头状癌和滤泡状癌差,但略好于未分化癌。

(二)临床表现

发病初期多无明显症状,仅在颈部出现单个、质地硬而固定、表面高低不平,随吞咽上下移动的肿块。未分化癌肿块可在短期内迅速增大,并侵犯周围组织;因髓样癌组织可产生激素样活性物质,患者可出现腹泻、心悸、脸面潮红和血清钙降低等症状,并伴其他内分泌腺体的增生。晚期癌肿除伴颈淋巴结肿大外,常因喉返神经、气管或食管受压而出现声音嘶哑、呼吸困难或吞咽困难等;若颈交感神经节受压可引起 Homner 综合征;若颈丛浅支受累可出现耳、枕和肩等处疼痛。甲状腺癌远处转移多见于扁骨(颅骨、椎骨、胸骨、盆骨等)和肺。

(三)辅助检查

1.实验室检查

除血生化和尿常规检查外,测定甲状腺功能和血清降钙素有助于髓样癌的诊断。

2.影像学检查

(1)B 超检查:可测定甲状腺大小,探测结节的位置、大小、数目及与邻近组织的关系。结节若为实质性且呈不规则反射,则恶性可能大。

(2)X 线检查:颈部 X 线摄片可了解有无气管移位、狭窄、肿块钙化及上纵隔增宽。胸部及骨骼摄片有助于排除肺和骨转移的诊断。

3.细针穿刺细胞学检查

明确甲状腺结节性质的有效方法,该诊断的正确率可达 80% 以上。

4.放射性核素扫描

甲状腺癌的放射性^{131}I 或^{99m}Tc 扫描多提示为冷结节且边缘较模糊。

(四)治疗要点

手术切除是除未分化癌以外各型甲状腺癌的基本治疗方式,并辅助应用核素、甲状腺激素和放射外照射等治疗。手术治疗包括甲状腺本身的手术,以及颈淋巴结清扫术。甲状腺癌行次全切或全切除者应终身服用甲状腺素片,以预防甲状腺功能减退和抑制 TSH,应注意药物不良反应。未分化型甲状腺癌恶性程度高,发展迅速,常在发病 2~3 个月后即出现局部压迫或远处转移症状,故对该类患者通常以外放射治疗为主,不宜手术,以免增加手术并发症和促进癌肿转移。

三、护理措施

甲状腺肿瘤患者的护理与甲亢患者的护理措施基本相同,如无甲亢,则不需术前应用碘剂等药物准备。甲状腺癌全切后需终身依赖外源性甲状腺激素。注意加强肿瘤患者心理护理;颈淋巴清扫术后,注意颈部及肩关节的功能训练,教会患者颈部检查方法,并定期复查。

四、健康教育

1.心理调适

甲状腺癌患者术后存有不同程度的心理问题,故应指导患者调整心态,正确面对现实,积极配合治疗。

2.功能锻炼

为促进颈部功能恢复,术后患者在切口愈合后可逐渐进行颈部活动,直至出院后 3 个月。颈淋巴结清扫者,因斜方肌不同程度受损,功能锻炼尤为重要,故在切口愈合后即应开始肩关节和颈部的功能锻炼,并随时保持患侧上肢高于健侧的体位,以防肩下垂。

3.治疗

甲状腺全切除者应遵医嘱坚持服用甲状腺素制剂,以预防肿瘤复发;术后需加行放射治疗者应遵医嘱按时治疗。

4.随访

教会患者颈部自行体检的方法;患者出院后须定期随访,复诊颈部、肺部和甲状腺功能等。若发现结节、肿块或异常应及时就诊。

第六节 急性乳腺炎

乳腺的炎症性疾病较为多见,可分为特殊性炎症和非特殊性炎症两类,后者多由化脓性球菌感染所致,有典型的炎症症状和体征,如发热,局部红、肿、热、痛等。

一、诊断步骤

(一)病史采集要点

(1)乳腺疼痛和包块发生的部位、性质。

(2)疼痛性乳腺肿物发生前有无乳腺肿物,是否有乳头皲裂及乳汁淤积史。

(3)乳腺疼痛和包块发生的时间,是否与哺乳有关,是否随病程的演进而变化。

(4)乳腺疼痛和包块的出现是否为全身的感染症状和炎症的临床表现。

(二)体格检查要点

1.一般情况

发育、营养、体重、精神、血压和脉搏。

2.局部检查

特别仔细地进行局部检查,应注意以下内容。

(1)是否有乳腺肿大、乳腺肿块,肿块的大小、形状、质地、张力。

(2)乳腺是否有局限于一侧或某一象限的肿块,局部皮肤潮红,是否伴有皮温增高,以及是否有压痛和波动感等。脓肿在深部时,波动不明显。

3.全身检查

可见高热、寒战,患侧腋下淋巴结肿大,淋巴结光滑、无粘连固定。

(三)实验室检查

血常规检查是必要的,初起白细胞计数一般正常,脓肿形成后白细胞总数通常升高、中性粒细胞计数增加。

(四)进一步检查项目

1.超声检查

是乳腺疾病时重要的辅助检查方法,超声检查可以发现炎症区乳腺组织增厚,内部回声较正常低,分布欠均匀。当有脓肿形成时,可见数目不一、大小形态不同的无回声区,边缘欠清晰。如脓液较稠厚时,则可见分布不均的低回声区,较大脓肿的深部回声较浅部稍高而密,两者之间可见液平面,内部有不均匀的光点或光团。

B超检查的意义还有:①是否有乳腺肿物;②乳腺肿物是实质性、囊性还是混合性;③乳腺肿物的血液供应情况;④乳腺肿物是单发性还是多发性;⑤乳腺的炎症性肿物是否伴有其他的乳腺疾病,如乳腺纤维囊性病、乳腺纤维腺瘤、乳腺癌等。

2.乳腺钼靶 X 线摄片

乳腺组织由于炎性水肿,X 线上表现为边界模糊的片状密度增高阴影,乳腺小梁结构模糊不清,皮肤增厚,皮下脂肪组织模糊,血管影增多、增粗。

3.局部诊断性穿刺急性乳腺炎的脓肿形成后,尤其是深部脓肿,可行穿刺抽脓,有助于确诊和判断脓肿的位置。

二、诊断对策

(一)诊断要点

1.病史

急性乳腺炎大多发生在哺乳期,有乳腺疼痛。

2.临床表现

急性乳腺炎有典型的炎症症状和体征,如发热,局部红、肿、热、痛等。

(二)临床类型

1.特殊性急性乳腺炎

是由化脓性球菌感染所致的急性乳腺炎,分类如下。

(1)急性乳腺炎大多发生在产后哺乳期,即产后乳腺炎,又可分为急性化脓性乳腺炎和乳汁淤积性乳腺炎。

①急性化脓性乳腺炎:通常发生在哺乳后的 2～3 周,是由乳腺导管感染所致。金黄色葡萄球菌是最常见的致病菌。感染途径有两种,即致病菌直接侵入导管,并逆行至乳腺小叶内;致病菌经乳头的皮肤破损或皲裂侵入。乳腺导管和乳腺小叶内积聚的乳汁促进细菌的生长,累及一个或数个腺叶的急性炎症。

a.急性化脓性乳腺炎早期:急性乳腺炎在开始阶段呈蜂窝织炎,患者乳腺胀满、疼痛,哺乳时更甚,乳汁分泌不畅,乳房肿块或有或无,皮肤微红或不红,或伴有全身不适,食欲欠佳,胸闷烦躁等。

b.急性化脓性乳腺炎脓肿形成期:局部乳房变硬,肿块逐渐增大,此时可伴高热、寒战、全身无力、大便干燥、脉搏加快、同侧淋巴结肿大、白细胞增高。乳腺脓肿形成后,可出现乳房跳痛,局部皮肤红肿透亮,肿块中央变软,按之有波动感,若为乳房深部脓肿,可出现全乳房肿胀、疼痛、高热,但局部皮肤红肿及波动不明显,有时一个乳房内可同时或先后存在多个脓腔。

c.急性化脓性乳腺炎脓肿破溃期:浅表的脓肿常可穿破皮肤,形成溃烂或乳汁自创口处溢出而形成乳漏,或形成瘘管。较深部的脓肿,可穿向乳房和胸大肌间的脂肪,形成乳房后位脓肿,严重者可发生脓毒败血症。

②乳汁淤积性乳腺炎:也是产后乳腺炎,因某些原因乳汁在乳腺内积存而不能排出,患者感到乳腺胀痛,乳腺表面充血,有轻度压痛,体温稍升高。经吸出乳汁处理后,炎症多能消退,故不是真正的乳腺炎。但如未及时处理,细菌感染可发展成急性化脓性乳腺炎。

(2)导管周围性乳腺炎:临床上较少见,有时易同乳腺癌混淆。导管周围性乳腺炎大多有乳腺炎的病史。临床表现为发热、白细胞增高,乳腺皮肤出现红、肿、热、痛等炎症改变,有时出现局部肿块,可与皮肤粘连,同侧腋下淋巴结可肿大。后期纤维组织增生,乳腺出现质硬的肿块。

2.乳腺特殊性炎症

(1)乳腺结核:又称结核性乳腺炎,是结核杆菌感染所致的急性乳腺炎,也可分为原发性乳腺结核和继发性乳腺结核两种,但原发者极少见。乳腺结核多为其他部位结核直接蔓延或沿淋巴道逆行传播而来,绝大多数患者除了乳腺有结核病变外,还可以追查到其他器官的结核病灶。随着结核病的有效控制,在发达国家已不常见,但不发达国家仍较严重,而且近年来结核病有重新蔓延的趋势。此外,结核病还是艾滋病(AIDS)的症状之一,在人类免疫缺陷病毒(HIV)阳性的患者中,结核病的发生率似乎较高。乳腺结核可见于各个年龄阶段的妇女,但以20~40岁的妇女发病较多,男性极少见。病程进展缓慢,临床表现复杂多样,可分为三个类型。

①结节型:最常见,在乳腺内有一个或多个结节,一般为无痛性,可有压痛。随着肿物的增大,出现疼痛或乳头溢液,可出现寒性脓肿,腋淋巴结常肿大。

②弥散型:乳腺内有多个痛性结节,输乳管被破坏,结核性脓汁可由乳头溢出或穿破皮肤形成瘘管,瘘管可经久不愈。

③硬化型:表现为乳腺的弥漫性硬化,乳腺严重变形,易误诊为乳腺癌。

(2)乳腺真菌感染:又称真菌性乳腺炎,不是临床上的常见病。乳腺真菌感染主要出现在严重免疫抑制的患者,包括曲菌病、放线菌病、组织胞质菌病、毛霉菌病等。临床上多表现为乳腺内的肿块,常被误为炎症而给予抗生素治疗,或被误为乳腺肿瘤而行切除术。明确诊断须靠病理学依据。

(3)乳腺寄生虫感染:包括丝虫病和包虫病。

①丝虫病:主要由班氏丝虫引起。成虫寄生在乳腺淋巴管中,产生肉芽肿性淋巴管炎,基本病变可分为淋巴管的内膜炎和外膜炎的急性期、结核样淋巴管炎的亚急性期、闭塞性淋巴管炎和钙化的慢性期。临床表现主要是乳腺内的肿块,直径为0.5~2.5cm。诊断依据:a.患者有丝虫病多发区的居住史。b.午夜的血涂片中可查到微丝蚴。有些患者查不到。c.乳腺肿块的肉芽肿组织中可查到丝虫体或微丝蚴的虫体。

②包虫病:是人感染细粒棘球绦虫的幼虫所引起的病变。人是包虫的宿主之一,肝和肺是常见的寄生处,乳腺的包虫病不多见。临床表现主要是乳腺的一个或多个肿块,表面光滑,有囊性感,活动性好。肿块为囊性,内有澄清无色液体。

(4)乳腺湿疹:并不多见,是皮肤的一种非特异性过敏性炎症,是一种迟发型超敏反应。乳腺湿疹多发生在乳头及乳晕处,特别是乳腺下方。急性期表现为小丘疹、疱疹或小水疱,有渗出和糜烂面,可伴结痂、脱屑等。皮损可转为亚急性和慢性而经久不愈。患者感觉奇痒难忍。诊断时应注意与接触性皮炎鉴别。

3.乳腺脂肪坏死

乳腺脂肪坏死是外伤(硬物撞击、碰伤)、感染、手术后引起的无菌性脂肪坏死性炎症,多见于40岁以上的妇女,特别是脂肪丰富、肥大、下垂型乳腺的妇女。病变可发生于乳腺的任何部位,但以乳晕下方和乳晕周围常见。

乳腺脂肪坏死的早期表现为乳晕或其附近出现直径2~8cm黄色或棕黄色的瘀斑,乳腺有直径2~5cm的肿块。界限不清,质地坚韧,有压痛,与周围组织轻度粘连。肿块可增大,也可逐渐缩小甚至消失,有的病例可持续存在数年。后期由于纤维组织大量增生,肿块变硬,附着的皮肤收缩而凹陷,有时出现乳头内陷和变形,与乳腺癌不易区别。但乳腺脂肪坏死极少与深部皮肤粘连,也不会出现皮肤水肿或橘皮样改变。

（三）鉴别诊断要点

需要与急性乳腺炎鉴别的疾病主要是炎症性乳腺癌，炎症性乳腺癌不常见，好发于青年妇女，尤其是在妊娠期或哺乳期，局部症状明显，乳房迅速增大，常累及整个乳房的 1/3 或 2/3，病变的局部皮肤呈特殊的暗红色或紫红色，皮肤肿胀，有一种韧性感，毛孔深陷呈橘皮样改变，局部无疼痛或轻压痛，常不能扪及明显肿块，同侧的腋窝淋巴结明显肿大，质地硬且固定。无全身症状或症状较轻，体温正常，白细胞计数不高，抗感染治疗无效。炎症性乳腺癌的进展较快，预后不良，死亡率高。

三、治疗对策

（一）治疗原则

急性乳腺炎的治疗包括非手术治疗和手术治疗，目的是消除炎症，保护乳腺组织。治疗的方法取决于急性乳腺炎的临床类型。

（二）治疗方案

1.非手术治疗

是在急性乳腺炎的脓肿形成前的治疗，具体如下。

（1）尽可能地将乳汁排空，感染不严重时，不必停止哺乳，因停止哺乳不仅影响婴儿的喂养，而且提供了乳汁淤积的机会。但患侧乳房应停止哺乳，并以吸乳器吸尽乳汁，促使乳汁通畅排出。若感染严重或脓肿引流后并发乳瘘，应停止哺乳。可口服溴隐亭 1.25mg，每天 2 次，服用 7～14 天；或口服己烯雌酚 1～2mg，每天 3 次，共 2～3 天；或肌内注射苯甲酸雌二醇，每次 2mg，每天 1 次，至乳汁停止分泌为止。

（2）局部热敷：有助于早期炎症的消退。

（3）全身应用抗生素：急性乳腺炎呈蜂窝织炎表现而未形成脓肿之前，抗生素治疗可获得较好的结果。由于主要病原菌为金黄色葡萄球菌，故不必等待细菌培养的结果，可应用青霉素类的药物。因抗菌药物可被分泌至乳汁，影响婴儿，故如四环素、氨基糖苷类、磺胺类药物和甲硝唑等药物应避免使用。

（4）清热解毒的中药：如蒲公英，有清热解毒、消肿散结等作用，可以煎汁口服，或捣泥外敷。

2.手术治疗

急性乳腺炎早期呈蜂窝织炎表现时不宜手术，但脓肿形成后仍仅以抗生素治疗，则可造成更多的乳腺组织遭受破坏，急性乳腺炎的脓肿形成后，主要治疗措施是及时做脓肿切开和脓肿的彻底引流。

（1）麻醉：选择局部麻醉。

（2）手术切口：应选择在脓肿最低部位，以乳头为中心，循乳腺导管方向，行放射状切口，避免损伤乳腺管后发生乳瘘。位于乳晕部位的脓肿，应沿乳晕边缘做弧形切口。深在乳房后的脓肿或深部脓肿，则沿乳房下皱褶处做弧形切口，直达脓腔，此切口便于引流，且不损伤乳管。脓肿较大而引流不畅者，须做对口引流。

（3）排脓引流：皮肤消毒，铺无菌巾。切开皮肤前应再次局部穿刺抽脓，确认脓肿的位置，抽得脓液后留针作为引导，切开皮肤和皮下组织后，用止血钳做钝性分离。进入脓腔后撑开，使脓液流出，然后用手指伸入脓腔探查，并分开脓腔的纤维间隔彻底引流，必要时向低位扩大切口以防脓液残留。排空脓液后，用凡士林油纱布填塞止血，然后用纱布覆盖伤口。

（4）术后处理：术后用绷带托起乳房，避免下垂，有助于改善局部血液循环，24 小时后更换敷料，拔出填塞止血的凡士林油纱布，重新置入引流的凡士林油纱布。以后每次换药时，根据脓液减少情况逐步减小引流条置入的深度，保证有效引流，防止脓腔残留、切口经久不愈或切口闭合过早。感染严重伴全身中毒症状者，应积极控制感染，给予全身支持疗法。

3.导管周围性乳腺炎的治疗

早期的治疗主要是对症消炎，必要时可行切除活检。

4.乳腺结核的治疗

除休息、营养和抗结核病治疗外，可做局部病灶的切除。局部病灶的切除活检也是明确诊断的必要手段。病变范围大时，可将全部乳腺连同腋淋巴结切除。仅切开引流或搔刮术，甚至不彻底的切除都是不可取的。

5.乳腺真菌感染的治疗

乳腺真菌感染用制霉菌素或两性霉素 B 有较好的效果，如坏死严重时，可考虑手术切除病变组织。而放线菌病的脓样液体中可见黄白色的硫黄颗粒，涂片有革兰氏阳性的菌丝或菌落即可明确诊断，应用青霉素是有效的治疗方法，但复发病例的乳腺肿块应手术切除。

6.乳腺丝虫病的治疗

以药物治疗为主，如枸橼酸乙胺嗪、卡巴砷等。病情较重者，可切除乳腺肿块。

7.乳腺包虫病的治疗

应以外科治疗为主，先将囊液吸净，不可外漏，再向囊内注入 10％福尔马林溶液，待 5～10 分钟，包虫被杀死后，才行囊肿切除，以免包囊破损造成人为种植。

8.乳腺湿疹的治疗

可用抗组胺药止痒。重要的是找出变应原，并去除。

9.乳腺脂肪坏死的治疗

乳腺脂肪坏死的药物治疗效果不理想，切除活检是最好的治疗方法。

四、护理措施

（一）局部治疗的护理

指导患者停止患乳哺乳，可用吸奶器吸空乳房。用宽松的乳罩托起两侧乳房，以减轻疼痛。局部使用 50％硫酸镁湿热敷或外敷鱼石脂软膏，观察局部炎症发展的情况。脓肿切开后按时换药，保持引流通畅。

（二）全身治疗的护理

1.休息与营养

注意休息，适当活动。多饮水，进食易消化富含蛋白质和维生素的饮食。进食少者，可静脉补充液体。

2.遵医嘱按时用药

注意观察药物的疗效和不良反应。

3.对症护理

高热患者给予物理降温或药物降温。疼痛严重者给予镇静止痛药。

五、健康教育

1.预防乳头破损

妊娠后期每日用温水擦洗并按摩乳头,然后用75%乙醇擦拭乳头。

2.矫正乳头内陷

在分娩前3~4个月开始矫正,可用手指在乳晕处向下按压乳房组织同时将乳头向外牵拉,每日做4~5次。乳头稍突出后,改用手指捏住乳头根部轻轻向外牵拉并揉捏数分钟,也可用吸奶器吸引,每日1~2次。

3.防止乳汁淤积

指导产妇按时哺乳,每次哺乳尽量排空乳房。

4.防止细菌侵入

哺乳前后清洁乳头,注意婴儿口腔卫生,乳头破损时暂停哺乳,局部涂抗生素软膏。

第三章　妇产科护理

第一节　阴道炎

因各种病原体侵入阴道,致使阴道内 pH 值发生改变,自我防御能力下降,引起炎症,称为阴道炎。

一、滴虫性阴道炎

由阴道毛滴虫引起的阴道炎称为滴虫性阴道炎,多发生于育龄期、青春期。

(一)临床表现

(1)稀薄泡沫状白带,合并细菌感染时分泌物呈脓性,可有臭味。

(2)阴道口及外阴瘙痒,间或有灼痛、疼痛、性生活疼痛等。

(3)若尿道口感染,可有尿频、尿痛及血尿。

(二)护理要点

(1)保持外阴清洁、干燥,避免搔抓。

(2)治疗期间禁止性生活、勤换内裤,内裤及坐浴用物应煮沸消毒5～10分钟。

(3)定期复查阴道分泌物,送检时标本应保暖。

(4)观察用药后反应,如有食欲减退、恶心、呕吐、头痛、皮疹等应立即报告医师。

(5)向患者说明遵医嘱用药、规范治疗的必要性。

(6)健康教育

①做好卫生宣传,积极开展普查普治工作,消灭传染源,提高群体公德意识和自我防护意识。

②取阴道分泌物检查前 24～48 小时避免性生活、阴道灌洗或局部用药。

③做好消毒隔离,防止交叉感染。告知患者性伴侣应同时治疗,治疗期间禁止性生活。

④治疗后按时复查,连续 3 次月经后复查阴道分泌物,均为阴性者为治愈。

⑤保持外阴清洁、干燥,每日更换内裤,清洗外阴,用物应煮沸消毒。

⑥甲硝唑可通过乳汁排出,哺乳期妇女用药后不宜哺乳。

二、外阴阴道假丝酵母菌病

由假丝酵母菌感染引起的外阴、阴道炎称为外阴阴道假丝酵母菌病。多见于孕妇、糖尿病患者、大量雌激素治疗、长期应用抗生素者。

（一）临床表现

（1）外阴瘙痒、灼痛，严重时坐卧不宁，异常痛苦，可伴有尿频、尿痛及性生活疼痛。

（2）急性期阴道分泌物增多，为白色稠厚呈凝乳或豆渣样。

（3）小阴唇内侧及阴道黏膜有白色膜状物，擦除后露出红肿黏膜面，急性期可见溃疡。

（二）护理要点

（1）保持外阴清洁、干燥，避免搔抓。

（2）遵医嘱全身或局部给药，可采用2％～4％碳酸氢钠溶液坐浴或阴道冲洗。

（3）治疗期间禁止性生活、勤换内裤，内裤及坐浴用物煮沸消毒5～10分钟。

（4）观察用药后反应，如有异常应立即通知医师。

（5）向患者说明遵医嘱用药、规范治疗的必要性。

（6）妊娠期合并假丝酵母菌感染者，严格遵医嘱局部治疗至妊娠8个月。

（7）健康教育

①积极治疗糖尿病，正确使用抗生素、雌激素，避免诱发假丝酵母菌阴道炎。告知患者疾病原因，消除顾虑，积极就医。

②养成良好的卫生习惯，每日清洗外阴、更换内裤，内裤应煮沸消毒。

③选择穿着棉质内裤，不穿化纤衣物。

④因皮肤瘙痒而用手搔抓，可使手指带菌，传播至阴道，因此应注意手卫生。身体其他部位的假丝酵母菌病应积极治疗，防止感染阴道。

⑤孕妇应规范治疗，避免新生儿经过产道发生感染。

⑥对有症状的性伴侣应同时进行治疗。

三、老年性阴道炎

老年性阴道炎常见于绝经前、后的妇女。主要表现为阴道分泌物增多及外阴瘙痒、灼热感。

中医称"带下""阴痒"，最早见于《素问·骨空论篇》。

（一）病因病机

绝经前后的妇女因卵巢功能衰退，雌激素水平降低，阴道壁萎缩，黏膜变薄，阴道上皮细胞内糖原含量减少，阴道内pH值增高，局部抵抗力降低，致病菌容易入侵繁殖引起炎症。此外，手术切除双侧卵巢、卵巢功能早衰、盆腔放疗后、长期闭经、长期哺乳等均可引起本病发生。

中医学认为，本病的发生是由于年过七七、肝肾亏损、冲任虚衰，或下焦感受湿热之邪，任带损伤，固约无力而致。

（二）临床表现

阴道分泌物增多，稀薄，呈淡黄色，严重者呈血样脓性白带，由于分泌物刺激，患者可出现外阴瘙痒、灼痛症状，严重者还可有尿频、尿急等泌尿系统症状。妇科检查见阴道上皮萎缩，皱襞消失，上皮平滑、菲薄，阴道黏膜充血，常伴有小出血点，严重者可出现浅表小溃疡。

（三）诊断要点

（1）绝经前、后妇女阴道分泌物增多为本病的主要特征。

（2）分泌物常呈水样，由于感染病原菌不同，也可呈泡沫状，或呈脓性，或带有血性。

（3）患者外阴瘙痒、灼热。感染可侵犯尿道而出现尿频及尿痛等泌尿系统的症状。

（4）妇科检查可见阴道黏膜萎缩，皱襞消失，有充血红肿，也可见黏膜有出血点或出血斑，严重者也可形成溃疡。

（5）溃疡可有瘢痕收缩致使阴道狭窄或部分阴道闭锁致分泌物引流不畅，形成阴道脓肿。

（四）处理原则

1.西医

增加机体及阴道抵抗力并抑制细菌生长。

2.中医

滋补肝肾，清热利湿。并配合外治法以提高疗效，促其病愈。

（五）一般护理

指导患者加强营养，提高机体及阴道的抵抗力。同时，告知患者局部用药方法，用药前要注意洗净双手及会阴，以减少交叉感染的机会。自己用药有困难者，指导其家属协助用药或由医务人员帮助使用，以有效抑制病原的生长。加强健康教育，告诉患者注意保持会阴部清洁，勤换内裤。

（六）健康教育

保持外阴清洁，穿棉织内裤，减少对外阴的刺激，使其掌握老年性阴道炎的预防措施和技巧，指导局部用药方法，定期查体。忌食油炸、辛温助阳之品。

第二节　子宫颈炎

宫颈炎症是妇科常见疾病之一，包括宫颈阴道部炎症及宫颈管黏膜炎症。因宫颈阴道部鳞状上皮与阴道鳞状上皮相延续，阴道炎症均可引起宫颈阴道部炎症。临床多见的宫颈炎是宫颈管黏膜炎，由于宫颈管黏膜上皮为单层柱状上皮，抗感染能力较差，易发生感染，并且宫颈管黏膜皱襞多，一旦发生感染，很难将病原体完全清除，久之导致慢性宫颈炎症。

一、急性宫颈炎

急性宫颈炎过去少见，主要见于感染性流产、产褥期感染、宫颈损伤和阴道异物并发感染，病原体为葡萄球菌、链球菌、肠球菌等一般化脓性细菌。近年来随着性传播疾病的增加，急性宫颈炎已成为常见疾病。目前临床最常见的急性宫颈炎为黏液脓性宫颈炎（MPC），其特点是于宫颈管或宫颈管棉拭子标本上肉眼见到脓性或黏液脓性分泌物，用棉拭子擦拭宫颈管时，容易诱发宫颈管内出血。黏液脓性宫颈炎的病原体主要为淋病奈瑟菌及沙眼衣原体。但部分MPC的病原体不清。沙眼衣原体及淋病奈瑟菌均感染宫颈管柱状上皮，沿黏膜面扩散引起浅层感染,病变以宫颈管明显。除宫颈管柱状上皮外,淋病奈瑟菌还常侵袭尿道移行上皮、尿道旁腺及前庭大腺。葡萄球菌、链球菌更易累及宫颈淋巴管,侵入宫颈间质深部。

病理表现肉眼见宫颈红肿,宫颈管黏膜充血、水肿,脓性分泌物可经宫颈外口流出。镜下见血管充血,宫颈黏膜下组织、腺体周围大量中性粒细胞浸润,腺腔内可见脓性分泌物。

部分患者无症状。有症状者主要表现为阴道分泌物增多,呈黏液脓性,阴道分泌物的刺激可引起外阴瘙痒及灼热感,也可出现经间期出血、性交后出血等症状。此外,常有下泌尿道症状,如尿急、尿频、尿痛。妇科检查见宫颈充血、水肿、黏膜外翻,有脓性分泌物从宫颈管流出,宫颈触痛,质脆,触之易出血。若为淋病奈瑟菌感染,因尿道旁腺、前庭大腺受累,可见尿道口、阴道口黏膜充血、水肿以及多量脓性分泌物。

擦去宫颈外口表面分泌物后,用小棉拭子插入宫颈管内取出,肉眼看到白色棉拭子上有黄色或黄绿色黏液脓性分泌物,将分泌物涂片作革兰染色,若光镜下平均每个高倍视野有30个以上或每个油镜视野有10个以上中性粒细胞,可诊断MPC。对MPC者应作淋病奈瑟菌及沙眼衣原体的检测,以明确病原体。检测淋病奈瑟菌常用的方法有:①分泌物涂片革兰染色,查找中性粒细胞内有无革兰阴性双球菌;②淋病奈瑟菌培养;③核酸检测,PCR技术检测淋病奈瑟菌的DNA片段。检测沙眼衣原体常用的方法有:①衣原体培养;②酶联免疫吸附试验检测沙眼衣原体抗原;③核酸检测。

治疗主要针对病原体。对于单纯急性淋病奈瑟菌性宫颈炎主张大剂量、单次给药,常用的药物有第三代头孢菌素,如头孢曲松钠250mg,单次肌注,或头孢克肟400mg,单次口服;氨基糖苷类的大观霉素4g,单次肌注;喹诺酮类如环丙沙星500mg,单次口服,或氧氟沙星400mg,单次口服。2002年美国CDC建议对于亚洲来源的淋病奈瑟菌,因发现有耐喹诺酮的菌株,不推荐应用喹诺酮类抗生素。治疗衣原体药物有四环素类,如多西环素100mg,每日2次,连服7天;红霉素类如阿奇霉素1g单次顿服,或红霉素500mg,每日4次,连服7天;喹诺酮类如氧氟沙星300mg,每日2次,连服7天;左氧氟沙星500mg,每日1次,连服7天。由于淋病奈瑟菌感染常伴有衣原体感染,因此,若为淋菌性宫颈炎,治疗时除选用抗淋病奈瑟菌的药物外,同时应用抗衣原体感染药物。

二、慢性宫颈炎

慢性宫颈炎多由急性宫颈炎未治疗或治疗不彻底转变而来,主要病原体为葡萄球菌、链球菌、大肠埃希菌及厌氧菌,常因分娩、流产或手术损伤宫颈后,病原体侵入而引起感染。其次为性传播疾病的病原体,如淋病奈瑟菌、沙眼衣原体。部分患者无急性宫颈炎病史,直接表现为慢性宫颈炎。卫生不良或雌激素缺乏,局部抗感染能力差,也易引起慢性宫颈炎。

1.宫颈糜烂

是慢性宫颈炎最常见的一种病理改变。宫颈外口处的宫颈阴道部外观呈细颗粒状的红色区,称为宫颈糜烂。糜烂面为完整的宫颈管单层柱状上皮所覆盖,因柱状上皮菲薄,其下间质透出呈红色,并非真性糜烂。真性糜烂病理学指上皮脱落、溃疡。国外已废弃宫颈糜烂这一名词,改称宫颈管柱状上皮异位,因我国应用宫颈糜烂多年,仍沿用这一名词。由于宫颈管柱状上皮抵抗力低,病原体易侵入发生炎症。宫颈糜烂发生的机制仍不明确。值得注意的是,在一些生理情况如青春期、妊娠期或口服避孕药妇女,由于雌激素水平增高,宫颈管柱状上皮增生,原始鳞柱交界外移,可见宫颈外口呈红色,细颗粒状,形似糜烂,为生理性宫颈糜烂。当雌激素水平下降,柱状上皮又可退回宫颈管。

宫颈糜烂根据糜烂深浅程度分为3型:在炎症初期,糜烂面仅为单层柱状上皮所覆盖,表面平坦,称为单纯性糜烂;随后,由于腺上皮过度增生并伴有间质增生,糜烂面凹凸不平呈颗粒状,称为颗粒型糜烂;当间质增生显著,表面不平现象更加明显呈乳突状,称为乳突型糜烂。根据糜烂面积大小可将宫颈糜烂分为3度:轻度指糜烂面小于整个宫颈面积的1/3;中度指糜烂面占整个宫颈面积的1/3~2/3;重度指糜烂面占整个宫颈面积的2/3以上。诊断宫颈糜烂应同时表示糜烂的面积和深浅。

2.宫颈息肉

慢性炎症长期刺激使宫颈管局部黏膜增生并向宫颈外口突出而形成息肉。息肉为一个或多个不等,色红,呈舌形,直径一般约1cm,质软而脆,易出血,蒂细长。根部多附着于宫颈外口,少数在宫颈管壁。光镜下见息肉中心为结缔组织伴有充血、水肿及炎性细胞浸润,表面覆盖单层高柱状上皮,与宫颈管上皮相同。由于炎症存在,除去息肉后仍可复发。宫颈息肉极少恶变,恶变率<1%,但易复发。

3.宫颈黏膜炎

病变局限于宫颈管黏膜及黏膜下组织,宫颈阴道部外观光滑,宫颈外口可见有脓性分泌物,有时宫颈管黏膜增生向外突出,可见宫颈口充血、发红。由于宫颈管黏膜及黏膜下组织充血、水肿、炎性细胞浸润和结缔组织增生,可使宫颈肥大。

4.宫颈腺囊肿

在宫颈糜烂愈合过程中,新生的鳞状上皮覆盖宫颈腺管口或伸入腺管,将腺管口阻塞;腺管周围的结缔组织增生或瘢痕形成压迫腺管,使腺管变窄甚至阻塞,腺体分泌物引流受阻、潴留形成囊肿。部分宫颈腺囊肿可发生于生理性宫颈糜烂愈合时,而并非炎症表现。检查时见宫颈表面突出多个青白色小囊泡,内含无色黏液。若囊肿感染,则外观呈白色或淡黄色小囊泡。

5.宫颈肥大

由于慢性炎症的长期刺激,宫颈组织充血、水肿,腺体和间质增生,还可能在腺体深部有黏液潴留形成囊肿,使宫颈呈不同程度肥大、硬度增加,但表面多光滑,有时可见到宫颈腺囊肿突起。

慢性宫颈炎的主要症状是阴道分泌物增多。分泌物呈乳白色黏液状,有时呈淡黄色脓性,可有血性白带或性交后出血。当炎症涉及膀胱下结缔组织时,可出现尿急、尿频。若炎症沿宫骶韧带扩散到盆腔,可有腰骶部疼痛、下腹坠痛等。宫颈黏稠脓性分泌物不利于精子穿过,可造成不孕。妇科检查时可见宫颈有不同程度糜烂、肥大、充血、水肿,有时质较硬,有时可见息肉及宫颈腺囊肿。

根据临床表现做出慢性宫颈炎的诊断并不困难,但明确病原体困难。对有性传播疾病的高危妇女,应作淋病奈瑟菌及衣原体的相关检查。由于宫颈糜烂与宫颈上皮内瘤样病变或早期宫颈癌从外观上难以鉴别,需常规作宫颈细胞学检查、宫颈管吸片,必要时作阴道镜检查及活组织检查以明确诊断。

慢性宫颈炎以局部治疗为主,根据病理类型采用不同的治疗方法。

(1)宫颈糜烂:①物理治疗,物理治疗是最常用的有效治疗方法。其原理是以各种物理方法将宫颈糜烂面单层柱状上皮破坏,使其坏死脱落后,为新生的复层扁平上皮覆盖。创面愈合需3～4周,病变较深者需6～8周。临床常用的方法有激光、冷冻、红外线凝结及微波等,各种治疗方法大同小异。物理治疗注意事项:治疗前,应常规做宫颈刮片行细胞学检查;有急性生殖器炎症列为禁忌;治疗时间应选在月经干净后3～7天内进行;物理疗法术后均有阴道分泌物增多,甚至有大量水样排液,在术后1～2周脱痂时可有少许出血;在创面未完全愈合期间(4～8周)禁盆浴、性交和阴道冲洗;物理治疗有引起术后出血、宫颈管狭窄、不孕、感染的可能,治疗后需定期复查,观察创面愈合情况直到痊愈,同时应注意有无宫颈管狭窄。②药物治疗,局部药物治疗适用于糜烂面积小和炎症浸润较浅的病例。过去用局部涂硝酸银或铬酸等腐蚀剂的方法,现已少用。中药有许多验方、配方,临床应用有一定疗效。

(2)宫颈息肉:行息肉摘除术,术后将切除息肉送病理组织学检查。

(3)宫颈管黏膜炎:该处炎症局部用药疗效差,需行全身治疗。根据宫颈管分泌物培养及药敏试验结果,采用相应抗感染药物。

(4)宫颈腺囊肿:对小的宫颈腺囊肿,无任何临床症状可不予处理;若囊肿大,或合并感染可用微波治疗,或采用激光照射。

三、一般护理

(1)避免分娩或器械损伤宫颈,产后发现宫颈裂伤应及时缝合,以预防宫颈炎症。

(2)指导妇女定期做妇科检查。发现宫颈炎症要及时、积极治疗。治疗前要常规行宫颈刮片细胞学检查,以排除癌变可能。

(3)向患者介绍治疗方法,包括物理治疗、药物治疗和手术治疗。进行治疗前必须确定诊断,排除子宫颈上皮内瘤样病变或早期子宫颈癌。物理治疗为期3～4周,病变较深者需6～8周。过去常用电熨法,近年有激光治疗、冷冻治疗、红外线凝结疗法及微波疗法等。局部药物治疗适用于糜烂面积小和炎症浸润较浅的患者,但是若为宫颈管炎,局部用药疗效差,需行全身治疗。有宫颈息肉者需行息肉摘除术,对宫颈肥大、糜烂面较深广且累及宫颈管者,可考虑做宫颈锥切术。

(4)指导患者物理治疗。应选择月经干净后3～7天内进行,治疗急性生殖器炎症。告诉患者术后阴道分泌物会增多,甚至有大量黄水流出,在术后1～2周脱痂时可能有少量血水或少许流血,属正常现象,但如出血量多需及时就诊。术后应每日清洗外阴2次,保持外阴清洁,禁止性交、盆浴及阴道冲洗直至创面完全愈合(4～8周)。指导患者于两次月经干净后3～7天复查,未痊愈者可择期再进行第二次治疗。复查时应注意有无颈管狭窄。

四、健康教育

指导患者定期做妇科检查,向患者讲述防病治病常识,注意个人卫生,每日更换内裤,清洗外阴,保持清洁,提倡晚婚,实行计划生育,避免反复人工流产。

第三节　盆腔炎

盆腔炎(PID)指女性上生殖道及其周围组织的炎症,主要包括子宫内膜炎、输卵管炎、输卵管卵巢脓肿(OA)、盆腔腹膜炎。炎症可局限于一个部位,也可同时累及几个部位,最常见的是输卵管炎、输卵管卵巢炎。盆腔炎大多发生在性活跃期、有月经的妇女,初潮前、绝经后或未婚者很少发生盆腔炎。若发生盆腔炎也往往是邻近器官炎症的扩散。盆腔炎有急性和慢性两类。急性盆腔炎发展可引起弥漫性腹膜炎,往往经久不愈,并可反复发作,导致不孕、输卵管妊娠、慢性盆腔痛,严重影响妇女健康,且增加家庭与社会经济负担。

一、女性生殖道的自然防御功能

女性生殖道的解剖、生理、生化及免疫学特点具有比较完善的自然防御功能,增强了对感染的防御能力,在健康妇女阴道内虽有某些病原体存在,但并不引起炎症。

(1)两侧大阴唇自然合拢,遮掩阴道口、尿道口。

(2)由于盆底肌的作用,阴道口闭合,阴道前后壁紧贴,可防止外界污染。阴道正常菌群,尤其是乳杆菌可抑制其他细菌生长。此外,阴道分泌物可维持巨噬细胞的活性,防止细菌侵入阴道黏膜。

(3)宫颈内口紧闭,宫颈管黏膜为分泌黏液的高柱状上皮所覆盖,黏膜形成皱褶、嵴突或陷窝,从而增加黏膜表面积;宫颈管分泌大量黏液形成胶冻状黏液栓,为上生殖道感染的机械屏障;黏液栓内含乳铁蛋白、溶菌酶,可抑制细菌侵入子宫内膜。

(4)育龄妇女子宫内膜周期性剥脱也是消除宫腔感染的有利条件。此外,子宫内膜分泌液也含有乳铁蛋白、溶菌酶,消除少量进入宫腔的病原体。

(5)输卵管黏膜上皮细胞的纤毛向宫腔方向摆动以及输卵管的蠕动,均有利于阻止病原体的侵入。输卵管液与子宫内膜分泌液一样,含有乳铁蛋白、溶菌酶,清除偶然进入上生殖道的病原体。

(6)生殖道的免疫系统:生殖道黏膜如宫颈和子宫聚集有不同数量的淋巴组织及散在淋巴细胞,包括 T 细胞、B 细胞。此外,中性粒细胞、巨噬细胞、补体以及一些细胞因子均在局部有重要的免疫功能,发挥抗感染作用。

当自然防御功能遭到破坏,或机体免疫功能下降、内分泌发生变化或外源性致病菌侵入,均可导致炎症发生。

二、病原体及其致病特点

盆腔炎的病原体有两个来源:①内源性病原体,来自原寄居于阴道内的菌群,包括需氧菌及厌氧菌,可以仅为需氧菌、仅为厌氧菌感染,但以需氧菌及厌氧菌混合感染多见。主要的需氧菌及兼性厌氧菌有金黄色葡萄球菌,溶血性链球菌,大肠埃希菌;厌氧菌有脆弱类杆菌,消化球菌,消化链球菌。厌氧菌感染的特点是容易形成盆腔脓肿、感染性血栓静脉炎,脓液有粪臭并有气泡。据文献报告,70%～80%盆腔脓肿可培养出厌氧菌。②外源性病原体,主要为性传播疾病的病原体,如衣原体、淋病奈瑟菌及支原体,其他有绿脓杆菌、结核杆菌等。据西方国家报道,盆腔炎的主要病原体是衣原体及淋病奈瑟菌,在美国,40%～50%盆腔炎是由淋病奈瑟菌引起,10%～40%盆腔炎可分离出沙眼衣原体,对下生殖道淋病奈瑟菌及衣原体的筛查及治疗已使盆腔炎发病率有所下降。在我国,淋病奈瑟菌、衣原体引起的盆腔炎的脓汁中分离出支原体,但支原体是否可单独引起生殖道炎症仍有争论。性传播疾病常同时伴有需氧菌及厌氧菌感染,可能是衣原体或淋病奈瑟菌感染造成输卵管损伤后,容易继发需氧菌及厌氧菌感染。

三、感染途径

1.沿生殖道黏膜上行蔓延

病原体侵入外阴、阴道后,或阴道内的菌群,沿宫颈黏膜、子宫内膜、输卵管黏膜蔓延至卵巢及腹腔,是非妊娠期、非产褥期盆腔炎的主要感染途径。淋病奈瑟菌、衣原体及葡萄球菌等常沿此途径扩散。

2.经淋巴系统蔓延

病原体经外阴、阴道、宫颈及宫体创伤处的淋巴管侵入盆腔结缔组织及内生殖器其他部分,是产褥感染,流产后感染及放置宫内节育器后感染的主要感染途径。链球菌、大肠埃希菌、厌氧菌多沿此途径蔓延。

3.经血循环传播

病原体先侵入人体的其他系统,再经血循环感染生殖器,为结核菌感染的主要途径。

4.直接蔓延

腹腔其他脏器感染后,直接蔓延到内生殖器,如阑尾炎可引起右侧输卵管炎。

四、高危因素

了解高危因素有利于盆腔炎的正确诊断及预防。

1.宫腔内手术操作后感染

如刮宫术、输卵管通液术、子宫输卵管造影术、宫腔镜检查、人工流产、放置宫内节育器等,由于手术消毒不严格或术前适应证选择不当,导致下生殖道内源性菌群的病原体上行感染。生殖器原有慢性炎症经手术干扰也可引起急性发作并扩散。

2.下生殖道感染

主要是下生殖道的性传播疾病,如淋病奈瑟菌性宫颈炎、衣原体性宫颈炎以及细菌性阴道病与 PID 密切相关。

3.性活动

盆腔炎多发生在性活跃期妇女,尤其是早年性交、有多个性伴侣、性交过频、性伴侣有性传播疾病者。据美国资料,盆腔炎的高发年龄在 15～25 岁。年轻者容易发生盆腔炎可能与频繁的性活动、宫颈柱状上皮生理性移位(高雌激素影响)、宫颈黏液的机械防御功能较差有关。

4.性卫生不良

使用不洁的月经垫、经期性交等,均可使病原体侵入而引起炎症。此外,低收入群体,不注意性卫生保健者,盆腔炎的发生率高。

5.邻近器官炎症直接蔓延

例如阑尾炎、腹膜炎等蔓延至盆腔,病原体以大肠埃希菌为主。

6.慢性盆腔炎急性发作。

五、急性盆腔炎症

(一)病理及发病机制

1.急性子宫内膜炎及急性子宫肌炎

多见于流产、分娩后。

2.急性输卵管炎、输卵管积脓、输卵管卵巢脓肿

急性输卵管炎主要由化脓菌引起,轻者输卵管仅有轻度充血、肿胀、略增粗;重者输卵管明显增粗、弯曲,纤维素性脓性渗出物增多,造成与周围组织粘连。急性输卵管炎因传播途径不同而有不同的病变特点。

(1)炎症经子宫内膜向上蔓延,首先引起输卵管黏膜炎,输卵管黏膜肿胀、间质水肿、充血及大量中性粒细胞浸润,重者输卵管上皮发生退行性变或成片脱落,引起输卵管黏膜粘连,导致输卵管管腔及伞端闭锁,若有脓液积聚于管腔内则形成输卵管积脓。淋病奈瑟菌及大肠埃希菌、类杆菌以及普雷沃菌除直接引起输卵管上皮损伤外,其细胞壁脂多糖等内毒素引起输卵管纤毛大量脱落,最后输卵管运输功能减退、丧失。因衣原体的热休克蛋白与输卵管热休克蛋白有相似性,感染后引起的交叉免疫反应可损伤输卵管,导致严重输卵管黏膜结构及功能破坏,并引起盆腔广泛粘连。

(2)病原菌通过宫颈的淋巴播散到宫旁结缔组织,首先侵及浆膜层,发生输卵管周围炎,然后累及肌层,而输卵管黏膜层可不受累或受累极轻。病变以输卵管间质炎为主,其管腔常可因肌壁增厚受压变窄,但仍能保持通畅。

卵巢很少单独发炎,白膜是良好的防御屏障,卵巢常与发炎的输卵管伞端粘连而发生卵巢周围炎,称输卵管卵巢炎,习称附件炎。炎症可通过卵巢排卵的破孔侵入卵巢实质形成卵巢脓肿,脓肿壁与输卵管积脓粘连并穿通,形成输卵管卵巢脓肿(TOA)。TOA可为一侧或两侧病变,约半数是在可识别的急性盆腔炎初次发病后形成,另一部分是在慢性盆腔炎屡次急性发作或重复感染而形成。脓肿多位于子宫后方或子宫、阔韧带后叶及肠管间粘连处,可破入直肠或阴道,若破入腹腔则引起弥漫性腹膜炎。

3.急性盆腔腹膜炎

盆腔内器官发生严重感染时,往往蔓延到盆腔腹膜,发炎的腹膜充血、水肿,并有少量含纤维素的渗出液,形成盆腔脏器粘连。当有大量脓性渗出液积聚于粘连的间隙内,可形成散在小脓肿;积聚于直肠子宫陷凹处则形成盆腔脓肿,较多见。脓肿的前面为子宫,后方为直肠,顶部为粘连的肠管及大网膜,脓肿可破入直肠而使症状突然减轻,也可破入腹腔引起弥漫性腹

膜炎。

4.急性盆腔结缔组织

内生殖器急性炎症时,或阴道、宫颈有创伤时,病原体经淋巴管进入盆腔结缔组织而引起结缔组织充血、水肿及中性粒细胞浸润。以宫旁结缔组织炎最常见,开始局部增厚,质地较软,边界不清,以后向两侧盆壁呈扇形浸润,若组织化脓则形成盆腔腹膜外脓肿,可自发破入直肠或阴道。

5.败血症及脓毒血症

当病原体毒性强、数量多、患者抵抗力降低时,常发生败血症。多见于严重的产褥感染、感染性流产及播散性淋病。近年有报道放置宫内节育器、人工流产及输卵管绝育术损伤脏器引起败血症,若不及时控制,往往很快出现感染性休克,甚至死亡。发生感染后,若身体其他部位发现多处炎症病灶或脓肿者,应考虑有脓毒血症存在,但需经血培养证实。

6.Fitz-Hugh-Curtis 综合征

是指肝包膜炎症而无肝实质损害的肝周围炎。淋病奈瑟菌及衣原体感染均可引起。由于肝包膜水肿,吸气时右上腹疼痛。肝包膜上有脓性或纤维渗出物,早期在肝包膜与前腹壁腹膜之间形成松软粘连,晚期形成琴弦样粘连。5%～10%输卵管炎可出现此综合征,临床表现为继下腹痛后出现右上腹痛,或下腹疼痛与右上腹疼痛同时出现。

(二)临床表现

可因炎症轻重及范围大小而有不同的临床表现。轻者无症状或症状轻微。常见症状为下腹痛、发热、阴道分泌物增多。腹痛为持续性,活动或性交后加重。若病情严重可有寒战、高热、头痛、食欲缺乏。若有腹膜炎,则出现消化系统症状,如恶心、呕吐、腹胀、腹泻等。月经期发病可出现经量增多、经期延长。若有脓肿形成,可有下腹包块及局部压迫刺激症状;包块位于子宫前方可出现膀胱刺激症状,如排尿困难、尿频,若引起膀胱肌炎还可有尿痛等;包块位于子宫后方可有直肠刺激症状;若在腹膜外可致腹泻、里急后重感和排便困难。若有输卵管炎的症状及体征,并同时有右上腹疼痛者,应怀疑有肝周围炎。

由于感染的病原体不同,临床表现也有差异。淋病奈瑟菌感染以年轻妇女多见,多于月经期或经后 7 天内发病,起病急,可有高热,体温在 38℃ 以上,常引起输卵管积脓,出现腹膜刺激征及阴道脓性分泌物。非淋病奈瑟菌性盆腔炎起病较缓慢,高热及腹膜刺激征不如淋病奈瑟菌感染明显。若为厌氧菌感染,患者的年龄偏大,容易有多次复发,常伴有脓肿形成。衣原体感染病程较长,高热不明显,长期持续低热,主要表现为轻微下腹痛,并久治不愈。

患者体征差异较大,轻者无明显异常发现。典型体征呈急性病容,体温升高,心率加快,下腹部有压痛、反跳痛及肌紧张,若病情严重可出现腹胀,肠鸣音减弱或消失。盆腔检查:阴道可有充血,并有大量脓性臭味分泌物;宫颈充血、水肿,将宫颈表面分泌物拭净,若见脓性分泌物从宫颈口流出,说明宫颈管黏膜或宫腔有急性炎症。穹窿触痛明显,须注意是否饱满;宫颈举痛;宫体稍大,有压痛,活动受限;子宫两侧压痛明显,若为单纯输卵管炎,可触及增粗的输卵管,压痛明显;若为输卵管积脓或输卵管卵巢脓肿,则可触及包块且压痛明显,不活动;宫旁结缔组织炎时,可扪及宫旁一侧或两侧片状增厚,或两侧宫骶韧带高度水肿、增粗,压痛明显;若有盆腔脓肿形成且位置较低时,可扪及后穹或侧穹窿有肿块且有波动感,三合诊常能协助进一步了解盆腔情况。

（三）诊断及鉴别诊断

根据病史、症状和体征可做出初步诊断。由于急性盆腔炎的临床表现变异较大，临床诊断准确性不高（与腹腔镜相比，阳性预测值为65%～90%），尚需作必要的辅助检查，如血常规、尿常规、宫颈管分泌物及后穹穿刺物检查。理想的诊断标准既要敏感性高，可发现轻微病例，又要特异性强，避免非炎症患者应用抗生素。基本标准为诊断PID所必需；附加标准可增加诊断的特异性，值得注意的是，多数盆腔炎患者有宫颈黏液脓性分泌物或阴道分泌物生理盐水涂片中见到的白细胞；特异标准基本可诊断PID。腹腔镜诊断PID标准：①输卵管表面明显充血；②输卵管壁水肿；③输卵管伞端或浆膜面有脓性渗出物。腹腔镜诊断准确，并能直接采取感染部位的分泌物做细菌培养，但临床应用有一定局限性。

在做出急性盆腔炎的诊断后，需进一步明确病原体。宫颈管分泌物及后穹穿刺液的涂片、培养及免疫荧光检测虽不如通过剖腹探查或腹腔镜直接采取感染部位的分泌物做培养及药敏准确，但临床较实用，对明确病原体有帮助。涂片可作革兰染色，若找到淋病奈瑟菌可确诊，除查找淋病奈瑟菌外，可以根据细菌形态为选用抗生素及时提供线索；培养阳性率高，可明确病原体；免疫荧光主要用于衣原体检查。除病原体的检查外，还可根据病史、临床症状及体征特点初步判断病原体。

急性盆腔炎应与急性阑尾炎、输卵管妊娠流产或破裂、卵巢囊肿蒂扭转或破裂等急腹症相鉴别。

（四）治疗

急性盆腔炎主要应用抗生素药物治疗。抗生素治疗可清除病原体，改善症状及体征，减少后遗病变。经恰当的抗生素积极治疗，绝大多数急性盆腔炎能彻底治愈，即使输卵管卵巢脓肿形成，若治疗及时，用药得当，75%的脓肿能得到控制。

根据药敏试验选用抗生素较为合理，但通常需在获得实验室结果前即给予抗生素治疗，因此，初始治疗往往根据经验选择抗生素。由于急性盆腔炎的病原体多为需氧菌、厌氧菌及衣原体的混合感染，需氧菌及厌氧菌又有革兰阴性及革兰阳性之分，故抗生素多采用联合用药。

1.门诊治疗

若患者一般状况好，症状轻，能耐受口服抗生素，并有随访条件，可在门诊给予口服抗生素治疗。

常用方案：①氧氟沙星400mg，口服，每日2次，或左氧氟沙星500mg，口服，每日1次，同时加服甲硝唑400mg，每日2～3次，连用14天。②头孢西丁钠2g，单次肌注，同时口服丙磺舒1g，然后改为多西环素100mg，每日2次，连用14天；或选用其他第三代头孢菌素，如头孢曲松钠与多西环素、甲硝唑合用。

2.住院治疗

若患者一般情况差，病情严重，伴有发热、恶心、呕吐；或有盆腔腹膜炎；或输卵管卵巢脓肿；或门诊治疗无效；或不能耐受口服抗生素；或诊断不清，均应住院给予以抗生素药物治疗为主的综合治疗。

（1）支持疗法：卧床休息，半卧位有利于脓液积聚于直肠子宫陷凹而使炎症局限。给予高热量、高蛋白、高维生素流食或半流食,补充液体,注意纠正电解质紊乱及酸碱失衡,必要时少量输血。高热时采用物理降温。尽量避免不必要的妇科检查以免引起炎症扩散,若有腹胀应行胃肠减压。

(2)抗生素药物治疗:给药途径以静脉滴注收效快,常用的配伍方案如下。

青霉素或红霉素与氨基糖苷类药物及甲硝唑联合方案:青霉素每日 320 万~960 万 U 静滴,分 3~4 次加入少量液体中作间歇快速滴注;红霉素每日 1~2g,分 3~4 次静滴。庆大霉素 80mg,每日 2~3 次,静滴或肌注;阿米卡星每日 200~400mg,分 2 次肌注,疗程一般不超过 10 天。甲硝唑 500mg,静滴,每 8 小时 1 次,病情好转后改口服,每次 400mg,每 8 小时 1 次,若患者为内源性细菌感染,且平素很少应用抗生素可考虑选用此方案。

克林霉素与氨基糖苷类药物联合方案:克林霉素 600~900mg,每 8~12 小时 1 次,静滴;庆大霉素先给予负荷量(2mg/kg),然后予维持量(1.5mg/kg),每 8 小时 1 次,静滴或肌注。临床症状、体征改善后继续静脉应用 24~48 小时,克林霉素改为口服,每次 300mg,每日 3~4 次,连用 14 天。此方案对以厌氧菌为主的感染疗效较好,常用于治疗输卵管卵巢脓肿。

第二代头孢菌素或相当于第二代头孢菌素的药物及第三代头孢菌素或相当于第三代头孢菌素的药物:如头孢西丁钠 1~2g,静注,每 6 小时 1 次。头孢替坦二钠 1~2g,静注,每 12 小时 1 次。其他可选用头孢呋辛钠、头孢唑肟、头孢曲松钠、头孢噻肟钠。

第二代头孢菌素及第三代头孢菌多用于革兰阴性杆菌及淋病奈瑟菌感染的治疗。若考虑有衣原体或支原体感染,应加服多西环素 100mg,每 12 小时 1 次,连续用药 10~14 天。对不能耐受多西环素者,可用阿奇霉素替代,每次 500mg,每日 1 次,连用 3 天。

喹诺酮类药物与甲硝唑联合方案:环丙沙星 200mg,静滴,每 12 小时 1 次;或氧氟沙星 400mg,静滴,每 12 小时 1 次;或左氧氟沙星 500mg,静滴,每日 1 次。甲硝唑 500mg,静滴,每 8 小时 1 次。

青霉素类与四环素类药物联合方案:氨苄西林/舒巴坦 3g,静注,每 6 小时 1 次,加多西环素 100mg,每日 2 次,连用 14 天。

对放置宫内节育器者,抗生素治疗后应将其取出。

(3)手术治疗:主要用于治疗抗生素控制不满意的 TOA 或盆腔脓肿,手术指征有:

药物治疗无效:TOA 或盆腔脓肿经药物治疗 48~72 小时,体温持续不降,患者中毒症状加重或包块增大,应及时手术,以免发生脓肿破裂。

脓肿持续存在:经药物治疗病情有好转,继续控制炎症数日(2~3 周),包块仍未消失但已局限化,应手术切除,以免日后再次急性发作,或形成慢性盆腔炎。据国外报道,25%~30% TOA 因脓肿持续存在而行手术治疗。

脓肿破裂:突然腹痛加剧、寒战、高热、恶心、呕吐、腹胀,检查腹部拒按或有中毒性休克表现,应怀疑脓肿破裂。若脓肿破裂未及时诊治,死亡率高。因此,一旦怀疑脓肿破裂,需立即在抗生素治疗的同时行剖腹探查。

手术可根据情况选择经腹手术或腹腔镜手术。手术范围应根据病变范围、患者年龄、一般状态等全面考虑。原则以切除病灶为主。年轻妇女应尽量保留卵巢功能,以采用保守性手术为主;年龄大、双侧附件受累或附件脓肿屡次发作者,行全子宫及双附件切除术;对极度衰弱危重患者的手术范围须按具体情况决定。若盆腔脓肿位置低，突向阴道后穹时，可经阴道切开排脓，同时注入抗生素。

(4)中药治疗：主要为活血化瘀、清热解毒药物，例如银翘解毒汤、安宫牛黄丸或紫血丹等。

(五)预防

作好经期、孕期及产褥期的卫生宣传；严格掌握产科、妇科手术指征，作好术前准备；术时注意无菌操作；术后作好护理，预防感染；治疗急性盆腔炎时，应用到及时治疗、彻底治愈，防止转为慢性盆腔炎；注意性生活卫生，减少性传播疾病，经期禁止性交。

六、慢性盆腔炎症

慢性盆腔炎常为急性盆腔炎未能彻底治疗，或患者体质较差病程迁延所致，但亦可无急性盆腔炎病史，如沙眼衣原体感染所致输卵管炎。慢性盆腔炎病情较顽固，当机体抵抗力较差时，可有急性发作。部分慢性盆腔炎为急性盆腔炎遗留的病理改变，并无病原体。

(一)病理

1.慢性子宫内膜炎

慢性子宫内膜炎可发生于产后、流产后或剖宫产后，因胎盘、胎膜残留或子宫复旧不良，极易感染；也见于绝经后雌激素低下的老年妇女，由于内膜菲薄，易受细菌感染，严重者宫颈管粘连形成宫腔积脓。子宫内膜充血、水肿，间质大量浆细胞或淋巴细胞浸润。

2.慢性输卵管炎、输卵管积水、输卵管卵巢炎及输卵管卵巢囊肿

慢性输卵管炎双侧居多，输卵管呈轻度或中度肿大，伞端可部分或完全闭锁，并与周围组织粘连。若输卵管伞端及峡部因炎症粘连闭锁，浆液性渗出物积聚形成输卵管积水；有时输卵管积脓中的脓液渐被吸收，浆液性液体继续自管壁渗出充满管腔，亦可形成输卵管积水。积水输卵管表面光滑，管壁甚薄，由于输卵管系膜不能随积水输卵管囊壁的增长扩大而相应延长，故积水输卵管向系膜侧弯曲，形似腊肠或呈曲颈的蒸馏瓶状，卷曲向后，可游离或与周围组织有膜样粘连。

输卵管发炎时波及卵巢，输卵管与卵巢相互粘连形成炎性肿块，或输卵管伞端与卵巢粘连并贯通，液体渗出形成输卵管卵巢囊肿，也可由输卵管卵巢脓肿的脓液被吸收后由渗出物替代而形成。

3.慢性盆腔结缔组织炎

多由慢性宫颈炎症发展而来，由于宫颈的淋巴管与宫旁结缔组织相通，宫颈炎症可蔓延至宫骶韧带处，使纤维组织增生、变硬。若蔓延范围广泛，可使子宫固定，宫颈旁组织增厚。

(二)临床表现

1.慢性盆腔痛

慢性炎症形成的瘢痕粘连以及盆腔充血，常引起下腹部坠胀、疼痛及腰骶部酸痛，常在劳累、性交后及月经前后加剧。有文献报道约20%急性盆腔炎发作后遗留慢性盆腔痛。

2.不孕及异位妊娠

输卵管粘连阻塞可致不孕或异位妊娠。急性盆腔炎后不孕发生率为20%～30%。有文

献报道 1 次盆腔炎发作,不孕危险为 13%,2 次为 36%,3 次为 60%～75%。

3.月经异常

盆腔淤血可致经量增多;卵巢功能损害时可致月经失调;子宫内膜炎常有月经不规则,老年性子宫内膜炎可有脓血性分泌物。

4.全身症状

多不明显,有时仅有低热,易感疲倦。因病程时间较长,部分患者可出现神经衰弱症状,如精神不振、失眠、周身不适等。当患者抵抗力差时,易有急性或亚急性发作。

5.体征

若为子宫内膜炎,子宫增大、压痛;若为输卵管炎,则在子宫一侧或两侧触到呈索条状增粗输卵管,并有轻度压痛;若为输卵管积水或输卵管卵巢囊肿,则在盆腔一侧或两侧触及囊性肿物,活动多受限;若为盆腔结缔组织炎时,子宫常呈后倾后屈,活动受限或粘连固定,子宫一侧或两侧有片状增厚、压痛,宫骶韧带常增粗、变硬,有触痛。

(三)诊断与鉴别诊断

急性盆腔炎病史以及症状和体征明显者,诊断多无困难。但不少患者自觉症状较多,而无明显盆腔炎病史及阳性体征,此时对慢性盆腔炎的诊断须慎重,以免轻率做出诊断,造成患者思想负担。有时盆腔充血或阔韧带内静脉曲张也可产生类似慢性盆腔炎的症状。诊断困难时,应行腹腔镜检查。

慢性盆腔炎有时与子宫内膜异位症不易鉴别,子宫内膜异位症痛经呈继发性、进行性加重,若能触及典型触痛结节,有助于诊断。鉴别困难时应行腹腔镜检查。输卵管积水或输卵管卵巢囊肿需与卵巢囊肿相鉴别,输卵管卵巢囊肿除有盆腔炎病史外,肿块呈腊肠形,囊壁较薄,周围有粘连;而卵巢囊肿一般以圆形或椭圆形较多,周围无粘连,活动自如。附件炎性包块与周围粘连,不活动,有时易与卵巢癌相混淆,炎性包块为囊性而卵巢癌为实性,B 型超声检查有助于鉴别。

(四)治疗

根据病变部位以及患者主诉采取综合治疗方法为宜。慢性盆腔炎由于病程长,患者思想压力大,治疗时需患者解除思想顾虑,增强治疗信心,增加营养,锻炼身体,注意劳逸结合,提高机体抵抗力。

1.子宫内膜炎

对产后、流产后怀疑有胎盘胎膜残留者,应用抗生素治疗后行刮宫术。对老年性子宫内膜炎采用全身抗生素治疗,必要时应用小剂量雌激素,若有宫腔积脓,需行扩宫术。

2.输卵管炎或输卵管卵巢炎

若患者主诉为盆腔痛,单一治疗往往难以奏效,常需综合治疗。

(1)物理疗法:物理疗法能促进盆腔局部血液循环,改善组织营养状态,提高新陈代谢,以利于炎症吸收和消退。常用的有激光、短波、超短波、微波、离子透入(可加入药物如青霉素、链霉素等)。

(2)中药治疗:慢性盆腔炎以湿热型居多,治则以清热利湿,活血化瘀为主,有些患者为寒凝气滞型,治则为温经散寒、行气活血。

（3）抗生素治疗：长期或反复多种抗生素的联合治疗有时并无显著疗效，但对于年轻需保留生育功能者，或急性发作时可以应用，最好同时采用抗衣原体的药物。

（4）其他药物治疗：采用 α-糜蛋白酶 5mg 或透明质酸酶 1500U，肌内注射，隔日 1 次，7～10 次为一疗程，以利粘连和炎症吸收。

（5）手术治疗：存在感染灶，反复引起炎症急性发作或伴有严重盆腔疼痛，经综合治疗无效者应行手术治疗。手术以彻底治愈为原则，避免遗留病灶再次复发。根据患者年龄、病变轻重及有无生育要求决定手术范围，行单侧附件切除术或全子宫切除术加双侧附件切除术。对年轻妇女应尽量保留卵巢功能。

若患者主诉为不孕，对病变较轻者可采用以上保守方法治疗，但由于慢性输卵管炎常为不可逆组织损害，多需要辅助生育技术协助受孕。

3.输卵管积水或输卵管卵巢囊肿

其多为盆腔炎症的后果，常无病原体，抗生素治疗无效，应行手术治疗。对年轻要求生育患者可行输卵管造口术或开窗术；对无生育要求者行患侧附件切除术。

（五）预防

注意个人卫生，锻炼身体，增强体质，及时彻底治疗急性盆腔炎。

七、一般护理

1.预防

做好经期、孕期及产褥期的卫生宣传教育；指导性生活卫生，减少性传播疾病，经期禁止性交；治疗急性盆腔炎时，应做到及时治疗、彻底治愈，防止转为慢性盆腔炎；做好产科、妇科手术术前准备，术时注意无菌操作，术后做好护理，预防感染。

2.一般护理

提供良好的环境，保证充分休息，取半卧位以利用脓液积聚于子宫直肠陷凹而使炎症局限。有高热者，采用物理降温；给予高热量、高蛋白、高维生素流食或半流食，补充液体，纠正电解质紊乱和酸碱失衡；有腹胀者行胃肠减压；尽量避免不必要的妇科检查，以免引起炎症扩散。

3.用药护理

在抗生素的选择上多采用联合用药，抗生素使用要足量，并根据药敏试验结果与临床治疗反应，随时予以调整。用药过程中，要注意观察药物的毒性反应，以及用药反应，给药途径以静脉滴注效果快，但要注意输液反应，做好输液的护理，并准确及时按医嘱给药。

4.消毒隔离

患者的会阴垫、便盆、被褥等用后应立即消毒，出院患者做好终末消毒。

八、健康教育

进行健康教育，指导房事卫生，经期、产褥期禁房事，注意外阴部清洁卫生，保持心情舒畅，加强营养，高热患者应多饮水，卧床休息，取半卧位，观察并记录患者体温、脉搏、神志及腹痛情况。

预防调护应做到以下几点：

(1)坚持经期、产后及流产后的卫生保健。

(2)严格掌握妇产科手术指征，术前认真消毒，无菌操作，术后做好护理，预防感染。

(3)对急性盆腔炎要彻底治愈，防止转为慢性而反复发作。

(4)卧床休息，半卧位，饮食应加强营养，选择易于消化的食品。

(5)急性盆腔炎经及时有效的治疗，多可在短期内治愈。失治误治，病势加重，可发展为全腹膜炎、败血症、休克，甚至死亡；迁延治疗，多转为慢性盆腔炎，长期腰腹部疼痛，带下量多，常常影响生育。

第四节　宫颈癌

在全球妇女中，宫颈癌是仅次于乳腺癌的女性最常见恶性肿瘤。发病年龄高峰在 50 岁左右，近年来有年轻化趋势。全世界每年新诊断病例 45 万～50 万，其中亚洲占 67%，欧美发达国家占 12%，拉丁美洲占 11%，非洲占 10%。全世界每年死于该病约 25 万人。我国每年新发病例为 13.15 万，主要分布在中部地区，山区高于平原。1973—1975 年宫颈癌病死率为 9.98/10 万，1990—1992 年降至 3.25/10 万。这是由于广泛开展宫颈细胞学筛查使宫颈癌得以早期发现、早期治疗并积极治疗癌前病变，阻断了宫颈癌的发生和发展，从而提高了生存率、降低了发病率和病死率。

一、病因

近年来，人类乳头瘤病毒(HPV)已被认为是导致宫颈癌的主要危险因素，以 HPV-16 与宫颈癌的发病关系最密切。其他的危险因素包括：性生活过早、初次性交年龄≤16 岁；患者本人及其性伴侣有多个性伙伴；有性病病史的患者或其性伴侣；早分娩、密产、多产；性伴侣有阴茎癌、前列腺癌等病史。吸烟、口服避孕药、单纯疱疹病毒Ⅱ型等也与宫颈癌的发生有一定的关系。

二、组织发生和发展

宫颈阴道部鳞状上皮与宫颈管柱状上皮共同组成宫颈上皮，两者在宫颈外口交接，称原始鳞-柱交接部。在高雌激素影响时，柱状上皮向外扩展，此时的鳞-柱交接处称生理性鳞-柱交接部。原始鳞-柱交接部和生理性鳞-柱交接部之间的区域称移行带区。雌激素水平低落时，柱状上皮回缩至宫颈管。移行带区的柱状上皮逐渐被鳞状上皮替代的机制有鳞状上皮化生和鳞状上皮化。在移行带区反复变动的过程中，若宫颈上皮受到某些致癌因素的刺激，可发展成宫颈癌。

三、病理

宫颈癌好发子宫颈鳞状上皮与柱状上皮交接部。

(一)宫颈上皮内瘤样病变(CIN)

是宫颈浸润癌的癌前病变,包括宫颈不典型增生和原位癌。

1.宫颈不典型增生

镜下特点为:①细胞核增大、深染,大小形态不一;②染色质增多、增粗;③核浆比例增大;④核分裂增多;⑤细胞极性紊乱至消失。根据病变程度分三度(三级)。

轻度(Ⅰ级):细胞异型性轻,异常细胞限于上皮层的下 1/3。

中度(Ⅱ级):细胞异型性明显,异常细胞限于上皮层的下 2/3。

重度(Ⅲ级):细胞异型性显著,异常细胞占据上皮层的 2/3 以上或全层,不易与原位癌区别。

CIN 分级:根据细胞异型程度分三级。

CIN Ⅰ级:指轻度不典型增生。

CIN Ⅱ级:指中度不典型增生。

CIN Ⅲ级:指重度不典型增生与原位癌。

2.宫颈原位癌

癌细胞限于上皮层内,基底膜完整,无间质浸润。镜下特点为①细胞排列紊乱,无极性;②细胞核大,核浆比例增大;③核异型性大,染色深浅不一;④异常核分裂象多见,在上皮内各层均可发现。

(二)宫颈浸润癌

过去鳞状细胞癌占 90%~95%,腺癌约占 5%,腺鳞癌极少。最近腺癌和腺鳞癌的发病率上升且多发生于年轻患者。目前鳞癌占 80%~85%,腺癌约占 15%,腺鳞癌占 3%~5%。鳞癌预后较好,低分化腺癌和腺鳞癌恶性程度高、预后差。宫颈浸润癌的大体病理可分为:①外生型或菜花型肿瘤向外生长状如菜花;②内生型:肿瘤向宫颈深部组织浸润,宫颈表面光滑或仅有轻度糜烂,宫颈膨大;③溃疡型:癌组织坏死脱落形成溃疡或空洞;④颈管型:肿瘤生长在宫颈管内。

四、转移途径

1.直接蔓延

为最常见的扩散方式。癌灶向下蔓延至阴道,向上可累及宫体,向两侧蔓延至宫旁组织、主韧带、阴道旁组织甚至输尿管和骨盆壁,向前可侵犯膀胱,向后可侵犯宫骶韧带和直肠。

2.淋巴转移

是浸润癌的主要转移途径。癌瘤可经宫旁组织中的小淋巴管转移到闭孔、髂内、髂外、髂总淋巴结,进而达腹主动脉旁淋巴结及锁骨上淋巴结,也可逆行转移到腹股沟淋巴结,沿宫骶韧带到骶前淋巴结。

3.血行转移

少见。晚期可经血行转移至肺、肝、骨和脑。

五、临床分期

按国际妇产科联盟的分期标准(表 3-1)。

表 3-1　宫颈癌的分期

FIGO 分期		UICC(TNM)分期
	原发肿瘤无法评估	T_x
	没有原发肿瘤证据	T_0
0 期	原位癌	$TisN_0M_0$
Ⅰ期	宫颈癌局限在子宫(癌扩展到宫体,不影响分期)	$T_1N_0M_0$
Ⅰa	镜下浸润癌。所有肉眼可见的病灶,包括表浅浸润,均为Ⅰb/Tlb	$T_{1a}N_0M_0$
Ⅰa₁	间质浸润深度不超过 3mm,水平扩散≤7mm²	$T_{1a1}N_0M_0$
Ⅰa₂	间质浸润深度 3～5mm,水平扩散≤7mm²	$T_{1a2}N_0M_0$
Ⅰb	临床可见癌灶局限于宫颈,或者镜下病灶＞Ⅰa₂/TⅠa₂ 期	$T_{1b}N_0M_0$
Ⅰb₁	临床可见癌灶最大径线≤4cm	$T_{1b1}N_0M_0$
Ⅰb₂	临床可见癌灶最大径线＞4cm	$T_{1b2}N_0M_0$
Ⅱ期	肿瘤超越子宫,但未达骨盆壁或未达阴道下 1/3	$T_2N_0M_0$
Ⅱa	无宫旁浸润	$T_{2a}N_0M_0$
Ⅱb	有宫旁浸润	$T_{2b}N_0M_0$
Ⅲ期	肿瘤扩展到骨盆壁和(或)侵犯到阴道下 1/3 和(或)引起肾积水或肾无功能	$T_3N_0M_0$
Ⅲa	肿瘤累及阴道下 1/3,没有侵犯骨盆壁	$T_{3a}N_0M_0$
Ⅲb	肿瘤侵犯到骨盆壁和(或)引起肾积水或肾无功能	$T_{3b}N_1M_0$
Ⅳa	肿瘤侵犯膀胱黏膜或直肠黏膜和(或)超出真骨盆 b	T_4 任何 N,M_0
Ⅳb	远处转移	任何 T 任何 N,M_1

a.无论从腺上皮或者表面上皮起源的病变,从上皮的基底膜起浸润深度不超过 5mm。肿瘤浸润深度指从最接近表皮乳头的上皮—间质结合部至最深浸润点的距离。无论是否浸润静脉或淋巴等脉管区域,均不影响分期。b.膀胱泡状水肿不能分为 T_4 期

六、临床表现

(一)症状

早期宫颈癌常无症状或仅有少量接触性出血,与宫颈糜烂无明显区别。晚期主要表现为阴道不规则出血,阴道分泌物增多和疼痛。

1.阴道出血

可表现为性交后或妇科检查后的接触性出血,也可表现为阴道不规则出血。病灶较大,侵蚀较大血管使其破裂时,可出现多量出血甚至致命性大出血。年老患者常表现为绝经后阴道出血。

2.阴道排液

阴道排液增多、白色或血性,稀薄如水样或米泔样,有腥臭。若肿瘤坏死感染,可有脓样或米汤样恶臭分泌物。

3.疼痛

为晚期癌表现。可出现坐骨神经痛或骶髂部持续性疼痛。若肿瘤压迫或侵蚀输尿管造成梗阻,可出现腰痛。淋巴管阻塞可出现下肢水肿和疼痛。

4.侵犯邻近器官引起的症状

累及泌尿道可出现尿频、尿痛、血尿、膀胱阴道瘘、肾盂积水、尿毒症等;累及直肠可出现肛门坠胀、便秘、里急后重、便血、肠梗阻、直肠阴道瘘等。

5.恶病质

消瘦、发热、全身衰竭等。

(二)体征

CIN 和早期宫颈癌可仅有宫颈糜烂的表现,外生型宫颈癌见宫颈上有息肉状、乳头状、菜花状赘生物,质脆,触之易出血,可合并感染;内生型见宫颈肥大、质硬,宫颈膨大如桶状。晚期癌组织坏死脱落形成溃疡或空洞。癌灶浸润阴道壁时可见阴道壁上有赘生物。如向宫旁浸润,双合诊和三合诊可扪及子宫两侧增厚、结节状,有时浸润达盆壁,形成"冰冻骨盆"。

七、诊断

根据病史、临床表现、全身检查和妇科检查及病理检查可确诊。下列辅助检查可协助早期诊断和临床分期。

1.宫颈刮片细胞学检查

是发现早期宫颈癌的最有效检查方法,也普遍应用于防癌普查,阳性率可达90%以上。可用平滑的竹片、小脚板或细胞刮取器在宫颈鳞-柱状上皮交界处取材,老年妇女要注意从宫颈管处取材。取材后涂于玻片上,固定染色后镜检。目前采用的细胞分类法为巴氏分类法,TBS 分类法正在逐步推广。发现可疑癌细胞或核异质细胞应作宫颈活体组织检查。HPV 测定配合刮片可提高细胞学诊断的准确性。

2.宫颈和宫颈管活体组织检查

是确诊宫颈癌和癌前病变的最可靠和必不可少的检查之一。应在宫颈鳞-柱状上皮交界处的 3、6、9、12 点钟等处多点取材。为了提高取材的准确性,可在碘试验或阴道镜指导下活检。

(1)碘试验:将碘溶液涂在宫颈和阴道上,正常宫颈和阴道鳞状上皮被染为棕色或深赤褐色,不染色区为危险区,应在该区取材活检。

（2）阴道镜检查：可观察宫颈表面有无异型细胞及血管走向等改变，在可疑部位取材活检。若细胞学检查可疑而宫颈活体组织检查阴性，应用小刮匙搔刮宫颈管组织活检。

3.宫颈锥切术

当多次宫颈细胞学检查结果阳性而宫颈活体组织检查结果阴性，或活体组织检查为原位癌，而临床不能排除浸润癌时，可考虑做宫颈锥切术。切出的标本作连续病理切片检查。传统的锥切术因并发症多，而且可用多点取材活体组织检查和宫颈管搔刮替代，故目前临床上少用。宫颈环形电切术（LEEP）或冷凝电刀做宫颈锥切术可减少出血，一般也不影响病理检查。

4.影像学和内镜检查

B型超声、CT、MRI、淋巴管造影，膀胱镜、结肠镜、静脉肾盂造影等可了解病变侵犯的程度，协助进行临床分期。

八、鉴别诊断

应与宫颈糜烂、宫颈息肉、宫颈乳头状瘤、子宫黏膜下肌瘤、宫颈结核、宫颈尖锐湿疣、宫颈子宫内膜异位症等鉴别，宫颈细胞学检查和活体组织检查是可靠的鉴别方法。另外，颈管型宫颈癌应与Ⅱ期子宫内膜癌相鉴别。

九、预防

普及防癌知识，提倡晚婚少育，开展性卫生教育，定期开展普查普治，30岁以上已婚妇女应定期作宫颈细胞学检查，积极治疗宫颈糜烂和宫颈上皮内瘤样病变。

十、治疗

根据临床分期、病理类型、患者年龄、全身情况及医疗设备、技术水平等选择手术、放疗或化疗等方法。原则上Ⅰa～Ⅱa期采用手术治疗，手术类型，见表3-2。Ⅱb期以上采用放疗，晚期或复发病例可考虑采用化疗。也可在手术前或放疗前化疗，待癌灶缩小后再手术或放疗。

表 3-2　经腹子宫切除术的类型

手术类型	筋膜内	筋膜外Ⅰ型	次广泛Ⅱ型	广泛Ⅲ型
宫颈筋膜	部分切除	全部切除	全部切除	全部切除
阴道切除长度	无	少量穹隆部	近端1～2cm	阴道上1/3～1/2
膀胱	部分分离	部分分离	部分分离	分离
直肠	不分离	分离部分R-V隔膜	分离部分R-V隔膜	分离
输尿管	不分离	不分离	打开输尿管隧道	完全解剖到膀胱入口
主韧带	在输尿管与子宫中间切除	在输尿管与子宫中间切除	切除到输尿管水平	切除到盆壁
骶骨韧带	在宫颈水平切除	在宫颈水平切除	部分切除	切除到骨盆后壁
子宫	切除	切除	切除	切除

续表

手术类型	筋膜内	筋膜外Ⅰ型	次广泛Ⅱ型	广泛Ⅲ型
宫颈	部分切除	完全切除	完全切除	完全切除

Ⅳ型:扩大广泛子宫切除术(Ⅲ型加部分膀胱或输尿管切除)

1.CIN 和原位癌

CINⅠ级按炎症处理。CINⅡ级可选用电凝、冷冻、激光等方法治疗。CINⅢ级多主张作全子宫切除术。对年轻、要求保留生育功能者可行宫颈锥切术或宫颈环行电切术(LEEP),尽可能切除病灶而又最大限度地减少对生育功能的影响,术后定期随访。

2.Ⅰa₁ 期

病灶没有累及淋巴、血管区,锥切边缘均正常,可仅用锥切。其他患者可行筋膜外全子宫切除术。年轻患者卵巢正常者应予保留并行卵巢移位。

3.Ⅰa₂、Ⅰb 和Ⅱa 期

广泛子宫切除术和双侧盆腔淋巴结清扫术。对年轻患者,卵巢正常应予保留。对于病灶较小、希望保留生育功能的妇女,广泛宫颈、宫旁和盆腔淋巴结清扫术是一种新的替代治疗方法。对Ⅰb₂ 期大的中央型病灶和宫颈桶状病灶可以单独进行放疗或作广泛全宫切除和盆腔淋巴结清扫术。或者采用术前放疗、然后作简单的全宫切除术的方法。另外,因为这些肿瘤的盆腔淋巴结转移率较高,建议在手术时进行腹主动脉旁淋巴结清扫术或放疗。对年轻妇女,放疗前也可以进行腹腔镜下卵巢移位术。

4.Ⅱb、Ⅲ和Ⅳa 期

可单独放疗,包括体外照射和腔内照射两种方法。也可以和手术治疗相配合。术前放疗可使病灶缩小、防止扩散而利于手术;术后放疗可补充手术的不足如盆腔或腹主动脉旁淋巴结有转移或血管、淋巴管有癌栓及手术不彻底者。

5.Ⅳa 期

全盆腔放疗结合化疗控制症状。

6.化疗

主要用于晚期或复发转移病例或作为手术和放疗的辅助治疗方法。可采用全身用药、动脉插管化疗及介入治疗等方法。一般采用联合化疗,常用药物有顺铂、卡铂、环磷酰胺、异环磷酰胺、氟尿嘧啶、博来霉素、丝裂霉素、长春新碱等,以顺铂疗效较好。

十一、特殊特例

1.术后补充放疗

已进行手术,但手术标本发现预后不良因素,如肿瘤接近或达到切除标本的边缘、两个以上的盆腔淋巴结阳性,或镜下发现宫旁肿瘤扩散的证据,建议术后补充放疗。

2.意外发现的宫颈浸润癌

全子宫切除术后,病理标本意外发现宫颈浸润癌,术后可以补充盆腔放疗。如果仅是镜下浸润癌,则不需要补充治疗。如患者一般情况好,无大的全身性疾病,可以做广泛宫旁切除术或阴道切除术加双侧盆腔淋巴结切除术。这种方法对希望保留卵巢功能的年轻患者有好处。也可以用放疗前腹腔镜卵巢移位的方法来代替。放疗是合适的代替广泛宫旁切除术的治疗方法，特别是对于不愿接受广泛盆腔手术的患者或者已有广泛扩散的患者，这些患者容易发生围手术期疾病（表 3-3）。

广泛全子宫切除术后的放疗：病灶接近切缘者术后用腔内放疗，切缘及淋巴结阳性者用外照射。原位癌可仅用腔内放疗。淋巴结阴性者，若有其他危险因素术后放疗也有意义：病灶较大＞4cm，间质浸润较深，血管-淋巴区域受累，切缘阳性。

表 3-3　简单全子宫切除术后意外发现的宫颈浸润癌放疗指南

分组	肿瘤范围	外照射（Gy）		LDR 腔内表面剂量（Gy）
		全盆腔	宫旁	
Ⅰ	微浸润（≤3mm），边缘清晰	0	0	无或 ovoids（65～70）
Ⅱ	浸润（＞3mm），边缘清晰	20	30	65
Ⅲ	微小残余病灶（＋边缘）或淋巴侵犯	30	20	75～80
Ⅳ	大的残余病灶"经肿瘤切除"	40	10～20	75
Ⅴ	复发肿瘤	40	10～20	80＋（InterstitlalRx）

3.妊娠期宫颈浸润癌

妊娠期宫颈浸润癌的诊断方法与非妊娠期相同。在妊娠期，治疗方法取决于患者是否希望继续妊娠。如果胎龄较早，估计胎儿难以存活，临床分期为Ⅰ期或Ⅱa期，可以采用广泛全子宫切除和盆腔淋巴结切除术，把子宫和胎儿一并切除。胎儿已接近成熟的早期病例，经与患者充分讨论后患者仍希望继续妊娠的话，可以选择剖宫取胎及广泛全子宫切除加双侧盆腔淋巴结切除术的治疗方法。晚期病例一般采用放疗。

4.复发性宫颈癌

放疗后的中央型复发，如果没有转移的证据，仍有较好的治疗效果。如果复发病灶较小而且局限于中央，适合于广泛全子宫切除和部分阴道切除。原接受放射治疗量的巨大中央型复发患者，需要进行盆腔脏器清除术。

5.宫颈残端癌

如为早期病变，可以选择广泛宫颈切除和阴道上段切除加双侧盆腔淋巴结切除术。进展期或晚期病例，选用放疗更合适。

十二、预后

影响预后的因素包括全身情况、临床分期、组织类型、肿瘤体积、淋巴结转移、治疗措施等。预后与临床分期直接相关。宫颈癌的 5 年生存率为：Ⅰ期 81.6％，Ⅱ期 61.3％，Ⅲ期 36.7％，Ⅳ期12.1％。

十三、一般护理

（一）协助患者接受各种诊治方案

评估患者目前的身心状况及接受诊治方案的反应，利用挂图、实物、宣传资料等向患者介绍有关宫颈癌的医学常识；介绍各种诊治过程、可能出现的不适及有效的应对措施。为患者提供安全、隐蔽的环境，鼓励患者提问。对确诊为 CIN Ⅰ 级者，可按炎症处理，每 3～6 个月随访刮片检查结果，必要时再次活检；确诊为 CIN Ⅱ 级者，应选用电熨、冷冻等宫颈炎的物理疗法，术后每 3 个月随访一次；诊断为 CIN Ⅲ 级者，多主张子宫全切除术。对有生育要求的年轻患者，可行宫颈锥形切除术，术后定期随访。与护理对象共同讨论问题，解除其疑虑，缓解其不安情绪，使患者能以积极态度接受诊治过程。

（二）鼓励患者摄入足够的营养

评估患者对摄入足够营养的认知水平、目前的营养状况及摄入营养物的习惯。注意纠正患者不良的饮食习惯，兼顾患者的嗜好，必要时与营养师联系，以多样化食谱满足患者需要，维持体重不继续下降.

（三）指导患者注意个人卫生

协助患者勤擦身、更衣，保持床单清洁，注意室内空气流通，促进舒适。指导患者勤换会阴垫，每日冲洗会阴 2 次，便后及时冲洗外阴并更换会阴垫。

（四）以最佳身心状态接受手术治疗

按腹部、会阴部手术护理内容，认真执行术前护理活动，并让患者了解各项操作的目的、时间、可能的感受等，以取得其合作。尤其注意于手术前 3 天选用消毒剂或氯己定等消毒宫颈及阴道。菜花型癌患者有活动性出血的可能，需用消毒纱条填塞止血，并认真交班嘱按时取出或更换。手术前夜认真做好清洁灌肠，保证肠道呈清洁、空虚状态，发现异常及时与医生联系。

因为妊娠期盆腔血液供应及淋巴流速增加可促进癌肿转移，所以子宫颈癌合并妊娠者分娩时容易发生癌组织扩散，并导致出血和感染。因此，妊娠合并宫颈癌者一般不应经阴道分娩。对子宫颈癌合并妊娠者，应根据肿瘤发展情况及妊娠月份确定其治疗方法。对确定为原位癌者严密随访，至妊娠足月时行剖宫产结束分娩，产后继续随访，对确诊为宫颈浸润癌者，应立即终止妊娠，并接受相应治疗。由于体内高水平雌激素对宫颈移行带区细胞的影响，妊娠期妇女宫颈局部可出现类似原位癌病变，但产后可恢复正常，故不必处理。

（五）协助术后康复

宫颈癌根治术涉及范围广，患者术后反应也较一般腹部手术者大，为此更要求严格按腹部手术患者护理常规观察并记录生命体征及出入量。注意保持导尿管、腹腔各种引流管及阴道引流通畅，认真观察引流液性状及量。通常按医嘱于术后 48～72 小时去除引流管，术后 7～14 天拔除尿管。拔除尿管前 3 天开始夹管，每 2 小时开放一次，定时间断放尿以训练膀胱功能，促使恢复正常排尿功能。患者于拔管后 1～2 小时排尿一次；如不能自解应及时处理，必要时重新留置尿管.指导卧床患者进行床上肢体活动，以预防长期卧床并发症的发生。注意渐进性增加活动量，包括参与生活自理。术后需接受放疗、化疗者按有关内容进行护理。

(六)做好出院指导

护士要鼓励患者及其家属积极参与出院计划的制订过程,以保证计划的可行性。凡手术治疗者,必须见到病理报告单才可决定出院与否。如果有淋巴转移,则需继续接受放疗和(或)化疗,以提高5年存活率。对出院患者说明认真随访的重要性,并核实通讯地址。一般认为,第1年内,出院后1个月行首次随访,以后每2~3个月复查一次。出院后第2年,每3~6个月复查一次。出院后第3年至第5年,每半年复查一次。第6年开始,每年复查一次。如出现症状应及时随访。护士注意帮助患者调整自我,重新评价自我能力,根据患者具体状况提供有关术后生活方式的指导,包括根据机体康复情况逐渐增加活动量和强度,适当参加社会交往活动,或恢复日常工作。性生活的恢复需依术后复查结果而定,护士应认真听取患者对性问题的看法和疑虑,提供针对性帮助。

(七)提供预防保健知识

大力宣传与宫颈癌发病有关的高危因素,积极治疗宫颈炎,及时诊治CIN,以阻断宫颈癌的发生。30岁以上妇女到妇科门诊就医时,应常规接受宫颈刮片检查,一般妇女每1~2年普查一次,有异常者应进一步处理。已婚妇女,尤其是绝经前后有月经异常或有接触性出血者,应及时就医,警惕生殖道癌的可能。

十四、健康教育

注意疏导情志,减轻其精神压力和负担,保持健康和乐观的情绪,正确对待疾病。加强医患沟通,树立战胜病痛的信心,积极配合临床治疗。

第五节 子宫肌瘤

子宫肌瘤由平滑肌和结缔组织组成,又称子宫平滑肌瘤。是女性生殖系统最常见的肿瘤。多见于30~50岁妇女。

一、病因

根据肌瘤好发于生育年龄妇女,绝经后肌瘤停止生长、逐渐萎缩甚至消失的特征,推测子宫肌瘤的发生发展可能与女性激素有关。虽然大多数子宫肌瘤患者血中的雌、孕激素水平并没有升高,但肌瘤组织中雌、孕激素受体的水平比子宫肌层高,这提示肌瘤组织局部对雌、孕激素的高敏感性可能在肌瘤的发生发展中起重要的作用。近年来的研究还发现许多肽类生长因子及其受体是子宫肌瘤的生长调节因子,因此,子宫肌瘤的发生发展可能是雌、孕激素和局部生长因子间复杂相互作用的结果。

二、病理

1.大体

为球形或不规则形实性结节,可单个或多个生长于子宫任何部位。一般为白色、质硬,切面为旋涡状结构。肌瘤本身无包膜,但肌瘤组织可压迫周围的子宫肌壁纤维而形成假包膜,使肌瘤与子宫肌层分界清楚,容易剥出。血管从外穿入假包膜内供给肌瘤营养。

2.镜下

主要由梭形平滑肌细胞和不等量纤维结缔组织所构成。细胞大小均匀、呈栅栏状或旋涡状排列。因切面的不同,细胞核可呈圆形或杆状,染色较深。

3.变性

肌瘤局部血供不足可引起各种退行性变。

(1)玻璃样变:又称透明变性,最常见。肌瘤组织水肿变软,剖面旋涡状结构消失,溶成玻璃样透明体。

(2)囊性变:玻璃样变继续发展,肌细胞坏死液化,形成大小不等的囊腔,内含胶冻样液体。

(3)红色变:多见于妊娠期和产褥期,可能是肌瘤血管破裂或退行性变引起溶血,血红蛋白渗入肌瘤内。切面暗红色,如半熟牛肉状,质软、腥臭,旋涡状结构消失。

(4)恶性变:主要为肉瘤变,发生率为 0.4%～1.25%。多发生于年龄较大的妇女。肌瘤在短期内迅速增大,或伴有阴道不规则流血。组织变软、质脆,切面灰黄色,似生鱼肉状。

此外,肌瘤还可发生脂肪变性、钙化等,均较少见。

三、分类

按肌瘤所在部位的不同可分宫体和宫颈肌瘤。肌瘤最初均起源于子宫肌层,向不同方向生长而形成下列 3 种类型。各种类型可单独存在,也可同时并存。

1.肌壁间肌瘤

最常见。位于子宫肌层内,周围被正常肌层包绕。

2.浆膜下肌瘤

突起在子宫表面,肌瘤表面仅覆盖少许肌层或浆膜层。可仅有一蒂与子宫相连。若蒂断裂肌瘤脱落在盆、腹腔内继续生长,称寄生性肌瘤或游走性肌瘤。肌瘤向阔韧带内生长,称阔韧带内肌瘤。

3.黏膜下肌瘤

向宫腔内生长,肌瘤表面覆盖子宫内膜。黏膜下肌瘤易形成蒂,肌瘤突出于宫腔内,甚至延伸至阴道内或阴道外。

四、临床表现

1.症状

有些患者可无症状,终身未被发现。症状的轻重主要取决于肌瘤的生长部位、大小、有无变性和并发症。

(1)阴道出血:是最常见的症状。肌壁间肌瘤主要表现为经量增多、经期延长,但出血有周期性。也可出现周期缩短。黏膜下肌瘤主要表现为经量增多、经期延长、周期紊乱、不规则出血或经后淋漓不尽。浆膜下肌瘤则很少引起子宫出血。

（2）腹部肿块：当肌瘤较大时，患者自觉下腹部实性肿块，活动度差。

（3）阴道排液：肌瘤可引起白带增多。若肿瘤发生坏死合并感染，则有持续性或不规则阴道出血和恶臭脓血样液排出。

（4）压迫症状：前壁肌瘤压迫膀胱可引起尿频、排尿困难、尿潴留等。后壁肌瘤压迫直肠可致里急后重、便秘、大便不畅等。阔韧带肌瘤压迫输尿管可引起输尿管扩张、肾盂积水等。

（5）疼痛：肌瘤可引起下腹坠胀、腰背酸痛等。肌瘤合并感染、红色变性或浆膜下肌瘤蒂扭转时可出现剧痛并伴有发热。

（6）不孕和流产：肌瘤向宫腔内生长或引起宫腔变形可妨碍精子通过、孕卵着床和胚胎发育，因而引起少数患者不孕或流产。

（7）贫血：长期月经过多或不规则阴道出血可导致失血性贫血。

2.体征

若肌瘤较大可在下腹部扪及质硬、圆形或不规则形实性结节状肿物。妇科检查时可发现子宫增大、表面有单个或多个不规则结节突起或有蒂与子宫相连的实性活动肿物。带蒂的黏膜下肌瘤突出于阴道内，用阴道窥器即可在阴道内见到表面光滑的红色结节。当组织坏死或合并感染时，肌瘤表面有渗出物覆盖并有恶臭味。

五、诊断及鉴别诊断

根据病史、症状和体征，诊断多无困难。借助 B 型超声、探测宫腔方向和深度、子宫输卵管碘油造影、子宫镜、腹腔镜、CT、MRI 等方法可明确诊断并与其他疾病相鉴别。子宫肌瘤需与下列疾病鉴别：妊娠子宫、卵巢肿瘤、子宫内膜异位症、盆腔炎性肿块、畸形子宫、子宫内膜癌、子宫颈癌等。根据停经史、HCG 和 B 型超声检查可与妊娠子宫鉴别；根据症状、体征、影像学检查和腹腔镜可与卵巢肿瘤、子宫内膜异位症、盆腔炎性肿块、畸形子宫鉴别；借助子宫镜和活体组织检查可鉴别子宫黏膜下肌瘤与子宫内膜癌；宫颈组织学检查和活体组织检查有助于带蒂的黏膜下肌瘤与宫颈癌的鉴别。

六、治疗

1.随访观察

适用于子宫小于妊娠 10 周子宫大小，无症状者。每 3～6 个月随访 1 次。

2.药物治疗

适用于子宫小于妊娠 10 周子宫大小，症状较轻或虽子宫大于妊娠 10 周子宫大小，但接近绝经年龄或全身情况不能耐受手术者。

（1）他莫昔芬（三苯氧胺）：雌激素受体拮抗药。10mg 每日 2 次，连用 3～6 个月。

（2）米非司酮：孕激素受体拮抗药。每日 10～25mg，连用 3～6 个月。可引起闭经并使子宫肌瘤缩小。

（3）黄体生成激素释放激素激动药：又称促性腺激素释放激素激动药，通过抑制雌二醇至绝经水平，造成假绝经状态，抑制肌瘤生长并使其缩小。适用于①术前用药 3～6 个月使肌瘤缩小,可减少手术中出血、减轻手术难度。也可使原来因肌瘤较大、需经腹切除子宫者可改为经阴道切除子宫或在腹腔镜下切除子宫。②子宫肌瘤合并不孕患者,用药后肌瘤缩小改善了受孕条件。③近绝经期者用药后提前过渡到自然绝经。④有合并症暂不能手术者。该类药物品种繁多,用法各异,药价昂贵,长期应用可引起骨质疏松,目前尚难以推广应用。

(4)雄激素:对抗雌激素,减少盆腔充血,促进近绝经期的患者提早绝经。常用甲睾酮,每日 10mg,舌下含服。或用丙酸睾酮 25mg,每 3～5 日肌注 1 次。雄激素每个月用量均不能超过 300mg,以免引起男性化。

3.手术治疗

适应证:①子宫大于妊娠 10 周子宫大小;②子宫虽小于妊娠 10 周子宫大小,但症状明显,经药物治疗无效;③子宫小于妊娠 10 周子宫大小,症状也较轻,但因肌瘤引起不孕或经常流产者。

手术方式有:

(1)子宫肌瘤切除术:适用于希望保留生育功能或 40 岁以下不愿切除子宫者。肌壁间肌瘤和浆膜下肌瘤可经腹或经腹腔镜下切除肌瘤;突出于阴道内的带蒂黏膜下肌瘤可经阴道摘除肌瘤;宫腔内的黏膜下肌瘤可经子宫镜切除肌瘤。

(2)子宫切除术:适应证①年龄>40 岁,无生育要求;②肌瘤生长较快疑有恶变可能;③肌瘤切除后再复发者。根据肌瘤大小、子宫活动度、技术、设备条件等选择手术途径,可以经腹、经阴道或经腹腔镜下切除子宫。常规采用全子宫切除术,宫颈无病变的年轻患者可采用次全子宫切除术。50 岁以下、卵巢正常者均应保留。

4.子宫肌瘤介入栓塞治疗术

通过子宫动脉栓塞术堵塞供应肌瘤的血管,使肌瘤缺血、变性、坏死。一般 3 个月后肌瘤会停止生长,逐步变小,月经量也减少并缓解压迫症状。介入栓塞治疗的优点是微创、可重复、并发症少和康复快。适用于年轻、希望保留生育功能及因身体条件不能耐受手术或不愿接受手术治疗的病例。

七、子宫肌瘤合并妊娠

子宫肌瘤合并妊娠并不常见,占肌瘤患者的 0.5％～1％,妊娠的 0.3％～0.5％。

1.妊娠对子宫肌瘤的影响

妊娠由于性激素的变化和盆腔血液供应丰富,可促使肌瘤快速生长和变性,常为红色变性。临床表现为肌瘤迅速增大,剧烈腹痛、发热、血白细胞升高等。

2.肌瘤对妊娠和分娩的影响

黏膜下肌瘤可妨碍受精卵着床而引起早期流产。大的肌壁间肌瘤可引起子宫腔变形和压迫,也可导致流产或胎位异常。若肌瘤位置较低,可妨碍胎儿先露部进入骨盆造成难产。产后则肌瘤可妨碍子宫收缩而导致产后大出血。

3.处理

发生红色变性时应保守治疗,使用止痛、抗感染、安胎药物。肌瘤造成产道梗阻者应做剖宫产。除非带蒂的浆膜下肌瘤,一般不主张在剖宫产的同时做子宫肌瘤切除术,以免引起难以控制的出血。

八、一般护理

(一)提供信息,增强信心

详细评估患者所具备的子宫肌瘤相关知识及错误概念,通过连续性护理活动与患者建立良好的护患关系,讲解有关疾病知识,纠正错误认识。为患者提供表达内心顾虑、恐惧、感受和期望的机会,帮助患者分析住院期间及出院后可被利用的资源及支持系统,减轻无助感.,使患者确信子宫肌瘤属于良性肿瘤,并非恶性肿瘤的先兆,通常不会出现其他问题,消除其不必要的顾虑,增强康复信心。

(二)积极处理,缓解不适

出血多需住院治疗者,应严密观察并记录其生命体征变化情况。除协助医生完成血常规及凝血功能检查外,需测血型、交叉配血,以备急用。注意收集会阴垫,评估出血量。按医嘱给予止血药和子宫收缩剂;必要时输血、补液、抗感染或协助刮宫术止血;维持正常血压并纠正贫血状态。巨大肌瘤患者出现局部压迫致尿、便不畅时,应予导尿,或用缓泻剂软化粪便,或番泻叶 2~4g 冲饮,以缓解尿潴留、便秘症状。需接受手术治疗者,按腹部及阴道手术护理。肌瘤脱出阴道内者,应保持局部清洁,防止感染。合并妊娠者应定期接受产前检查,多能自然分娩,不需急于干预,但要预防产后出血;若肌瘤阻碍胎先露下降,或致产程异常发生难产时,应按医嘱做好剖宫产术前准备及术后护理。

(三)鼓励患者参与决策过程

根据护理对象实际情况,提供疾病的治疗信息,允许护理对象参与决定自己的护理和治疗方案,并帮助其接受现实的健康状况,充分利用既往解决困难的有效方法,由本人评价自己的行为,认识自己的能力。

(四)提供随访及出院指导

护士要努力使接受保守治疗者明确随访的时间、目的及联系方式,按时接受随访指导,以便根据病情需要修正治疗方案。向接受药物治疗者讲明药物名称、用药目的、剂量、方法、可能出现的副反应及应对措施;选用雄激素治疗者,每月总剂量应控制在 300mg 以内。应该使术后患者了解术后 1 个月返院检查的内容、具体时间、地点及联系人等。患者的性生活、日常活动恢复均需通过术后复查全面评估身心状况后确定。任何时候出现不适或异常症状需及时随诊。

九、健康教育

平素注意劳逸结合,避免剧烈活动,经期前后忌食生冷寒凉之物,经期量多时应忌食辛辣香燥之品。

第六节　子宫内膜癌

子宫内膜癌又称子宫体癌,多见于 50～60 岁妇女。是女性生殖器三大恶性肿瘤之一。约占女性全身恶性肿瘤的 7%,女性生殖器恶性肿瘤的 20%～30%。近年来发病率有上升趋势,在有些国家,子宫内膜癌的发病已超过子宫颈癌而成为女性生殖器最常见的恶性肿瘤。

一、病因

尚不十分清楚,可能与雌激素的长期刺激有关。无排卵、不育、肥胖、糖尿病、高血压、晚绝经、多囊卵巢综合征、功能性卵巢肿瘤、长期大量应用外源性雌激素或他莫昔芬、子宫内膜不典型增生和遗传因素等均是子宫内膜癌的高危因素。

二、病理

1.癌前病变

子宫内膜不典型增生是子宫内膜癌的癌前病变。按增生的程度分为轻、中、重三度。

2.大体

按病变累及的范围可分为局限型和弥漫型。癌组织在子宫内膜呈局限性生长或弥漫侵犯子宫内膜大部分或全部。局部内膜表面粗糙。肿瘤向宫腔内生长时,形成息肉状或菜花状肿块。组织呈灰白色,可伴有灶性出血或坏死、溃疡形成。癌组织侵犯肌层时,表现为境界清楚、坚实、灰白色的结节状肿块。

3.镜下

子宫内膜癌的组织学类型复杂多样,按照 WHO/ISGP(国际妇产科病理协会)分类分为 7 种类型:①子宫内膜样腺癌,包括腺癌、腺角化癌(腺癌合并鳞状上皮化生)和腺鳞癌(腺癌和鳞癌并存),占 80%～90%;②黏液性癌;③浆液性癌;④透明细胞癌;⑤鳞状细胞癌;⑥混合性癌;⑦未分化癌。

子宫内膜癌组织病理分级:Gx,分级无法评估;G_1 级,癌组织中非鳞状或非桑葚状实性生长类型≤5%;G_2 级,癌组织中非鳞状或非桑葚状实性生长类型 6%～50%;G_3 级,癌组织中非鳞状或非桑葚状实性生长类型>50%。

三、转移途径

主要为直接蔓延和淋巴转移,晚期可出现血行转移。

1.直接蔓延

病灶沿子宫内膜蔓延生长,向上沿子宫角到输卵管;向下累及宫颈管及阴道;向肌层穿透子宫壁累及浆膜层蔓延至输卵管、卵巢,并可广泛种植于盆、腹腔腹膜,直肠子宫陷凹及大网膜。

2.淋巴转移

当癌灶浸润至深肌层、蔓延到宫颈管或组织分化不良时容易发生淋巴转移。宫底部的癌灶沿阔韧带上部淋巴管网至卵巢,经骨盆漏斗韧带到腹主动脉旁淋巴结;宫角部癌灶沿圆韧带至腹股沟淋巴结;子宫下段和宫颈管的癌灶转移途径与宫颈癌相同。子宫后壁的癌灶沿宫骶韧带扩散到直肠淋巴结;子宫前壁癌灶扩散到膀胱,通过逆流扩散到阴道前壁。

3.血行转移

较少见。晚期可经血行转移至肺、肝、骨和脑等处。

四、临床分期

国际妇产科联盟对子宫内膜癌有临床分期(表 3-4)和手术-病理分期(表 3-5)两个分期标准。术前和无法手术或单纯采用放、化疗的病例可采用临床分期(FIGO),手术的病例在手术后需按手术病理分期(FIGO)重新分期。

表 3-4　子宫内膜癌的临床分期

Ⅰ期	癌瘤局限于宫体
Ⅰa	子宫腔深度≤8cm
Ⅰb	子宫腔深度>8cm
Ⅱ期	癌瘤累及子宫颈
Ⅲ期	癌瘤播散到子宫外,局限在盆腔内(阴道、宫旁组织可能受累,但未累及膀胱、直肠)
Ⅳ期	癌瘤累及膀胱或直肠,或有盆腔外播散

表 3-5　子宫内膜癌的手术-病理分期

FIGO 分期	病灶范围	UICC(TNM)分期
	原发肿瘤无法评估	T_x
	无原发肿瘤证据	T_0
0	原位癌(浸润前癌)	$T_{is}N_0M_0$
Ⅰ	肿瘤局限于宫体	$T_1N_0M_0$
Ⅰa	肿瘤局限于子宫内膜	$T_{1a}N_0M_0$
Ⅰb	肿瘤浸润深度≤1/2肌层	$T_{1b}N_0M_0$
Ⅰc	肿瘤浸润深度>1/2肌层	$T_{1c}N_0M_0$
Ⅱ	肿瘤侵犯宫颈但无扩散到宫体外	$T_2N_0M_0$
Ⅱa	仅宫颈内膜腺体受累	$T_{2a}N_0M_0$
Ⅱb	宫颈间质浸润	$T_{2b}N_0M_0$
Ⅲ	局部和(或)区域的扩散	T_3和(或)N_1
Ⅲa	肿瘤侵犯浆膜层和(或)附件(直接蔓延或转移),和(或)腹水或腹腔冲洗液有癌细胞	$T_{3a}N_0M_0$
Ⅲb	阴道浸润(直接蔓延或转移)	$T_{3b}N_0M_0$

FIGO 分期	病灶范围	UICC（TNM）分期
Ⅲc	盆腔和（或）腹主动脉旁淋巴结转移	$T_{1,2,3a,3b}N_1M_0$
Ⅳa	肿瘤侵犯膀胱和（或）直肠黏膜a	T_4 任何 TM_0
Ⅳb	远处转移［包括腹腔内淋巴结转移，但不包括阴道、盆腔浆膜和附件的转移，主动脉旁和（或）腹股沟淋巴结转移］	任何 T 任何 NM_1

＊仅出现泡状水肿者不能分为 T_4 期

五、临床表现

1.症状

阴道出血、阴道排液、宫腔积液或积脓是子宫内膜癌的主要症状。

（1）阴道出血：绝经前表现为月经紊乱、经量增多、经期延长或经间期出血，绝经后表现为阴道不规则出血。

（2）阴道排液：可为白带增多、浆液性或浆液血性分泌物增多。合并感染者可有脓性或脓血性恶臭分泌物。

（3）疼痛：当癌瘤浸润周围组织或压迫神经时可引起下腹及腰骶部疼痛。有宫腔积液、积脓时可刺激子宫收缩，出现下腹痛及痉挛性疼痛。

（4）恶病质：晚期可出现贫血、消瘦、发热、全身衰竭等。

2.体征

早期可无明显体征，子宫可以正常大小或稍大。疾病发展时，子宫增大变软、固定或在宫旁或盆腔内扪及不规则形结节状肿物。

六、诊　断

根据病史、体征、分段诊刮、子宫镜及病理检查可确诊。

1.分段诊刮

是诊断子宫内膜癌最常用的检查方法。先用小刮匙环刮宫颈管，再用探针探测宫腔方向和深度，然后才用刮匙进入宫腔搔刮子宫内膜。刮出的组织物分别作病理检查。

2.子宫镜

可直视下观察宫颈管和宫腔情况，有助于术前的临床分期，同时可直视下取活体组织检查或指导刮宫和活体组织检查位置，提高活体组织检查准确率。

3.影像学检查

B 型超声较常用，可用阴道 B 型超声测量子宫内膜的厚度，绝经后妇女的子宫内膜厚度若超过 5mm 应引起高度警惕。必要时可选用钡灌肠、CT、MRI 等检查。

4.细胞学检查

从阴道后穹或宫颈管吸取细胞涂片检查阳性率不高。用子宫内膜冲洗法、尼龙网内膜刮取等方法可提高阳性率。

5.其他

血清 CA_{125} 水平对进展期患者有一定的诊断价值。

七、鉴别诊断

子宫内膜癌需与功能失调性子宫出血、老年性阴道炎、子宫黏膜下肌瘤、宫颈或子宫内膜息肉、子宫内膜炎、宫颈癌、原发性输卵管癌等鉴别。分段诊刮、子宫镜及病理检查是主要的鉴别手段。

八、预防

注意高危因素,重视高危患者,正确掌握雌激素使用指征和使用方法,围绝经期月经紊乱或绝经后不规则阴道出血患者应先排除子宫内膜癌才能按良性疾病治疗。

九、治疗

采用手术治疗为主,放疗、化疗和激素治疗为辅的综合治疗方法。子宫内膜癌手术分期程序是:腹部正中直切口、打开腹腔后立即取盆、腹腔冲洗液进行细胞学检查,然后仔细探查整个腹腔内脏器。网膜、肝脏、腹膜陷凹和附件表面均需检查和触摸任何可能存在的转移病灶,然后仔细触摸主动脉旁和盆腔内可疑或增大的淋巴结。在开始手术前先结扎或钳夹输卵管远侧端以防在处理子宫及附件时有肿瘤组织流出。切除子宫后,应该在手术区域外切开子宫以判断病变的范围。若腹主动脉旁及髂总淋巴结可疑、肿瘤明显侵犯附件及盆腔淋巴结,浸润至子宫外 1/2 肌层,病理类型为浆液性乳头状透明细胞癌及癌肉瘤,应进行主动脉旁淋巴结活检术。

许多子宫癌患者过度肥胖或年纪过大,或有并发症和合并症,所以在临床上必须判断患者能否耐受过大的手术。对于过度肥胖的患者,可采用腹腔镜协助下经阴道子宫切除术和腹腔镜下淋巴结清扫术。无腹腔镜条件者也可采用经阴道子宫切除术。

1.癌前病变

年轻患者的子宫内膜复合增生和不典型增生可用孕激素治疗。如黄体酮每日 10～20mg,甲羟孕酮(安宫黄体酮)每日 8mg,醋酸甲地孕酮每日 160mg,炔诺孕酮每日 3～4mg,连用 2～3 个月后复查子宫镜或分段诊刮。40 岁以上无生育要求者应选择全子宫切除术。

2.临床Ⅰ期

标准的术式是筋膜外全子宫切除术,双侧附件切除术及选择性盆腔、腹主动脉旁淋巴结取样或切除术,有条件者可行次广泛子宫切除术及盆腔、腹主动脉旁淋巴结清扫术,术后辅以激素治疗。

3.临床Ⅱ期

广泛子宫切除术、双侧附件切除术、双侧盆腔淋巴结清扫术及选择性主动脉旁淋巴结清扫术,术后辅以激素、放疗或化疗。

4.临床Ⅲ期

先进行手术,以确定诊断和分期并行减瘤术。尽可能切除肉眼可见的癌灶、子宫及双侧附件、大网膜和增大的淋巴结。术后辅以放疗、化疗和激素等综合治疗。也可以先放疗,待癌灶缩小后再手术。

5.临床Ⅳ期

综合治疗。全身化疗或激素疗法、放疗等。

6.放疗

单纯放疗适用于晚期或有严重的全身疾病、高龄和无法手术的病例,术后放疗用于补充手术的不足及复发病例。在大多数西方国家,常采用先放疗,然后进行全子宫及双侧附件切除术、选择性盆腔及主动脉旁淋巴结清扫术的方法。

7.激素治疗

多用于晚期及复发病例或手术后的巩固治疗。

(1)孕激素治疗:采用大剂量长疗程方法,至少要用10~12周才能评价效果。有疗效者长期使用,直至出现恶化或复发。主要制剂有:①醋酸甲羟孕酮(MPA),每日500~1000mg,分1或2次口服。②醋酸甲地孕酮,每日160mg,1次或分次口服。③己酸孕酮(HPC),每日250~500mg,肌注。

(2)抗雌激素类药物治疗:此类药物不良反应小、患者耐受性好。可与孕激素类药物联合应用,或与细胞毒性药物同时使用,以延长缓解期。常用制剂与用法:①他莫昔芬,10~20mg,每日1次或每日1~2次,2~3周后疗效不显著者药量可加倍,最大剂量每日400mg。②雷诺昔芬,60mg,每日1次。③托瑞米芬,60mg,每日1次。

8.化疗

对进展期或复发、不能耐受手术和(或)放疗的患者,可配合化疗。常用药物有顺铂(DDP)或CAP、CTX、taxol和ADM等联合化疗。

十、预后

预后较好。临床分期为影响预后的重要因素。5年生存率为:Ⅰ期75.1%、Ⅱ期51.8%、Ⅲ期30.0%、Ⅳ期10.6%。

十一、一般护理

(一)提供疾病知识,缓解焦虑

评估患者对疾病及有关诊治过程的认知程度,鼓励患者及其家属说出对有关疾病及治疗的疑虑,并耐心解答。针对个案需求及学习能力,采用有效形式向护理对象介绍住院环境、诊断性检查、治疗过程、可能出现的不适以求得主动配合。为患者提供安静、舒适的睡眠环境,减少夜间不必要的治疗程序;教会患者应用放松等技巧促进睡眠,必要时按医嘱使用镇静剂,保证患者夜间连续睡眠7~8小时。努力使患者确信子宫内膜癌的病程发展缓慢,是女性生殖器官恶性肿瘤中预后较好的一种,以缓解其焦虑程度,增强治病信心。

（二）协助患者配合治疗

需要手术治疗者，严格执行腹部及阴道手术护理活动。术后 6～7 天阴道残端羊肠线吸收或感染可致残端出血，需严密观察并记录出血情况，此间患者应减少活动。孕激素治疗的作用机制可能是直接作用于癌细胞，延缓 DNA 复制和 RNA 转录过程，从而抑制癌细胞的生长。常用各种人工合成的孕激素制剂，通常用药剂量大，至少 8～12 周才能评价疗效，患者需要具备配合治疗的耐心。药物的副作用为水钠潴留、药物性肝炎等，但停药后即好转。他莫昔芬用药后的副反应有潮热、急躁等类似围绝经期综合征表现和轻度的白细胞、血小板计数下降等骨髓抑制表现，还可有头晕、恶心、呕吐、不规则少量阴道流血、闭经等。晚期病例及考虑放疗、化疗者，参考有关护理内容。

（三）出院指导

完成治疗后应定期随访，及时发现异常情况，确定处理方案；同时鉴定恢复性生活的时间及体力活动的程度。随访时间为术后 2 年内，每 3～6 个月一次；术后 3～5 年，每 6～12 个月一次。随访中注意有无复发病灶，并根据患者康复情况调整随访间期。子宫根治术后、服药或放射治疗后，患者可能出现阴道分泌物减少、性交痛等症状，提供局部水溶性润滑剂可增进性生活舒适度。

十二、健康教育

大力宣传定期进行防癌检查的重要性，普及防癌知识，中年妇女每年应接受一次妇科检查，注意子宫内膜癌的高危因素和人群。严格掌握雌激素的用药指征，加强用药期间的监护、随访措施。督促更年期、月经紊乱及绝经后出现不规则阴道流血者进行必要检查，以排除子宫内膜癌的可能，并接受正规治疗。

注意疏导情志，消除精神压力，使其保持乐观的情绪，正确对待疾病。加强医患沟通，鼓励其树立战胜病痛的信心，积极配合临床治疗。

第七节　卵巢肿瘤

卵巢肿瘤是女性生殖器常见肿瘤之一，恶性肿瘤的发病率占女性生殖器恶性肿瘤的第 3 位。卵巢癌的年发病率为 9/10 万～17/10 万。由于目前尚缺乏早期诊断卵巢癌的有效方法，致使 60% 的患者在诊断时已属晚期。尽管治疗方法层出不穷，5 年生存率仍徘徊在 40% 左右。

卵巢癌病因未明，可能与遗传和家族因素、工业污染、环境、高胆固醇食物、不孕或少育、内分泌因素等有关。早生育、早绝经和口服避孕药可减少卵巢癌的发生。遗传因素与大约 5% 的卵巢癌相关。如乳腺-卵巢癌综合征；与 BRCA1 基因或可能是 BRCA2 基因的遗传突变有关和特定部位的卵巢癌综合征和 II 型 Lynch 综合征（遗传型非息肉性结肠癌综合征）。恶性肿瘤的转移途径主要是盆、腹腔直接种植播散和淋巴转移，血行转移少见。卵巢恶性肿瘤在盆、腹腔内的种植播散和转移相当广泛,所有腹膜、肠系膜、肠管、大网膜、肝、脾等脏器均可受累。淋巴转移通过卵巢门淋巴管至腹主动脉旁淋巴结,通过阔韧带进入盆腔淋巴结、圆韧带至髂外和腹股沟淋巴结。横膈也是转移的好发部位。晚期可出现血行转移。

一、卵巢恶性肿瘤的临床分期

常采用 FIGO 的临床分期,见表 3-6。

表 3-6　卵巢恶性肿瘤的临床分期

FIGO 分期	病灶范围	UICC(TNM)分期
	原发肿瘤无法评价	T_x
	无原发肿瘤证据	T_0
I	肿瘤局限于卵巢	$T_1 N_0 M_0$
Ia	肿瘤局限于单侧卵巢,包膜完整,表面无肿瘤;腹水或腹腔冲洗液无恶性细胞	$T_{1a} N_0 M_0$
Ib	肿瘤局限于双侧卵巢,包膜完整,表面无肿瘤;腹水或腹腔冲洗液无恶性细胞	$T_{1b} N_0 M_0$
Ic	肿瘤局限于单侧或双侧卵巢并伴有如下任何一项:包膜破裂;卵巢表面有肿瘤;腹水或腹腔冲洗液有恶性细胞	$T_{1c} N_0 M_0$
II	肿瘤累及单侧或双侧卵巢伴有盆腔扩散	$T_2 N_0 M_0$
IIa	病变扩散和(或)转移到子宫和(或)输卵管;腹水或腹腔冲洗液无恶性细胞	$T_{2a} N_0 M_0$
IIb	病变扩散到其他盆腔组织;腹水或腹腔冲洗液无恶性细胞	$T_{2b} N_0 M_0$
IIc	盆腔扩散(IIb 或 IIc),伴腹水或腹腔冲洗液有恶性细胞	$T_{2c} N_0 M_0$
III	肿瘤侵犯单侧或双侧卵巢,并有显微镜证实的盆腔外腹膜转移和(或)区域淋巴结转移	$T_3 N_0 M_0$ 或任何 $TN_1 M_0$
IIIa	镜下盆腔外腹膜转移	$T_{3a} N_0 M_0$
IIIb	肉眼盆腔外腹膜转移灶直径≤2cm	$T_{3b} N_0 M_0$
IIIc	盆腔外腹膜转移灶直径>2cm,和(或)区域淋巴结转移	$T_{3c} N_0 M_0$ 或任何 $TN_1 M_0$
IV	远处转移(腹膜转移除外)	任何 T 任何 NM_1

肝包膜转移为 T_3/III 期,肝实质转移为 M_1/IV 期。胸膜渗出液必须有阳性细胞才能分为 M_1/IV 期

二、诊断要点

在盆腔肿块的诊断中,首先要确定:①盆腔肿块是否来自卵巢;②卵巢肿块是肿瘤还是瘤

样病变;③卵巢肿瘤的性质是良性还是恶性;④肿瘤的可能类型;⑤恶性肿瘤的临床分期。

(一)临床表现

良性肿瘤早期肿瘤较小时多无症状,往往在妇科检查时偶然发现。当肿瘤生长至中等大小时,可觉腹胀或腹部扪及肿块。肿瘤增大占满整个盆、腹腔时,可出现压迫症状。若肿瘤发生扭转或破裂,则可出现急腹症表现。恶性肿瘤早期也可无症状。当肿瘤增大时,可出现腹胀、腹部肿块、腹水等表现。功能性肿瘤可出现月经紊乱或阴道不规则出血。肿瘤向周围组织浸润或压迫时,可引起腹痛、腰痛或下肢疼痛和水肿。晚期可出现贫血、消瘦、发热、全身衰竭等恶病质现象。

(二)体征

良性肿瘤妇科检查时可在子宫一侧或双侧触及球形肿块,囊性或实性,表面光滑,与子宫无粘连,活动。肿瘤增大时,腹部隆起,肿物活动度差,叩诊无移动性浊音。恶性肿瘤检查时应常规进行双合诊及三合诊检查,盆腔肿块多为双侧、实性或半实性,表面凹凸不平,活动度差。可在后穹触及盆腔内质硬的不规则结节。晚期可呈"冰冻骨盆"状。常伴有腹水或腹股沟、锁骨上淋巴结肿大。

(三)辅助检查

1.影像学检查

是诊断卵巢肿瘤的重要手段,以 B 型超声的诊断价值最大。

(1)B 型超声:是常规的检查方法之一。可了解肿块的部位、大小、形态,推测肿块的性质,探测有无腹水及腹水量。

(2)放射学检查:CT、MRI 可显示肿块、转移结节和淋巴转移的图像及其与周围脏器的关系;腹部平片可显示畸胎瘤的牙齿、骨等成分;静脉肾盂造影、吞钡与钡剂灌肠、乳房软组织摄片、胸片等检查可了解肿瘤与邻近器官的关系及转移情况。淋巴造影可了解淋巴转移情况。

2.细胞学检查

抽取腹水查癌细胞,细针穿刺肿块抽吸细胞或组织进行涂片或切片检查可鉴别肿瘤的良恶性。

3.血清学检查

80%的卵巢上皮性癌血清 CA125 水平升高。AFP 是卵黄囊瘤的特异性标记物,未成熟畸胎瘤也可升高。HCG 对原发性卵巢绒癌有特异性。雌激素水平增高有助于功能性肿瘤的诊断。睾丸母细胞瘤患者尿 17-酮类固醇可增高。

4.内镜检查

腹腔镜可直视及活体组织检查,鉴别盆腔肿块的性质。胃镜、肠镜有助于鉴别消化道肿瘤。膀胱镜可了解肿瘤侵犯泌尿道的情况。

(四)鉴别诊断

1.卵巢良性肿瘤的鉴别诊断

(1)卵巢瘤样病变:滤泡囊肿和黄体囊肿一般为单侧,直径<5cm,壁薄、活动,可自行消失。可随访,观察肿块变化,特别是经前、后的变化情况,必要时行 B 型超声、腹腔镜检查。

(2)子宫肌瘤:特别是需与浆膜下肌瘤鉴别。可借助 B 型超声等检查鉴别。

(3)妊娠子宫:有停经史,妊娠试验阳性,B型超声可鉴别。

(4)尿潴留:特别要警惕把年老妇女潴尿膀胱误为卵巢肿瘤,导尿可鉴别。

(5)腹水:巨大卵巢肿瘤应与大量腹水鉴别。首先应注意与形成腹水有关的肝、心、肾病史。检查时腹水为蛙状腹,有移动性浊音,B型超声可鉴别。

2.卵巢恶性肿瘤的鉴别诊断

(1)卵巢子宫内膜异位症囊肿:有进行性痛经、月经过多、阴道不规则出血、不孕等症状。B型超声、腹腔镜检查有助鉴别,必要时剖腹探查。

(2)盆腔炎性肿块:有盆腔感染史,肿块触痛,边界不清,活动受限,抗感染治疗后可缓解。必要腹腔镜检查或剖腹探查。

(3)结核性腹膜炎:常合并有腹水,盆、腹腔内粘连性肿块,多发生于年轻不孕妇女,有肺结核史,消瘦、乏力、低热、盗汗、食欲缺乏、月经稀少或闭经等症状,妇科检查肿块位置较高,不规则、边界不清、活动差。结核试验、B型超声、腹腔镜等有助鉴别,必要时剖腹探查。

(4)生殖道外肿瘤:与腹膜后肿瘤、直肠及结肠肿瘤等鉴别。

(5)转移性肿瘤:常与消化道转移性肿瘤相混淆。注意原发肿瘤的表现,转移性肿瘤常为双侧性,活动度好。必要时剖腹探查。

三、预 防

1.定期防癌普查

30岁以上已婚妇女应每半年至1年进行一次妇科检查,以发现盆腔早期肿块。

2.及时处理盆腔肿块

卵巢实性肿块或囊性肿块直径＞5cm,应及时手术切除。青春期前、绝经期后或正在使用类固醇避孕药的妇女卵巢增大,应考虑卵巢肿瘤的可能。不能明确诊断者,应及早进行腹腔镜检查或剖腹探查。

四、治 疗

1.良性肿瘤

采取手术治疗。手术时应注意如下几点:①年轻患者一侧卵巢肿瘤,可选择一侧附件切除术。若为成熟畸胎瘤或黏液性囊腺瘤,也可进行肿瘤剥出术。肿瘤切除后应即剖开检查,必要时冷冻切片检查以排除恶性变。对侧卵巢也应仔细触摸检查,以防遗漏双侧性肿瘤,若外观正常,没有必要切开探查。双侧性肿瘤应做肿瘤剥出术。②绝经后患者即使为单侧肿瘤、子宫没有病变也应做全子宫及双侧附件切除术。③由于目前尚缺乏卵巢癌早期诊断方法,最近又有人提出了预防性卵巢切除的问题。有些学者提倡:不论绝经与否,凡是50岁以上的子宫和附件的良性病变,均进行子宫及双侧附件切除术,术后使用激素替代治疗。④手术中除巨大囊肿可考虑穿刺放液外,提倡完整取出肿瘤。

2.恶性肿瘤

采用手术为主,辅以化疗、放疗等综合治疗方法。

(1)手术治疗:首次手术的彻底性是影响预后的重要因素。手术治疗的基本目标是首次手术后彻底切除肿瘤或尽量争取无大的残余病灶。Ⅰ期患者的手术步骤和范围为:①腹部正中直切口;②取腹水或腹腔冲洗液作细胞学检查;③全面探查盆、腹腔及多部位活检;④大网膜切除;⑤全子宫及双侧附件切除,骨盆漏斗韧带高位结扎;⑥盆腔及腹主动脉旁淋巴结清扫术或取样。Ⅱ期以上行肿瘤细胞减灭术,该手术是指在无法切净肿瘤的情况下,尽量切除肿瘤原发灶和转移灶,使肿瘤残留病灶直径在 $1.5 \sim 2cm$ 以下,为术后的化、放疗创造有利条件。符合下列条件者可仅切除一侧附件以保留生育功能:①Ⅰa期;②年轻未生育;③G_1级或为低度恶性肿瘤、生殖细胞肿瘤和性索间质肿瘤;④对侧卵巢剖视活检阴性;⑤"高危区域"(指子宫直肠陷窝、结肠侧沟、肠系膜、大网膜和腹膜后淋巴结)探查和活检阴性;⑥有随诊条件;⑦愿意生育后再次手术。

(2)化疗:是重要的辅助治疗方法。术前化疗对控制腹水和缩小病灶有一定的作用。除Ⅰa期 G_1 级术后不需要辅助化疗外,其他患者术后均需辅助化疗。化疗也可用于不能手术的晚期病例,可缓解症状。常用药物有:顺铂、卡铂、坏磷酰胺、异环磷酰胺、阿霉素或表柔比星、依托泊苷、博来霉素、平阳霉素和紫杉醇。常采用以顺铂腹腔化疗为主的联合用药方法。早期患者一般采用 $3 \sim 6$ 个疗程,晚期患者采用 6 个疗程或更多。

(3)放疗:无性细胞瘤对放疗高度敏感,颗粒细胞瘤对放疗中度敏感,上皮性癌低度敏感。手术残余瘤或淋巴结转移可作标记放疗,也可采用移动式带形照射技术。放射性核素^{32}P 等可用于腹腔内灌注。

(4)各期卵巢癌的治疗。

五、早期卵巢癌的处理

在诊断为卵巢上皮癌的妇女中,大约有 25% 为Ⅰ或Ⅱ期。这些患者绝对有必要进行全面的手术分期,尤其是希望保留生殖和生育功能选择保守性手术者。腹膜活检包括盆腔和腹主动脉旁淋巴结评估和切除以及膈下的活检和横结肠下网膜切除术,对于确保有没有亚临床期的卵巢外病变都很重要。如果对侧卵巢外观正常,没有必要做对侧卵巢楔形切除活检,因为这可能会影响以后的生育。Ⅰa期 G_1 级的患者单独手术治疗的治愈率较高,不需要辅助治疗。

Ⅰa期,G_2 或 G_3 级患者和Ⅰb或Ⅰc患者以及透明细胞癌的患者术后需辅助化疗。目前,对这些患者尚未能确定最有效的辅助治疗方案,但大多数中心推荐单独应用铂类化合物或与紫杉醇(泰素)联合使用。常用的方案是卡铂($AUC-6-7/1h$)加紫杉醇[$175mg/(m^2 \cdot 3h)$],每 28 天,$3 \sim 6$ 个疗程。

六、晚期卵巢癌

大约 75% 卵巢上皮癌诊断时即为Ⅲ或Ⅳ期。如果患者全身情况允许,应首选剖腹探查,目的是切除尽可能多的瘤块。许多研究表明最大限度的细胞减灭术是最关键的预后因素,独立影响其生存率。初次手术完成时残余病灶的数量最重要。某些首次瘤体减灭术不满意的患者,可在辅助化疗 $3 \sim 6$ 个疗程后再行减灭术。影响生存率的重要预后因素有年龄、分期、组织类型和分级以及术后残余灶的大小。另外,其他意义不很明确但也可被认为是重要的影响预后的因素有:原发肿瘤的体积和腹膜后淋巴结侵犯情况。

术后的联合化疗方案有多种。目前最常用的方案是顺铂 $75mg/m^2$ 和紫杉醇 $135mg/m^2$,24 小时静滴,间隔 21 天,6 个疗程,或者是卡铂(AUC 5Ⅳ)和紫杉醇 $175mg/m^2$,3 小时内静滴,间隔 21 天。

那些不能耐受手术者应考虑先化疗。

七、特例

1.复发卵巢癌

很遗憾有相当多的患者治疗后会复发。如果复发发生在无病生存至少 12 个月以上,适合于再次手术和(或)化疗。如果在初次治疗中以顺铂为基础的化疗方案能对患者产生持久的效果,那么在再次治疗中应用卡铂应该会有良好的效果。对药物反应很差,或治疗与复发间隔少于 6 个月,或已应用以顺铂为基础的化疗等患者效果可能会很差。如果在初次治疗中没有使用紫杉醇,对顺铂耐药的患者应用紫杉醇可能有效。必须强调的是紫杉醇较昂贵,并有明显的毒性。由于临床完全缓解较少,因此在这些病例中必须认真考虑其治疗率。下列药物对部分患者可能有效:口服 VP-16,Topotecan(托普替康),Gemcitabine(吉西他滨)和 vinorelbine(长春瑞滨)。

2.低度恶性潜能上皮肿瘤(交界性肿瘤)

手术是这类肿瘤的基础。对要求保留生育能力者,如果术中发现对侧卵巢外观正常,单侧附件切除已足够。Ⅱ 或 Ⅲ 期的交界性肿瘤,详细的种植组织学检查对判断其有无浸润很重要。如果是那样,就需要更积极的治疗。

3.二次探查术

在卵巢癌处理上已很少需要利用二次探查术来评估治疗效果。如果初次手术没有进行全面分期的早期病例则有二次探查的指征。在一些对照、随机的临床试验中,二次探查术可用来评估治疗效果。

4.生殖细胞肿瘤

生殖细胞肿瘤是不常见的恶性肿瘤,多见于儿童和年轻妇女。一般的术前评估与上皮性卵巢癌相似。术前获取肿瘤标志物相当重要。年轻患者应采用保守性手术。除无性细胞瘤外,大多数生殖细胞肿瘤是单侧性的,即使证实有卵巢外病变也应该保留子宫和对侧卵巢,因为化疗常常可以治愈这些肿瘤。生育能力的保留对年轻患者很重要,全面的腹腔检查探明所有的卵巢外病变也很重要。如手术时有冰冻切片结果但诊断不很明确,那么应选择保守性手术,除非已经知道了准确的诊断。

5.无性细胞瘤

经过恰当的化疗无性细胞瘤的治愈率很高。手术多是为了诊断而非治疗。年轻患者要求保留生育能力则提倡保留子宫和一侧卵巢。除性腺发育不良外,初次治疗时单侧附件切除已足够。这类肿瘤有淋巴扩散的倾向,因此应该做仔细的盆腔和主动脉旁淋巴结评估。化疗是治疗这类肿瘤的基础。这类肿瘤对放疗也非常敏感。如果化疗失败或不考虑生育能力,可以应用放疗。

6.颗粒细胞瘤

颗粒细胞瘤的自然病史常常是多变的。初次手术后残留肿瘤的大小和非整倍体 DNA 是影响预后的因素。

八、预后

预后与临床分期、组织类型、细胞分化程度、年龄、治疗措施等有关。5 年生存率:Ⅰ期 70%～80%,Ⅱ期以上只有 40%左右。低度恶性肿瘤、残余瘤直径<2cm 者疗效较好。年老患者疗效较差。

九、护理要点

(一)心理护理

(1)了解患者疑虑与需求,并耐心解答。对患者得知病情后的情绪反应表示理解、同情,鼓励其表达、宣泄自己的感受。

(2)鼓励家属照顾患者,增强家庭的支持作用。

(二)术前护理

执行《妇科腹部手术护理常规》,参照《宫颈癌护理常规》提供护理活动,同时执行以下护理常规。

(1)协助检查治疗。

(2)向患者及家属介绍手术经过、检查项目、护理操作目的、方法,以取得配合。

(3)腹腔穿刺放腹水者的护理:①备齐腹腔穿刺用物。②操作过程中严密观察记录患者生命征变化,观察患者有无头晕、恶心、心悸、虚弱感等反应。记录腹水性质及腹水量。③一次放腹水不宜>3000mL。④放腹水速度宜慢,后用腹带包扎,发现不良反应立即报告医师。

(4)保证手术能够按时实施的护理:①评估患者血糖变化,控制血糖<8mmol/L。②评估患者血压和心脏功能,保护肝肾功能。③术前 3 日开始肠道准备,给予少渣、半流质饮食,遵医嘱给予肠道抑菌剂和导泻剂。术前 1 日晚清洁灌肠,保证肠道清洁。④巨大肿瘤或大量腹水者应备沙袋术后加压腹部,预防腹压骤降腹腔充血,出现虚脱。⑤将化疗药物带入手术室,以备术中置于腹腔。⑥术日晨访视患者,监测生命征,评估肠道准备情况,安慰鼓励患者。

(三)术后护理

(1)卧位与活动:术后平卧 6 小时,头偏向一侧,根据麻醉情况和病情及时改为半卧位,鼓励患者活动肢体。

(2)保持输液通畅,做好用药观察及宣教。

(3)氧气吸入:遵医嘱给予持续低流量吸氧。

(4)了解手术、麻醉方式及患者术中生命征状况、出血量等,以指导术后护理。

(5)观察生命征、心电监护、血氧饱和度监测情况。

（6）观察病情变化

①保持呼吸道通畅：鼓励、协助患者咳嗽和深呼吸，注意肺部听诊。

②观察有无恶心、呕吐：可分散患者注意力、协助做深呼吸，必要时遵医嘱应用止吐剂。向家属讲明恶心、呕吐的原因，取得家属的理解和配合。

③腹腔引流管的护理：注意保持引流管通畅，观察引流液量、性质，详细、准确、及时记录引流管状态、引流情况。

④胃肠减压管的护理：妥善固定胃管，保持胃肠减压通畅，观察引流情况，如有咖啡色液体引出，应安抚患者，保持情绪稳定，同时通知医师处理。

⑤留置导尿管的护理：注意保持导尿管引流通畅，观察颜色、记录尿量，一般留置导尿管1～2日；恶性肿瘤者适当延长留置时间；合并膀胱手术时，留置尿管14日左右。每日会阴护理2次。

⑥注意观察切口敷料有无渗出，及时更换，必要时配合物理治疗。

⑦膀胱部分切除的护理：遵医嘱行连续膀胱冲洗，每日更换冲洗管，冲洗速度参照膀胱内流出的液体颜色，以流出的液体粉红色或无色透明、内无血凝块为好；术后6～7日尿液中可见少许痂皮样组织排出，此时应嘱患者适当饮水。

⑧卵巢癌术后化疗护理：手术拆线后患者稍加恢复，即可行化疗。参照《妊娠滋养细胞肿瘤患者化疗护理常规》提供护理活动。

（四）健康教育

（1）宣传卵巢癌的高危因素，加强高蛋白、富含维生素A的饮食摄入，避免高胆固醇饮食，高危妇女预防性口服避孕药。

（2）30岁以上的妇女，每1～2年进行1次妇科检查。

（3）高危人群每半年接受1次妇科检查。

（4）卵巢非赘生性肿瘤直径＜5cm者，定期复查，并详细记录；卵巢实性肿瘤或肿瘤直径＞5cm者，及时手术切除。

（5）盆腔肿块诊断不清或治疗无效者，宜及早行腹腔镜探查或剖腹探查。

（6）卵巢恶性肿瘤者常辅以化疗，护理人员应讲明重要意义，督促、协助患者克服困难，完成治疗计划，以提高疗效。

（7）凡乳腺癌、子宫内膜癌、胃肠癌等患者，术后随访中定期接受妇科检查。

（8）做好出院指导，告知定期随访，及时确定有无复发。

①卵巢良性肿瘤者：术后1个月常规复查。

②卵巢恶性肿瘤易复发，需长期随访。a.随访时间：术后1年内，每月1次；术后第2年，每3个月1次；术后第3年，每6个月1次；3年以上者，每年1次。b.随访内容：临床症状、体征、全身及盆腔检查；B超检查，必要时做CT或MRI检查；肿瘤标志物测定；对可产生性激素的肿瘤检测雌激素、孕激素及雄激素。

第四章　儿科护理

第一节　母乳喂养

一、能量及营养素的需要

小儿新陈代谢旺盛,生长发育迅速,对能量及营养素的需要相对较多,合理均衡的营养是促进小儿健康成长的基本保障。

(一)能量的需要

人体所需能量由食物中的蛋白质、脂肪和糖类提供,1g 蛋白质产能 16.8kJ(4kcal),1g 脂肪产能 37.8kJ(9kcal),1g 糖类产能 16.8kJ(4kcal)。一般情况下,婴儿每日所需总能量中,50%～60%来自糖类,35%～50%来自脂肪,10%～15%来自蛋白质。正常小儿能量需要包括以下五个方面。

1.基础代谢

基础代谢所需的能量是指机体在安静状态下为维持生命各器官进行最基本的生理活动所需要的能量。小儿此项所需的能量比成人多,且年龄越小所需越多。婴幼儿时期基础代谢需要的能量占总能量的 50%～60%,以后随年龄增长而逐渐减少,12 岁时的需要量接近成人。

2.生长发育

生长发育所需的能量是小儿时期特有的需要,它与小儿的生长速度成正比。婴儿期体格发育速度最快,此项需要量相对较多,占总能量的 25%～30%,以后由于小儿生长发育速度减慢,此项需要量减少,至青春期又增加。

3.食物的特殊动力作用

食物在体内消化、吸收、代谢等过程中所消耗的能量,称为食物的特殊动力作用(或称食物的热力作用)所需的能量,食物种类不同消耗的能量各不相同,婴儿期此项需要量占总能量的 7%～8%,年长儿的约占总能量的 5%。

4.活动所需

小儿活动所需的能量与其活动的类型、强度及持续时间有关,占总能量的 15%～25%,喜爱活动的小儿比同龄安静小儿多 3～4 倍。

5.排泄损失

正常情况下,未被完全消化吸收的食物排出体外损失的能量,一般不超过总能量的 10%。

上述五项能量的总和即为小儿总的能量需要。一般婴儿每日所需总能量约为 460kJ/kg(110kcal/kg),以后每长 3 岁减去 42kJ/kg(10kcal/kg),至 15 岁左右接近成人,约为 250kJ/kg(60kcal/kg)。

(二)营养素的需要

机体所需营养素包括蛋白质、脂肪、糖类(俗称三大产能营养素),以及维生素、矿物质、水和膳食纤维,它们对机体的生长发育、物质代谢都有重要作用。

1.蛋白质

蛋白质是构筑人体细胞、组织的基本成分,具有保证机体正常生长发育、修复组织、供给能量、维持体液平衡等多种生理功能。小儿生长发育迅速,蛋白质的需要量相对较多。人乳喂养儿每日约需 2g/kg;牛乳喂养儿因牛乳中蛋白质分子大,不能完全吸收利用,故需要量略多,约为 3.5g/kg。小儿 1 岁以后因生长速度减慢,需要量逐渐减少,至青春期又增加。蛋白质主要来源于乳类、鱼、瘦肉、蛋类及豆类食物。

2.脂类

脂类为脂肪、胆固醇和磷脂的总称。食物中的脂肪占脂类的 95%,具有提供能量、防止散热、维持体温和保护脏器等作用,磷脂对小儿大脑的发育尤为重要。婴幼儿每日需脂肪 4~6g/kg,儿童约需脂肪 3g/kg。脂肪主要来源于乳类、肉类、鱼、蛋黄及各种植物油等。

3.糖类

糖类是人体能量的主要来源。小儿对糖类的需要量相对较多,婴儿每日需 10~12g/kg,儿童为 8~10g/kg。蛋白质、脂肪及糖类三大产能营养素供给的恰当比例为 1:3:6,若供给比例不当,会对机体代谢产生多种影响。当糖类所供能量不足总能量的 40% 时,机体则动用脂肪来保证能量供应,小儿将出现营养不良和酸中毒;反之,若供能过多,占总能量的 80% 以上时,机体则将其转化为脂肪储存于体内,使小儿体重迅速增长,但由于蛋白质缺乏,小儿可出现面色苍白、低蛋白水肿等。糖类主要由谷类、根茎食物等供给。

4.维生素

维生素按其溶解性不同分为脂溶性维生素(维生素 A、维生素 D、维生素 E、维生素 K)与水溶性维生素(B 族维生素和维生素 C)两大类。它们是人体正常生理活动所必需的物质,多数在体内不能合成或合成不足,必须由食物供给。其中,脂溶性维生素不溶于水,溶解于脂肪和脂肪溶剂中,故其吸收时需有足够的脂肪,吸收后可储存于体内脂肪组织中,不需每日供给,过量易致中毒,缺乏时症状出现也较晚。水溶性维生素溶于体内的水中,在体内不储存,多余者由尿中迅速排出,因此必须每日供给,过量一般不引起中毒,但缺乏时症状出现迅速。

5.矿物质

人体内的矿物质按其含量及每日需要量可分为两大类,即常量元素和微量元素。常量元素每日需要量在 100mg 以上,如钾、钠、钙、镁、磷、氯等;微量元素每日需要量甚少,需通过食物摄入,如铁、铜、锌、碘等。其中钠和氯在维持机体酸碱平衡及渗透压方面起重要作用;钾具有维持心肌生理特性,维持细胞内渗透压,产生静息电位、参与酶的构成等多种生理功能;钙与磷是构成骨骼和牙齿的主要成分;铁主要构成血红蛋白及含铁酶;铜协助铁的转运,参与神经髓鞘的形成等;锌参与体内多种酶的合成,对小儿的生长发育起重要作用。

6.水

水是机体的重要组成部分,体内所有的新陈代谢和体温调节都离不开水的参与。小儿代谢旺盛,需水量相对较多,且年龄越小需水量相对越多。婴儿每日需水量约 150mL/kg,以后每长 3 岁减掉 25mL/kg,因牛乳中含蛋白质及矿物质较多,故人工喂养儿较母乳喂养儿需水量多。水的主要来源为食物和饮水。

7.膳食纤维

膳食纤维包括纤维素、半纤维素、木质素、果胶等,因其在肠道不被吸收,并可吸附大量水分,增加肠腔内容物容积,从而可起到软化粪便、防止便秘的作用。此外,膳食纤维在大肠被细菌分解,产生短链脂肪酸,降解胆固醇,改善肝脏代谢。小儿适宜的摄入量为每日 20~30g,一般从谷类、新鲜蔬菜和水果中获得。

二、母乳喂养

母乳是婴儿天然的最佳食物,对满足婴儿生理与心理发育有着不可替代作用。WHO 和联合国儿童基金会制定的《婴幼儿喂养全球战略》中主张 6 个月以内进行纯母乳喂养,持续母乳喂养伴随辅助食品至婴儿 2 岁或以上。

1.母乳的合成与分泌

(1)乳房的解剖结构:乳房呈半球形或圆锥形,中心部位是乳头,乳头上有许多小窝,为输乳管开口。乳头周围皮肤色素沉着较深的环形区是乳晕,具有保护皮肤、润滑乳头及婴儿口唇的作用。乳房主要由乳腺、乳腺导管两个部分构成,乳腺导管的末端形成乳窦,在乳晕的下面,用来储存乳汁。当婴儿吸吮乳头和乳晕时,将乳头和乳晕一起牵拉形成一个"长奶头",乳头仅占长奶头的 1/3,婴儿在吸吮时与硬腭相对挤压奶头,能充分挤压乳窦下的乳窦,使乳汁排出。

(2)泌乳反射和射乳反射:当婴儿吸吮乳头时,感觉冲动将信息传导到垂体前叶,促其分泌泌乳素。泌乳素经血液到达乳房,使泌乳细胞分泌乳汁,这个过程称为"泌乳反射"。婴儿吸吮得越早,母亲泌乳就越早;婴儿多吸,母亲就多分泌;婴儿少吸,母亲就少分泌;婴儿停止吸吮,母亲就停止分泌乳汁。

婴儿吸吮乳头时,神经垂体释放催产素入血,作用于乳腺中的肌上皮细胞使之产生收缩,将乳汁挤向导管,通过乳窦流出体外,称为"催产素反射",又称射乳反射。在射乳反射的基础上,很容易建立条件反射,如母亲见到婴儿或听到其哭声均可引起条件反射性射乳。

2.母乳喂养的成分变化

(1)乳汁的成分:乳汁的成分有近百种,且在一定程度上有个体差异。

(2)乳汁成分的变化:①初乳:产后 1 周内的乳汁,淡黄色,量少,每日约 15~45mL,内含脂肪较少而以免疫球蛋白为主,其他营养素如维生素 A、牛磺酸和矿物质等均较丰富,有利于新生婴儿的生长及抗感染。②过渡乳:产后 7~14 天的乳汁,总量增多,脂肪含量高,蛋白质及矿物质逐渐减少。③成熟乳:产后 14 天~9 个月的乳汁,总量达高峰,泌乳总量每天可达 700~1000mL,但所含蛋白质更少。④晚乳:10 个月以后的乳汁,总量和营养成分均减少。

3.母乳喂养的优点

(1)营养成分合理,比例合适,能满足婴儿的需要,减少营养性疾病的发生:①蛋白质:母乳主要含乳清蛋白,在婴儿胃内形成细小柔软的凝块,有利于消化、吸收。其次,母乳中还含有大量的乳铁蛋白、免疫球蛋白,具有杀菌作用。②脂肪:含较多的不饱和脂肪酸,有利于婴儿神经系统的发育;其次,母乳中的脂肪颗粒很小,含有脂肪酶,对胃肠道的刺激小,易于消化、吸收。③碳水化合物:母乳中的乳糖比牛奶多,主要是乙型乳糖,有利于脑的发育及促进肠道益生菌双歧杆菌和乳酸菌的生长,抑制大肠埃希菌繁殖,有效的抵御病原微生物对肠道的侵袭。④矿物质:母乳中的含量较牛奶少,适应婴儿肾溶质负荷,且吸收率远高于牛奶,如母乳中铁的含量与牛奶相似,但其吸收率为50%,而牛奶仅为4%。此外,锌主要与小分子多肽结合,吸收率高达62%。与牛奶相比,母乳钙的含量虽较低,但由于钙、磷比例2:1,吸收率较高。在肠道中,丰富的乳糖可部分转变成乳酸,而降低肠腔的 pH,使钙盐易于溶解和吸收。⑤维生素:母乳中的维生素 A、维生素 E、维生素 C 含量均比牛奶高,但母乳中维生素 D 及维生素 K 含量低,母乳喂养的婴儿应及时补充维生素 D,适当补充维生素 K。

(2)增强婴儿抵抗力:母乳中富含分泌型 IgA、乳铁蛋白、双歧因子、溶菌酶等免疫因子,能增强婴儿的抗病能力,可以预防婴儿感染性疾病的发生,尤其是可以减少消化道和呼吸道感染。初乳中的乳铁蛋白是重要的非特异性防御因子,可通过夺走大肠埃希菌、多数厌氧菌及白色念珠菌赖以生存的铁,抑制它们的生长;溶菌酶能将革兰氏阳性菌胞壁中的乙酰基多糖水解、破坏,使抗体的杀菌效能增强;双歧因子能促进双歧杆菌的生长,对大肠埃希菌起抑制作用;巨噬细胞具有抗白色念珠菌和大肠埃希菌的能力,还能合成补体、溶菌酶等。

(3)经济、方便、天然:母乳新鲜清洁,无致病菌,温度适宜,喂养方便、经济,随时可以喂养,其乳量可随婴儿喂养次数和吸吮力度而自然调节,是婴儿最适宜的天然食品。

(4)有利于母婴感情建立:在母乳喂养的过程中,母亲和婴儿会有密切的皮肤接触和眼神交流,这对增进母婴之间的情感以及婴儿的身心健康发育很有好处。

(5)母乳喂养对母亲的好处:婴儿吸吮母乳,可刺激母体催乳素和催产素的分泌,预防胀奶、减少乳腺炎的发生。同时有利于子宫的恢复,减少产后出血。母乳喂养能抑制排卵,有利于避孕。此外,母乳喂养还可以降低母亲患乳腺癌、卵巢癌的发病率。

4.母乳喂养的护理

母乳喂养成功与否取决于3个条件:一是充足的乳汁;其次是有效的泌乳和射乳反射;三是有力的吸吮。所以,母乳喂养的护理要保证以上三个因素。

(1)两大原则:①三早:早接触、早吸吮、早开奶。早接触:分娩后,母婴皮肤接触应在生后30分钟以内开始,接触时间不得少于30分钟;早吸吮:生后30分钟以内开始吸吮母亲乳房;早开奶:第一次开奶时间是在分娩后30分钟以内。三早有利于母婴情感建立,同时促进乳汁早分泌,还可以降低婴儿生理性黄疸、生理性体重下降、低血糖的发生。②按需哺乳:是指母乳喂养过程中不严格地限制喂奶的间隔时间,有需求就喂养,包括婴儿有需求可以随时哺喂,同时母亲感觉到胀奶,而婴儿肯吃,也可以随时哺乳。按需哺乳做到少吃多餐,有利消化吸收,此外频繁吸吮可以促进母乳的分泌。母婴同室有利于按需哺乳进行。随着婴儿的成长,吸入的奶量逐渐增多,可逐渐转为按时喂养,一般每2~3小时喂一次,以后随月龄增长添加辅助食品并逐渐减少哺喂次数。每次哺乳时间以15~20分钟为宜。

(2)方法:哺乳姿势可以根据具体情况采取不同姿势,使母亲全身肌肉放松,体位舒适,这有利于乳汁的分泌。一般母亲采取坐位,一手怀抱婴儿,使其头、肩部枕于母亲哺乳侧肘腕部;另一手拇指与其余四指分别放在乳房上、下方,手掌托住乳房,将整个乳头和大部分乳晕置入婴儿口中。当奶流过急,婴儿有呛、溢乳时,可采取食、中指轻夹乳晕两旁的"剪刀式"喂哺姿势。两侧乳房交替进行哺乳,每次尽量使一侧乳房排空后再换另一侧。实施:哺喂前先做好清洁准备。先清洁双手,然后用温水毛巾清洁乳头、乳晕,湿热敷乳房 2~3 分钟,沿乳腺管的走向,从外侧逐渐按摩到乳晕。抱起婴儿,用乳头轻触婴儿的口嘴唇,促进婴儿觅食反射,当婴儿张口时顺势将乳头和乳晕放入婴儿的口中。哺乳后,轻轻用手抵住婴儿下颌,将乳头抽出。

(3)注意事项:①目光的交流:母乳喂养是母婴情感建立的纽带,建议母亲在哺喂婴儿时多与婴儿进行眼神交流,同时爱抚婴儿。②含住乳晕的大部分:婴儿的嘴唇应包住乳头和乳晕或大部分乳晕,下巴紧贴乳房。因存放乳汁的乳窦开口在乳晕下方,如婴儿吃奶时只含住乳头,不仅吸吮不到乳汁,还会造成乳头皲裂。③吃空一侧再吃另一侧:在哺喂婴儿时一侧乳房喂完后,再喂另一侧。未吃空的一侧可以用吸奶器吸出,下一次哺喂时从未吃空的一侧开始哺喂。两侧乳房交替哺乳,可以刺激乳汁的再分泌,避免乳汁淤积而发生乳腺炎。④拍背、打嗝、右侧卧位:哺喂后,要让婴儿坐起来或抱着直立一会儿,将婴儿头靠在母亲的肩上,用手轻拍其背部,让婴儿打几个嗝,把咽入胃内的空气排出,右侧卧位放置于床上,可以减少溢奶的发生。

(4)乳量判断:在母乳喂养时,正确判断乳量是否充足十分重要。可依据婴儿的尿量、体重,母亲及婴儿的状态综合判断。可根据以下几点判断乳量充足:母亲在哺乳前,乳房有饱胀感;婴儿平均每吸吮 2~3 次,可以听到咽下的声音;每日大便 2~4 次,小便 8~9 次;婴儿体重增长良好;能够安静入睡 2~4 小时,随着月龄的增长,夜间睡眠为 5~6 小时。

(5)母乳喂养的禁忌证:母亲患有严重的心肺疾病或传染性疾病时不宜哺喂,如 HIV 感染或患有重症心、肾等疾病。目前认为乙肝母亲可以母乳喂养。但这类儿童应该在出生后 24 小时给予特异性高效价免疫球蛋白,同时按照免疫程序按时接种乙肝疫苗。新生儿患有半乳糖血症,不能进行母乳喂养。

(6)乳房保健:①乳头皲裂:乳头皲裂是哺乳期乳头发生的浅表溃疡。常在哺乳的第 1 周发生,初产妇多见。妊娠后期经常用干燥柔软的小毛巾轻轻擦拭乳头,以增加乳头表皮的坚韧性;每次喂奶前后都要用温开水洗净乳头、乳晕,忌用肥皂或酒精清洗乳头;哺乳时让婴儿含住乳晕的大部分;每次哺乳后挤出一点奶水涂抹在乳头及乳晕上,让乳头保持干燥。以上措施可以预防乳头皲裂的发生。如已经发生,裂口疼痛厉害时暂停哺喂,可以用吸乳器吸出乳汁以减轻炎症反应,促进裂口愈合,可涂儿童鱼肝油滴剂或保护性油膏以促进乳头恢复,但在喂奶时要先将药物洗净。②乳头凹陷:如有乳头凹陷,妊娠后期就应在医生的指导下进行乳头牵拉练习,产后如未纠正,应用吸奶器将乳头吸出后,顺势让婴儿含住。③乳腺炎:哺喂时要注意吸空一侧再吸另一侧,可有效预防乳腺炎的发生,同时注意睡觉的姿势,防止再泌乳时挤压乳房。如已经发生,应在医生的指导下进行湿热敷,同时沿乳腺管的方向按摩乳房,必要时需要"回奶"。

(7)断奶时机:断奶指由完全依靠乳类喂养逐渐过渡到多元化食物的过程。随着婴儿年龄增长,各项生理功能逐步适应摄入非流质食物,母乳已不能完全满足婴儿营养与生长所需。因此,婴儿生后 4～6 个月开始添加辅助食品,逐渐减少哺乳次数,增加辅助食物。一般建议 10～12 个月可以完全断奶,世界卫生组织建议母乳喂养至 2 周岁。建议避开夏季炎热季节或患病时间,以春季和秋季断奶比较好。

第二节 人工喂养

完全用动物性乳制品或代乳品代替母乳喂养的方法,称为人工喂养。

一、常用的乳制品

1.配方奶粉

以母乳的营养素含量及其组成模式为生产依据,对牛奶进行改造后的乳制品。如脱去鲜牛奶的部分盐分,加入脱盐乳清蛋白,调整清蛋白与酪蛋白的比例;加上适当的植物油代替乳脂肪;补充适量的维生素与矿物质,使生产的奶粉成分接近人乳。在不能进行母乳喂养时,首选配方奶粉。

2.鲜牛奶

牛奶比其他动物性乳制品营养价值高,故作为母乳缺乏时的第二选择。但与母乳相比,它还是有很多不足,如鲜牛奶中蛋白质含量高,以酪蛋白为主,在胃中形成的凝块较大,不易消化;脂肪含量与人乳相似,不饱和脂肪酸仅为 2％,明显低于人乳(8％);乳糖含量较少,其中主要为甲型乳糖,易造成大肠埃希菌生长;矿物质较多,增加肾脏负荷;缺乏各种免疫因子,使婴儿容易患感染性疾病。鲜牛奶和人乳主要成分比较。

故婴儿不能直接饮用鲜牛奶,需要经过煮沸、加糖、稀释三个程序,使之与婴儿的营养需求及消化能力相适应。

煮沸:经过煮沸的牛奶既达到灭菌目的,又使其中的蛋白质变性,在胃中的凝块变小,利于人体的消化、吸收。煮沸时间不宜过长,否则短链脂肪酸易挥发而失去香味,酶及维生素也易破坏。家庭中可以采用水浴法,即将鲜牛奶放入奶瓶中隔水蒸,煮沸时间不超过 5 分钟立即冷却,对牛奶的营养破坏少。

加糖:可以使三大产能物质搭配合理,利于消化、吸收。一般 100mL 牛奶加 5～8g 蔗糖,加糖过多或过少均不利于婴儿营养。

稀释:目的是降低牛奶矿物质、蛋白质浓度,减轻婴儿消化道、肾负荷。稀释奶仅用于新生儿,生后不满 2 周将其稀释为 2∶1(2 份牛奶中加开水 1 份)牛奶,以后逐渐将其稀释为 3∶1 或 4∶1 奶,满月可用全奶。

二、人工喂养的方法

1.奶量计算

(1)配方奶粉摄入量估计:一般市售配方奶粉 100g 供能约 2029kJ(500kcal),婴儿能量需要量约为 460kJ(110kcal)/(kg·d),故需婴儿配方奶粉 20g/(kg·d)可满足需要。按规定调配的配方奶蛋白质与矿物质浓度接近人乳,只要奶量适当,总液量亦可满足需要。

(2)全牛奶摄入量估计:可以用以下方法来计算。首先,采用婴儿的能量需要量来计算:婴儿能量需要量约为 460kJ(110kcal)/(kg·d),而 100mL 全牛奶供能 280kJ,8%糖牛奶 100mL(100mL 牛奶加食糖 8g),供能约 418kJ,故婴儿需要 8%糖牛奶 100mL/(kg·d),例如一个婴儿体重 5kg,一天就需要能量 550kcal[110kcal/(kg·d)×5kg],每 100mL 加 5%～10%糖的牛奶,可以提供能 100kcal,一个体重 5kg 的婴儿,一天的牛奶量就是 550mL,相当于市售鲜牛奶 2 瓶(250mL/瓶),注意牛奶中一定要加糖,否则提供的热能不足。其次,以婴儿的目前体重来计算:这是一种简单的计算方法。婴儿体重每 2kg 体重一天一瓶鲜牛奶(250mL/瓶)。如婴儿体重 6kg,每日的牛奶量为 3 瓶。最后,水量的计算:用牛奶喂养婴儿,应当另外加些水,这是由于牛奶中的矿物质含量多、水分不能满足婴儿的需要。水的需要量可以这样简单计算:即给婴儿喂 1 瓶鲜牛奶,应另外加水 80mL。6kg 体重的婴儿,一日应另外加水 240mL,相当于 1 牛奶瓶的水。

2.人工喂养的注意事项

①选用合适的奶瓶、奶嘴、奶头及奶温:建议最好选择玻璃奶瓶,奶嘴一般是橡胶奶头,软硬度与奶嘴孔的大小相适应,奶嘴孔的大小以奶瓶倒置时液体呈滴状连续滴出为宜。②哺喂技巧:婴儿取坐位或半卧位,奶瓶倾斜,使奶嘴及奶瓶的前半部充满乳汁,防止婴儿在吸奶同时吸入空气。哺喂完毕后尽量少搬动,将婴儿放于右侧卧位,以防溢奶与呕吐。测试乳汁的温度:乳汁温度应与体温相似。哺喂前先将乳汁滴在成人手腕掌侧测试温度,若无过热感,则表明温度适宜。③及时调整乳量:婴儿食量存在个体差异,在初次配乳后,要观察儿童食欲、体重及粪便的性状,随时调整乳量。婴儿获得合理喂养的标准是发育良好,二便正常,喂奶后安静。④安全卫生:常采用煮沸消毒法。如果是玻璃的奶瓶可与冷水一起放入锅中,等水烧开后 5～10 分钟再放入奶嘴、瓶盖等塑胶制品,盖上锅盖再煮 3～5 分钟后关火,等到水稍凉后,再用消毒过的奶瓶夹取出奶嘴、瓶盖,待干了之后再套回奶瓶上备用。若是塑胶的奶瓶,则要等水烧开之后,再将奶瓶、奶嘴、奶瓶盖一起放入锅中消毒,约再煮 3～5 分钟即可,最后以消毒过的奶瓶夹夹起所有的食具,并置于干净通风处,倒扣沥干。

第三节 维生素 D 缺乏性佝偻病

维生素 D 缺乏性佝偻病简称佝偻病,是由于维生素 D 缺乏,使钙、磷代谢失常,导致骨骼发育异常,严重者可导致骨骼畸形的慢性营养不良性疾病。主要见于 3 个月至 2 岁的婴幼儿,患病率北方高于南方。近年来,随着儿童保健事业的发展及人们生活水平的提高,该病发病率及重症患者逐年减少。但随着国家城市化、工业化的发展,如果对该病不引起重视,佝偻病有再增加的危险。

一、维生素 D 的来源、转化和生理功能

1.维生素 D 的来源

婴幼儿体内维生素 D 来源可以分为内源性和外源性两种途径：

(1)内源性：是人类获得维生素 D 的主要来源，即皮肤中的 7-脱氢胆固醇在阳光下经紫外线的照射下转变而成。

(2)外源性：包括 3 种：一种由食物提供，天然食物中如乳类、蛋类、鱼类含量都很少，谷类、蔬菜及水果中则基本不含维生素 D，但可通过维生素 D 强化食物如配方奶等来提供。其次由鱼肝油滴剂来提供，这是外源性维生素 D 的主要来源。另外胎儿可通过胎盘从母体获得维生素 D，可以满足婴儿生后一段时间，但所提供的量与母亲储备量及胎儿月龄有关，这是婴儿所特有的。

2.维生素 D 的转化

皮肤合成的维生素 D_3 直接入血，而食物中维生素 D_2 由小肠吸收入血，两者均无生物活性，经过两次羟化作用后形成 1,25-二羟维生素 $D[1,25-(OH)_2D_3]$ 才能发挥生物效应。首先经肝细胞发生第一次羟化，生成 $25-(OH)D_3$，其含量较多且稳定，常作为测定维生素 D 营养状况的指标。$25-(OH)D_3$ 运载到肾脏，在近端肾小管上皮细胞线粒体中的 $1-\alpha$ 羟化酶的作用下再次羟化，生成 1,25-二羟维生素 $D[1,25-(OH)_2D_3]$。被人体吸收进入血循环后，经血浆中的维生素 D 结合蛋白(DBP)结合，被转运后贮存于肝脏、脂肪和肌肉等组织内，经过两次羟化作用后发挥生物效应：首先经肝细胞发生第一次羟化，生成 $25-(OH)D_3$，与 α-球蛋白结合被运载到肾脏，在近端肾小管上皮细胞线粒体中的 $1-\alpha$ 羟化酶的作用下再次羟化，生成 1,25-二羟维生素 $D[1,25-(OH)_2D_3]$，具有很强的抗佝偻病生物活性。

3.维生素 D 的生理功能

正常情况下，血浆中的 $1,25-(OH)_2D_3$ 主要与结合蛋白(DBP)结合，仅 0.4% 以游离的形式存在。主要通过三个靶器官(肠、肾、骨)，发挥其生物效应。

(1)肠道：促进小肠黏膜合成钙结合蛋白(CaBP)，增加肠道对钙的吸收；

(2)肾：增加肾小管对钙、磷的重吸收，特别是磷的重吸收，提高血磷浓度，有利于骨的矿化；

(3)骨骼：促进成骨细胞的增殖，血液中钙、磷向骨质生成部沉着，新骨形成。促进破骨细胞活动，使旧骨脱钙，骨盐溶解。

二、病因

1.先天储存不足

母亲妊娠后期缺乏维生素 D，以及早产、双胎均可导致婴儿体内维生素 D 先天储存不足。

2.日光照射不足

紫外线不能通过普通玻璃窗，儿童缺少户外活动，高层建筑群、烟雾、尘埃、寒冷季节等均可使皮肤合成维生素 D 不足。

3.摄入不足

天然食物包括乳类含维生素 D 少,不能满足婴幼儿需要;虽然人乳中钙磷比例适宜(2∶1),有利于钙的吸收,但纯母乳喂养儿若户外活动少或未及时添加鱼肝油,亦易导致维生素 D 缺乏。

4.生长过速

早产或双胎婴儿先天储存不足,出生后生长速度较足月儿快,需要量相对较多,若未及时补充,易导致维生素 D 缺乏。

5.疾病与药物的影响

胃肠道或肝胆疾病会影响维生素 D 及钙磷的吸收和利用;肝、肾疾病会影响维生素 D 在体内的羟化;长期服用抗惊厥药物可使维生素 D 加速分解为无活性的代谢产物而导致体内维生素 D 不足;糖皮质激素可抑制维生素 D 对钙转运的调节。

三、发病机制

维生素 D 缺乏性佝偻病可认为是机体试图维持正常血钙水平而对骨骼造成损害的结果。维生素 D 缺乏时,肠道吸收钙磷减少,血钙、血磷水平降低。刺激甲状旁腺分泌增加,从而加速旧骨溶解,释放骨钙入血,以维持血钙正常或接近正常水平。但因甲状旁腺素(PTH)同时也抑制肾小管对磷的重吸收而使尿磷排出增加,导致血磷降低。细胞外液钙、磷浓度不足,破坏软骨细胞正常增殖、分化和凋亡;钙化管排列紊乱,长骨钙化带就会消失、骺板失去正常的形态,成为参差不齐的阔带;骨基质也不能正常矿化,成骨细胞代偿增生,碱性磷酸酶分泌增加,骨样组织堆积于干骺端,骺端增厚,向两侧膨出形成"手足镯""肋骨串珠"。骨膜下骨矿化不全,成骨形成异常,骨皮质被骨样组织替代,骨膜增厚,骨皮质变薄,骨质疏松;负重出现弯曲;颅骨骨化障碍导致颅骨软化,颅骨骨样组织堆积出现"方颅"。临床即形成骨骼病变和一系列佝偻病的症状体征以及血液生化改变。

四、治疗原则

治疗目的在于控制病情活动,防止骨骼畸形。治疗应以口服维生素 D 为主,剂量为每日 $50\sim125\mu g(2000\sim5000IU)$,持续 4～6 周。之后改为预防量,小于 1 岁婴儿 400IU/d,大于 1 岁婴儿 600IU/d,同时给予多种维生素;对于有并发症的佝偻病或无法口服者,一次肌肉注射维生素 D_2 0 万～30 万 IU,3 个月后口服预防量。治疗一个月后应复查效果。

除采用维生素 D 治疗外,应加强营养、保证奶量,及时添加辅食,坚持户外活动。膳食中钙不足时,注意适量补充钙剂。

严重骨骼畸形者需外科手术治疗。

五、护理评估

1.健康史

评估患儿的喂养情况、户外活动情况;妊娠史、出生史;是否生长发育过快;有无胃肠道疾病或肝胆疾病;有无长期应用苯妥英钠、苯巴比妥类、糖皮质激素等病史。

2.身体状况

患儿身体状况主要表现为生长最快部位的骨骼改变,并可影响肌肉发育及神经兴奋性的改变,多见于3个月至2岁婴幼儿。维生素D缺乏性佝偻病的骨骼改变常在维生素D缺乏数月后出现,围生期维生素D不足的婴儿可在2个月内即出现维生素D缺乏性佝偻病症状。重症维生素D缺乏性佝偻病患儿还可有消化功能紊乱和心肺功能障碍,出现生长发育迟缓和免疫功能低下。

3.心理-社会状况

评估患儿的家庭经济状况,了解居住条件;评估患儿家长的文化程度及其对维生素D缺乏症病因的认识水平,了解有无对维生素D缺乏性佝偻病后遗症的担心而引起的焦虑心理。

六、护理诊断

1.营养失调:低于机体需要量

与日光照射不足或维生素D摄入不足有关。

2.有受伤的危险

与骨质疏松和肌肉、关节松弛有关。

3.潜在并发症

维生素D中毒。

4.知识缺乏

与家长不了解维生素D缺乏性佝偻病的预防及相关知识有关。

七、护理措施

(一)补充维生素D

1.增加户外活动

指导家长经常带患儿进行户外活动,直接接受阳光照射。冬季要注意保证每日1~2小时户外活动时间。夏季气温太高,应避免太阳直射,可在阴凉处活动,尽量多暴露皮肤。冬季室内活动时应开窗,使患儿皮肤接触紫外线。

2.饮食护理

提倡母乳喂养,按时添加辅食,给予富含维生素D、钙、磷和蛋白质的食物,如蛋黄、牛奶、动物肝脏、蕈类等。

3.药物护理

遵医嘱供给维生素D制剂,注意观察患儿有无维生素D过量的中毒表现,如发现患儿厌食、烦躁不安、哭闹,继而出现呕吐、腹泻或顽固性便秘、体重下降等应立即停用。

(二)预防骨骼畸形和骨折

患儿衣着应柔软、宽松,床铺松软,避免早坐、久坐,以防脊柱畸形;避免早站、久站和早行走,以防下肢弯曲成O形腿或X形腿。护理操作或日常生活中应避免重压和强力牵拉,以防患儿肋骨、长骨发生骨折。

（三）健康指导

1.注意孕期保健

鼓励孕妇多进行户外活动和晒太阳，选择富含维生素 D、钙、磷和蛋白质的食物；遵医嘱服用鱼肝油等维生素 D 制剂。

2.合理喂养

宣传和鼓励母乳喂养，4～6 个月时逐渐添加辅食，如蛋黄、黄豆粉、绿色蔬菜等。

3.小儿定期进行户外活动

一般出生 1 个月后可让婴儿逐渐进行户外活动，直接接触阳光，每日 1～2 小时。

4.及时补充维生素 D 制剂

足月儿出生 2 周后给予维生素 D 400～800IU/d，早产儿、双胎儿出生后 1 周开始补充维生素 D 800IU/d，3 个月后改为 400IU/d 维生素 D 至 2 岁；早产儿、双胎儿及北方冬季日照时间短者，可遵医嘱适当增加剂量和延长时间。同时注意补充钙剂。

第四节 蛋白质-热能营养不良

蛋白质-能量营养不良（PEM）是由于缺乏能量和（或）蛋白质所导致的一种慢性营养缺乏症，主要见于 3 岁以下的婴幼儿，特征为体重不增、体重减轻、渐进性消瘦或水肿，皮下脂肪减少和皮下水肿，常伴有全身各器官不同程度的功能低下及新陈代谢异常。PEM 常伴多种微量营养素缺乏，可能导致儿童生长障碍、抵抗力下降、智力发育迟缓、学习能力下降等后果。我国农村地区和经济不发达地区儿童营养不良率高，我国部分贫困农村地区 5 岁以下儿童营养不良发生率高达 30％以上。

蛋白质-能量营养不良临床上分为 3 种类型：①以能量供应不足为主的消瘦型；②以蛋白质供应不足为主的水肿型；③介于两者之间的消瘦-水肿型。

一、病因

（一）喂养不当

喂养不当是导致婴儿营养不良的主要原因，因母乳不足而未及时添加其他乳品；突然停奶而未及时添加辅食；奶粉配制过稀；长期以淀粉类食物为主食，或因为不良的饮食习惯，如偏食、挑食、吃零食过多、早餐过于简单或不吃早餐等引起。

（二）疾病因素

（1）消化系统疾病或先天畸形，如过敏性肠炎、唇腭裂等均可影响食物的摄入、消化和吸收。

（2）各种急慢性感染及消耗性疾病，如麻疹、肝炎、结核等使消耗增多，从而导致营养不良。

（三）先天不足

如多胎、双胎、早产等。

二、病理生理

(一)新陈代谢异常

1.蛋白质

由于蛋白质摄入不足或蛋白质丢失过多,使体内蛋白质代谢处于负平衡,当血清总蛋白浓度<40g/L、白蛋白浓度<20g/L时,可发生低蛋白性水肿。

2.脂肪

由于患儿体内脂肪大量消耗以补充能量的不足,故血清胆固醇浓度下降。脂肪代谢主要在肝内进行,当体内脂肪消耗过多,超过肝脏的代谢能力时,可导致肝脏脂肪浸润及变性。

3.碳水化合物

由于摄入不足或消耗增多,使糖原储存不足和血糖偏低,轻度时症状并不明显,重者可引起昏迷甚至猝死。

4.水、盐代谢

由于脂肪的大量消耗,造成细胞外液容量增加,低蛋白血症可进一步加剧而呈现水肿;PEM时ATP合成减少,影响细胞膜上钠-钾-ATP酶的转运,钠在细胞内潴留,细胞外液一般为低渗状态,易出现低渗性脱水、酸中毒、低钾、低钠、低钙和低镁血症。

5.体温调节能力低下

能量摄入不足、皮下脂肪较薄造成散热快、血糖降低以及氧耗量低、脉率和周围血循环血量减少,体温偏低。

(二)各系统功能低下

1.消化系统

由于消化液和酶的分泌减少,酶活性降低,肠蠕动减弱,菌群失调,致消化吸收功能低下,易发生腹泻。

2.循环系统

重度营养不良者,心肌收缩力减弱,心排出量减少、血压偏低和脉搏细弱。

3.泌尿系统

肾小管重吸收功能减低,造成尿量增多而比重下降。

4.神经系统

表情淡漠、反应迟钝、记忆力减退、烦躁不安以及条件反射不易建立。

5.免疫功能

非特异性免疫功能及特异性免疫功能明显降低,极易并发各种感染。

三、治疗原则

轻中度营养不良不需住院,只需对症处理,改善肠道功能,调整饮食,加强营养。在改善营养过程中各种奶制品如酸奶是很好的营养食物,易消化吸收,并促进肠蠕动,每天热量和蛋白质的摄入量主要取决于胃肠道功能的耐受情况。指导家长每日带患儿进行一定时间的户外活动。重度营养不良的治疗原则是积极处理各种危及生命的并发症、去除病因、调整饮食、促进消化功能。

四、护理评估

1.健康史

评估患儿的喂养史、饮食习惯及生长发育情况,有无母乳不足、喂养不合理及不良的饮食习惯,有无消化系统解剖或功能上的异常,有无急、慢性病史,是否为双胎或早产。

2.身体状况

评估患儿的体重增长情况,皮下脂肪减少的情况,有无身高的改变,以及皮肤黏膜、面色、肌肉、精神状态等。

3.心理-社会状况

评估患儿家庭经济状况、家长的文化程度;评估家长对营养、喂养知识掌握的程度。

五、护理诊断

1.营养失调:低于机体需要量

与热能和(或)蛋白质长期摄入不足有关。

2.生长发育迟缓

与营养素缺乏有关。

3.潜在并发症

感染、自发性低血糖、营养性贫血、维生素 A 缺乏。

4.知识缺乏

与喂养知识信息来源不足有关。

六、护理措施

(一)调整饮食、改善营养

1.饮食调整原则

饮食调整的原则是由少到多,由稀到稠,循序渐进,逐渐增加饮食,直到恢复正常。饮食调整的量和内容要根据实际的消化能力和病情逐步完成,不能过急,因营养不良患儿长期摄入过少,消化功能低下,已适应低营养的摄入,过快增加摄入量易出现消化不良和腹泻,且不宜过早补充蛋白质,否则易引起肝脏的损害。

2.补充能量

轻度营养不良患儿,其能量从每日 250～330kJ/kg(60～80kcal/kg)开始,逐渐增加到每日585kJ/kg(140kcal/kg);中、重度营养不良患儿从每日 165～230kJ/kg(40～55kcal/kg)开始,逐步少量增加,若消化吸收能力较好,可逐渐增加至每日 500～727kJ/kg(120～170kcal/kg),并按实际体重计算能量需要。待患儿体重接近正常后再调整至正常需要量。

3.其他

病情严重、伴明显低蛋白血症或严重贫血者,可考虑成分输血。静脉点滴高能量脂肪乳剂、多种氨基酸溶液、葡萄糖溶液等也可酌情选用。此外,充足的睡眠、适当的户外活动、纠正不良的饮食习惯和良好的护理也极为重要。

(二)去除病因的护理

如果不去除病因、积极治疗原发病,单纯纠正饮食,则效果不大。常用方法有手术治疗各种消化道畸形、控制感染性疾病、根治各种消耗性疾病、改进喂养方法等。

(三)促进消化功能的护理

可给予患儿B族维生素和胃蛋白酶、胰酶等以助消化;蛋白质同化类固醇制剂如苯丙酸诺龙可促进蛋白质合成,增加食欲;胰岛素可降低血糖,增加饥饿感以提高食欲;锌制剂可提高味觉敏感度,增加食欲。

(四)观察病情,预防并发症

①加强巡视,观察有无低血糖、营养性贫血,其次要警惕凌晨发生自发性低血糖,若发现患儿突然面色灰白、意识不清、脉搏细慢、呼吸暂停等现象,应立即通知医生。②观察患儿的进食情况及体重的变化,每周应测体重1次,评估营养状况的恢复情况。③预防感染:对患儿实施保护性隔离,减少探视,预防呼吸系统感染。④对由维生素A缺乏引起的角膜软化症的患儿,做好眼部护理;经常保持皮肤清洁、干燥,注意做好口腔护理,防止发生皮肤破溃及口腔炎。

(五)健康教育

指导母乳喂养,及时添加辅食,按时断奶;合理安排作息制度,促进小儿的生长发育;积极预防及治疗各种原发病。

第五节　口炎患儿的护理

口炎是指口腔黏膜的炎症,大多由微生物(如细菌、病毒、真菌和螺旋体)引起,亦可因局部受理化刺激而引起。本病在小儿时期尤其是婴幼儿期较为多见。如病变仅局限于舌、齿龈、口角亦可称为舌炎、齿龈炎或口角炎。治疗原则以清洗口腔及局部涂药为主,严重者需全身用药。

一、病因

本病多由病原微生物引起。可直接感染,亦可继发于急性感染、腹泻、营养缺乏性疾病及维生素供给不足等疾病。食具消毒不严、不注意口腔卫生或因病致使患儿免疫功能低下时,均可诱发本病。

1.鹅口疮

鹅口疮(雪口病)为白色念珠菌感染所致的口炎,多见于新生儿及营养不良、腹泻、长期应用广谱抗生素或激素的患儿。使用污染的奶具、哺乳时奶头不洁均可导致感染,新生儿也可在出生时经产道感染。

2.疱疹性口炎

疱疹性口炎亦称疱疹性齿龈口炎,由单纯疱疹病毒感染所致,传染性强,多见于 1~3 岁小儿。全年均可发生,常在集体托幼机构引起小流行。

3.溃疡性口炎

溃疡性口炎是由链球菌、金黄色葡萄球菌、肺炎链球菌、绿脓杆菌或大肠杆菌等感染引起的口腔炎症,多见于婴幼儿,常发生于急性感染、长期腹泻等抵抗力下降时,口腔不洁利于细菌繁殖而致病。

二、临床表现

1.鹅口疮

临床特征是在口腔黏膜上出现白色乳凝块样小点或小片状物,略高于黏膜表面。最常见于颊黏膜,其次是舌、齿龈、上腭。初起时呈点状和小片状,可逐渐融合成片,不易拭去,强行擦拭剥离后,局部黏膜潮红,并可伴有渗血。患处不痛、不流涎,一般无全身症状,不影响吃奶。重症可累及食管、肠道、喉、气管、肺等,出现呕吐、吞咽困难、声音嘶哑或呼吸困难。诊断困难时,取白膜涂片,加 10%氢氧化钠溶液 1 滴,镜检可见真菌的菌丝和孢子。

2.疱疹性口炎

起病时发热,体温达 38~40℃,常有上呼吸道感染症状。齿龈红肿,触之易出血,继而在齿龈、舌、唇内、颊黏膜处出现散在或成簇的黄白色小水疱,直径 2~3mm,迅速破溃后形成浅溃疡,上面覆盖黄白色纤维渗出物,周围有红晕,有时累及上腭及咽部。口角及唇周皮肤亦常发生疱疹。患儿常表现为局部疼痛、拒食、流涎、烦躁、颌下淋巴结肿大。病程为 1~2 周。

本病应与由柯萨奇病毒引起的疱疹性咽峡炎相鉴别。后者疱疹主要发生在咽部和软腭,有时见于舌,但不累及齿龈和颊黏膜,颌下淋巴结不肿大,多发生于夏、秋季。

3.溃疡性口炎

多见于婴幼儿,口腔各部位均可发生,常见于舌、唇内及颊黏膜处,可蔓延到唇及咽喉部。初起时口腔黏膜充血水肿,随后形成大小不等的糜烂或溃疡,上有纤维素性渗出物形成的假膜,常呈灰白色,边界清楚,易拭去,露出溢血的创面,但不久又被假膜覆盖,涂片染色可见大量细菌。患儿常表现为局部疼痛、流涎、拒食、烦躁,常有发热,可达 39~40℃,局部淋巴结肿大。白细胞总数和中性粒细胞增多。全身症状轻者约一周体温恢复正常,溃疡逐渐痊愈;严重者可出现脱水和酸中毒。

三、实验室检查

1.血常规检查

有细菌感染者白细胞总数和中性粒细胞比例增加。

2.真菌检查

取从创面剥离的白膜少许放置在玻片上加 10%氢氧化钠溶液 1 滴,在显微镜下可见真菌的菌丝和孢子。

四、治疗要点

1.保持口腔清洁卫生

合理使用抗生素,禁用局部刺激性的药物或食物。

2.局部用药处理

①鹅口疮:局部涂抹 10 万～20 万 IU/mL 制霉菌素鱼肝油混悬液,每天 3～4 次,也可用 2%碳酸氢钠溶液于哺乳前后清洁口腔。②疱疹性口炎:局部可喷撒西瓜霜、锡类散、冰硼散等;预防继发感染可涂 2.5%～5%金霉素鱼肝油。③溃疡性口炎患儿要及时控制感染,选择有效抗生素,做好口腔护理,局部可涂金霉素鱼肝油,也可用西瓜霜、冰硼散、锡类散等。

3.对症处理

注意水分和营养物质的合理供给,根据有无体温的变化,酌情使用抗生素。

五、护理评估

1.健康史

评估患儿有无全身性及局部性感染或损伤史,了解患儿饮食习惯,食具的清洁卫生等。

2.身体状况

主要评估患儿口腔黏膜病变情况,了解病灶的严重程度,为护理计划的制订提供更加可靠的依据。

3.心理-社会状况

口炎大多数是因为患儿抵抗力下降、口腔不洁而致病。疱疹性口炎为自限性疾病,但传染性强,全年均可发生,并可能在集体托幼机构引起小流行。由于局部疼痛可能导致患儿进食困难、拒食或剧烈哭闹、烦躁不安等,家长或护理人员应能够理解患儿的痛苦,及时缓解患儿情绪,减少或避免因进食而给患儿带来的痛苦。

还应注意评估集体托幼机构有无采取措施预防口炎发生及流行,家长对该病的病因、护理方法的了解程度,有无顾虑,患儿对住院、治疗有无恐惧心理等。

六、护理诊断

1.口腔黏膜改变

与护理不当、理化因素刺激、抵抗力低下及病原体感染有关。

2.疼痛

与口腔黏膜炎症和破损有关。

3.体温过高

与感染有关。

4.知识缺乏

家长缺乏口腔预防及护理知识。

七、护理措施

1.促进口腔黏膜愈合

(1)口腔护理鼓励患儿多饮水,进食后漱口,保持口腔黏膜湿润和清洁。用3%过氧化氢溶液或0.1%利凡诺溶液清洗溃疡面,较大儿童可用含漱剂,清除分泌物及腐败组织,可减少继发感染,利于溃疡愈合。碱性环境可抑制白色念珠菌生长,鹅口疮患儿宜用2%的碳酸氢钠溶液清洗。清洗口腔每天2~4次,以餐后1小时左右为宜,动作应轻、快、准,以免引起呕吐。对流涎者,及时清除流出物,保持皮肤干燥、清洁,避免引起皮肤湿疹及糜烂。

(2)正确涂药涂药前先清洗口腔,然后用无菌纱布或干棉球放在颊黏膜腮腺管口处或舌系带两侧,以隔断唾液;再用干棉球将病变部黏膜表面吸干净后方能涂药;涂药后嘱患儿闭口10分钟,然后取出隔离唾液的纱布或棉球,勿立即漱口、饮水或进食;婴儿不配合时可直接涂药;在清洁口腔及局部涂药时应注意手法,用棉签在溃疡面上滚动式涂药,切不可摩擦,以免扩大创面或使疼痛加重,具体方法如下。

①鹅口疮患儿局部可用制霉菌素10万IU/次,加水1~2mL涂患处,每天3~4次;局部可涂以1%龙胆紫溶液。

②疱疹性口炎患儿局部可喷撒西瓜霜、冰硼散、锡类散等;预防继发感染可涂2.5%~5%金霉素鱼肝油。

③溃疡性口炎患儿要及时控制感染,选择有效抗生素,做好口腔护理,局部可涂金霉素鱼肝油,也可用西瓜霜、冰硼散、锡类散等。

2.口痛护理

以高热量、高蛋白、富含维生素的温凉流质或半流质饮食为宜,避免酸、辣、热、粗、硬等刺激性食物以减轻疼痛。对由于口腔黏膜糜烂、溃疡引起疼痛影响进食者,可按医嘱在进食前局部涂2%利多卡因溶液。对不能进食者,应给予肠道外营养,以确保能量与水分供给。患儿使用的食具应煮沸消毒或高压灭菌消毒。

3.监测体温

大多数口炎患儿都有不同程度的体温升高,热度不等,由于体温增高会造成机体消耗增加,同时体温过高还可诱发热性惊厥等,故应把患儿的体温控制在38.5℃以下,如体温超过38.5℃(腋温),应给予松解衣服,必要时给予物理降温或解热药物,同时做好皮肤护理。

第六节　小儿鼻炎

小儿鼻炎大多数是过敏性的,症状就是鼻塞、遇到冷空气打喷嚏、流清鼻涕、鼻涕倒流、记忆力减退,嗅觉差。许多儿童还可伴有鼻子痒、眼睛痒和流眼泪,表现为反反复复搓鼻子(抠鼻子)和揉眼睛,称为过敏性鼻结膜炎。许多过敏性鼻炎的儿童可以发展为突然阵发性咳嗽(干咳为主)甚至哮喘,称为"过敏性鼻炎哮喘综合症"。

小儿过敏性鼻炎是指孩子对尘螨、霉菌、冷空气、花粉以及食物(鸡蛋、鱼虾)、细菌感染(比如细菌上的菌体、毒素)等产生的鼻黏膜的过敏反应,是常见的一种慢性鼻黏膜充血的反应。

一、儿童过敏性鼻炎-哮喘综合症

儿童过敏性鼻炎-哮喘综合症是近年来提出的新的医学诊断名称,是指同时发生的临床或亚临床的上呼吸道过敏(过敏性鼻炎)和下呼吸道的过敏性症状(哮喘),两者往往同时并存。早在上世纪 60 年代就观察到了过敏性鼻炎和过敏性哮喘之间的联系。流行病学调查证实,过敏性鼻炎患者中哮喘发病率较正常人高 4～20 倍,正常人群中哮喘病发病率约为 2～5％,而过敏性鼻炎患者中哮喘的发病率则可高达 20～40％,甚至有人认为 60％过敏性鼻炎可能发展成哮喘病或伴有下呼吸道症状。鼻腔和支气管在解剖结构和生理功能上的连续性决定了过敏性鼻炎与哮喘病的关系。由此早有学者提出了"联合呼吸道""过敏性鼻支气管炎"和"全气道炎症综合症"等概念,认为上下呼吸道疾病需要联合诊断和联合治疗。更有学者提出了过敏综合症的概念,认为应该从全身角度进行治疗。目前世界变态反应组织(WAO)及 Allergy & Clinical Immunology International 杂志和 International Archives of Allergy and Immunology 杂志正式提出采用小儿过敏性鼻炎哮喘综合症的诊断术语。

由于过敏性鼻炎和哮喘病均是 I 型变态反应,两者在病因、免疫学和发病机制等方面均非常相似,因此两者的诊断手段和治疗方法有许多相似之处,借助小儿过敏性鼻炎哮喘综合症这一新的诊断名称对两病进行联合诊断和联合治疗,可同时提高两病的诊断准确率和减少药物的重复使用,从而大大减少了误诊率和提高了临床疗效。

二、解剖和生理学基础

无论从解剖学还是生理学来看,鼻腔与支气管及肺的关系非常密切。呼吸道是指从鼻孔开始至呼吸性细支气管,其表面覆盖纤毛上皮组织。上、下呼吸道在功能上是相互关联的,刺激鼻黏膜(如鼻黏膜激发试验)可引起气道反应性的改变。过敏性鼻炎患者的鼻内炎性分泌物可以经鼻后孔和咽部流入或吸入肺内,称为鼻后滴漏综合症。特别是仰卧位睡眠时鼻内炎性分泌物不知觉地流入气道,极可能是过敏性鼻炎发展为哮喘病(特别是夜间哮喘)的重要原因。呼吸方式的改变也是导致过敏性鼻炎和哮喘病关系密切的因素之一,由于鼻黏膜肿胀、鼻甲肥大和分泌物的潴留可导致鼻塞,使患者被迫从以鼻呼吸为主转变为以口呼吸为主,这样过敏原可以避开鼻黏膜屏障而直接进入下呼吸道而引发哮喘。

然而,上呼吸道和下呼吸道是有差异的。在上呼吸道,鼻腔的阻塞是由鼻黏膜的血管充血或鼻息肉导致的;而在下呼吸道,支气管通气功能障碍则主要是由支气管的环状平滑肌收缩和气道黏膜炎症水肿共同引起。在气流吸入的物理机制方面,上呼吸道的物理过滤功能,共鸣作用,散热和湿润功能,可使大于 5～6 微米的吸入颗粒阻挡在鼻腔,并使吸入支气管的空气保持湿润且接近 37℃。上呼吸道物理功能的失调可导致下呼吸道稳态变化。在哮喘患者因用口过度换气,吸入高流量的冷空气,可降低 FEV_1 并增加气道通气阻力。

三、发病机制

小儿过敏性鼻炎哮喘综合症的上、下呼吸道的免疫学和病理学改变分别是发生在鼻黏膜和支气管黏膜的过敏性炎症。鼻黏膜和支气管黏膜的炎症在发病诱因、遗传学改变、局部的病理学改变、机体免疫功能异常和发病机制等方面均非常相似。如鼻黏膜过敏性炎症和哮喘的支气管炎症通常由相同过敏原引起,其发病机制均与Ⅰ型变态反应有关,病理学均是以呼吸道嗜酸性粒细胞增高为特征的过敏性炎症。小儿过敏性鼻炎哮喘综合症患者对过敏原的易感性,即特应症是哮喘病发病的主要因素,而体现哮喘病患者特应症的主要指标是体内的总IgE和特异性IgE水平增高。小儿过敏性鼻炎哮喘综合症的上呼吸道或下呼吸道过敏性炎症的发生发展与过敏性体质患者接触特异性过敏原的种类和浓度有关。季节性过敏原,如草或树木花粉可引起间歇性症状,即间歇性/季节性过敏性鼻结膜炎和(或)哮喘。而常年存在的过敏原,如屋尘螨、霉菌和动物皮毛则更易引起哮喘和(或)鼻炎的持续症状。在某种程度上,过敏原的致敏性与过敏原的颗粒大小有关,因为花粉通常直径约5微米大小,非常容易被上呼吸道的屏障所过滤,所以花粉过敏以上呼吸道症状为主,当患者出现鼻塞而改用口腔呼吸时,由于避开了上呼吸道的滤过功能,因此就可导致下呼吸道的症状。由于屋尘螨、霉菌孢子和宠物过敏原较小(直径约1微米)因此容易进入下呼吸道而诱发哮喘。

鼻和支气管黏膜的炎症在过敏性鼻炎和哮喘的发病机理中起关键性的作用。虽然在过敏性鼻炎和哮喘中存在着不同的炎症指标,但免疫病理学已经证实在上、下呼吸道的慢性过敏性炎症是相似的,有着相似种类的炎症细胞渗出如嗜酸性粒细胞、Th2细胞、肥大/嗜碱细胞以及IgE的参与,参与的细胞因子也是相似的,如IL-4、IL-5、IL-13、RANTES、GM-CSF和多种炎性介质等。

对吸入过敏原后的全身免疫学反应,过敏性鼻炎和哮喘是一致的:①过敏原可促进T淋巴细胞向Th2细胞转化,T淋巴细胞在启动和调节气道炎症反应中起主导作用,T细胞通过合成和释放细胞因子导致炎症细胞聚集到气道并活化,从而发挥其效应功能;②细胞因子种类和数量发生改变,如IL-4、IL-5、IL-13产生增多和γ-干扰素合成减少;③可使体内IgE水平增高,和其他过敏性疾病一样,体内总IgE水平和特异性IgE水平增高是小儿过敏性鼻炎哮喘综合症的主要特征和重要诊断指标,IgE水平的高低和特应症的严重程度呈正相关;④可使外周血嗜酸粒细胞和组织肥大细胞/嗜碱细胞增多。

在上述免疫学变化的基础上,与IgE结合的肥大细胞和嗜酸细胞,在接触过敏原后被激活,释放组织胺、白三烯和其他介质。这种反应在上呼吸道可引起速发性的鼻部刺激症状,如由神经介导的打喷嚏和流鼻涕,由血管充血引起的鼻塞等。在下呼吸道的速发症状是支气管痉挛和气道炎症损伤,引起咳嗽,痰多和喘息等。

目前有关小儿过敏性鼻炎哮喘综合症的研究焦点是局部发病机制,例如呼吸道局部IgE的合成机制和选择性T细胞的分化机制。这些局部机制决定着吸入过敏原后的炎症反应是在上呼吸道还是在下呼吸道表达。研究发现上皮细胞的脱落在支气管比在鼻腔更加明显。大多数哮喘患者在电镜下证实有气道重塑,但是鼻炎患者可以没有这么明显的变化而保持鼻黏膜的完整性。为什么鼻炎患者可以保持黏膜完整而哮喘患者则不能,其原因可能是鼻黏膜上皮细胞可以合成和释放具有关键作用的抗炎物质的能力,这些抗炎物质可抑制嗜酸性粒细胞引起的炎症损伤。

Marchand 等对合并鼻炎的哮喘患者研究中发现,鼻黏膜和支气管黏膜的病理改变有许多相似之处,均有大量的嗜酸性细胞浸润、淋巴细胞增多、杯状细胞增生、上皮下微循环丰富和血浆的大量渗出。现代医学证实,过敏性鼻炎的上呼吸道过敏性炎症可向下呼吸道逐渐蔓延,并可相继发生过敏性咽炎、过敏性支气管炎和哮喘病,形成了全呼吸道过敏现象。由于小儿过敏性鼻炎哮喘综合症的上、下呼吸道同为过敏性炎症,仅仅是病变部位有所差异,加上解剖的连续性和病理生理的相似性,因此哮喘病的下呼吸道过敏性炎症实际上是过敏性鼻炎上呼吸道炎症的延伸。加之鼻与支气管之间相互存在着神经反射,如鼻-支气管反射(人或动物的鼻黏膜受到机械刺激时,可影响呼吸节律并使气道平滑肌紧张和腺体分泌增加,此现象称为鼻-支气管反射)等。根据以上原因,临床上提出了小儿过敏性鼻炎哮喘综合症的新概念。

四、诊断

小儿过敏性鼻炎哮喘综合症的诊断和治疗应该分别参考 WHO 在 2001 年制定的过敏性鼻炎的工作报告和在 2002 年制定的哮喘病创议。前者包括《过敏性鼻炎对哮喘的影响》(ARIA)、《过敏性鼻炎的诊断和治疗指南》和 ARIA 手册;后者包括《全球哮喘病防治创议》(GINA)、《全球哮喘治疗和预防策略——NHLBI/WHO 会议工作报告》等文件。

小儿过敏性鼻炎哮喘综合症的诊断即是过敏性鼻炎和哮喘病的联合诊断。所有过敏性鼻炎和(或)鼻窦炎患者均应该通过仔细询问病史、症状和体征来判断有无合并下呼吸道症状,怀疑者应进行气道反应性测定或支气管扩张试验来判断是否同时伴有哮喘。对于暂时无喘息症状的过敏性鼻炎患者应通过非特异性或特异性气道反应性测定进行评估;有喘息症状的可疑患者可进行支气管扩张试验。对于以哮喘为主要表现的患者也应该询问有无间歇或持续的鼻部症状,同时应进行鼻镜检查,必要时做特异性鼻黏膜激发试验进行判别。小儿过敏性鼻炎哮喘综合症的诊断主要依靠病史、临床症状和免疫学检查等。

(1)典型的过敏病史(包括过敏性疾病家族史、本人婴幼儿湿疹或哮喘病史)和典型的临床症状。

(2)临床症状:的主要表现为上、下呼吸道的过敏症状,包括鼻痒、喷嚏频频、流清鼻涕、鼻塞、咳嗽和喘息等症状。这些症状可突然发作,也可自行缓解或经治疗后较快消失。鼻部症状往往在早晨加剧,而哮喘往往在夜间加重。某些患者往往还伴有过敏性结膜炎的症状如眼痒、流泪等。

(3)特异性免疫试验:随着过敏原的标准化,为大多数吸入性过敏原提供了令人满意的诊断性试剂,使变态反应性疾病的诊断水平大为提高。

包括过敏原皮肤点刺试验、血清过敏原特异性 IgE 测定、过敏原鼻黏膜或支气管激发试验以及生物共振过敏原检测等方法。这些特异性免疫试验不仅为小儿过敏性鼻炎哮喘综合症的诊断提供佐证,对判断患者的过敏原种类和对过敏原的过敏程度也有帮助。因此,所有怀疑小儿过敏性鼻炎哮喘综合症患者在有条件时均应检查特异性免疫诊断试验。

根据 ARIA,过敏性鼻炎应按照发病的持续时间分为间歇性和持续性;按照症状是否对生活质量造成影响,分为轻度和中重度;并根据主要症状分为喷嚏流涕型和鼻塞型。根据 GINA,哮喘病按照病情将哮喘病分为急性发作期、慢性持续期;急性发作期分为轻、中、重和危重四度;慢性期分为间歇发作、轻度持续、中度持续和重度持续。

随着小儿过敏性鼻炎哮喘综合症这一概念的提出,通常将小儿过敏性鼻炎哮喘综合症的病情分为三个阶段:①单纯过敏性鼻炎,不伴气道高反应性也无哮喘;②过敏性鼻炎伴有气道高反应性,但无哮喘症状;③过敏性鼻炎伴有哮喘和气道高反应性。其实过敏性鼻炎能否发展为哮喘病,与接触过敏原的数量和浓度有密切关系。

五、治疗

一旦确诊小儿过敏性鼻炎哮喘综合症就应进行联合治疗。根据病情严重程度,制定出相应的治疗方案。其治疗原则是针对过敏性鼻炎和哮喘病的上、下呼吸道炎症进行联合抗感染治疗,同时应对患者的过敏性体质进行治疗。治疗方法包括经鼻吸入进行上、下呼吸道的联合糖皮质激素治疗、抗组胺药物治疗、变应原疫苗治疗和其他免疫治疗。

1.上、下呼吸道的联合吸入糖皮质激素治疗

过敏性鼻炎和哮喘病的抗感染治疗均以吸入糖皮质激素为主。过去通常经鼻和经口分别吸入进行上、下呼吸道的抗感染治疗,而目前一旦患者被诊断为小儿过敏性鼻炎哮喘综合症,就应借助特殊的口鼻两用雾化罐(吸保),经鼻吸入糖皮质激素进行上、下呼吸道的联合抗感染治疗。联合治疗至少有以下益处:①提高治疗指数:可避免药物的重复使用,降低了吸入糖皮质激素的剂量和减少了副作用,从而大大提高治疗指数,②降低了医疗费用。③简化治疗程序,从而提高了治疗的依从性。④更为重要的是,通过联合治疗一个阶段后,可以仅仅通过控制过敏性鼻炎来预防哮喘的发作,使哮喘病的防治更为主动和简单。

最近 Taramarcaz 等研究已表明,经鼻吸入糖皮质激素不但可以改善过敏性鼻炎和哮喘症状,而且还可降低气道高反应性。作为一种上下呼吸道的联合治疗,在借助雾化罐经鼻吸入糖皮质激素时,应嘱咐患者吸气要尽量深一些,以便将药物吸入支气管内。

2.抗变态反应药物

由于小儿过敏性鼻炎哮喘综合症为过敏性疾病,一旦确诊就应该尽早给予抗变态反应药物。有效地控制过敏性鼻炎可以避免大多数哮喘发作或避免哮喘加重,因此使用抗变态反应药物治疗过敏性鼻炎对改善哮喘病的预后具有重要意义。抗变态反应药物的普通剂量即可有效治疗过敏性鼻炎来预防哮喘发作,加倍剂量可改善并发的哮喘症状。给予抗变态反应药加伪麻黄碱治疗小儿过敏性鼻炎哮喘综合症在改善鼻塞症状的同时,更可改善哮喘症状、提高 PEF 和减少支气管扩张剂的用量。在儿童,上呼吸道感染和哮喘加重能被连续的抗组胺药治疗所控制。在过敏性体质儿童早期治疗的研究中发现,抗变态反应药物的连续应用可降低哮喘的发病率。

3.变应原疫苗治疗

俗称脱敏治疗,是小儿过敏性鼻炎哮喘综合症的重要治疗方法之一,其疗效已经在鼻炎合

并哮喘的患者中所证实。临床上主要针对尘螨和各种花粉进行脱敏治疗。研究证实该疗法能改变小儿过敏性鼻炎哮喘综合症的自然进程并可在停止治疗后维持数年的疗效。近年来,许多学者主张舌下脱敏治疗,由于舌下脱敏治疗避免了反复注射的麻烦和痛苦,因此特别适合儿童。但需要更多的研究来比较舌下脱敏治疗是否和注射脱敏治疗具有同样的疗效。

4.抗-IgE 单克隆抗体

是一种针对人类 IgE 的重组单克隆抗体(Xoalir),在治疗过敏性鼻炎和哮喘中已经取得了显著疗效。2003 年 5 月正式获 FDA 批准上市。Xoalir 在治疗中-重度哮喘病和季节性和常年性过敏性鼻炎均有效,已知 Xoalir 可以降低血清游离 IgE 水平,低调节周围血嗜碱细胞的IgE 受体,可显著降低鼻部和支气管的嗜酸细胞、肥大细胞、以及 T 细胞和 B 细胞的数目。研究表明,对已经吸入高剂量激素仍然不能控制的哮喘病患者,Xoalir 有显著的益处。临床资料提示,Xoalir 可以改善伴有持续性过敏性鼻炎的哮喘病患者的喘息症状、提高生命质量和控制急性发作,对 Xoalir 疗效好的往往是在那些更严重的哮喘病患者中。这些给人留下深刻印象的临床资料说明了 Xoalir 抗感染治疗机制与抑制 IgE 有关。Xolair 的临床剂量是 125mg～375mg,皮下注射,每 2～4 周一次。该药可同时改善小儿过敏性鼻炎哮喘综合症的上呼吸道和下呼吸道的症状。

六、小儿过敏性鼻炎的治疗

1.避开过敏源

小儿过敏性鼻炎的最根本保健措施是了解引起孩子过敏的物质,即过敏源,并尽量避免它。当症状主要发生在户外:应尽可能限制户外活动,尤其是接触花草或者腐烂的树叶、柳絮,外出时可以带口罩,或者可以到过敏原较少的海滨。

当小儿过敏性鼻炎症状主要发生在室内:可以注意以下几点:

(1)如果小孩对毛皮或螨虫过敏,把羽绒枕头、羽绒被子等统统撤掉,家里常用吸尘器清洁环境,而不要用扫帚扫地,卧室的门窗要经常打开,保持空气清新流动;

(2)如果是对化学气体过敏,则对居家环境的装潢布置就要特别注意,尽量使用绿色环保的装潢材料;

(3)如果过敏非常厉害,可以用抗过敏的药,有局部用的,也有全身用的,2 岁左右的小孩可以用局部喷鼻剂;内舒拿、雷诺考特、伯克钠等;

(4)如果是感冒后诱发的过敏性鼻炎,主要是要锻炼体质,减少感冒,也能起到预防的作用;

(5)如果是季节性的过敏,比如说小孩每到九、十月份都会出现过敏性症状的话,最好就提前一两个月采取预防治疗,那么到时即使出现了过敏性鼻炎的话,症状也会减轻很多。

2.抗过敏药物治疗小儿过敏性鼻炎

小儿过敏性鼻炎用药基本上与成人相似,都是激素类药物,易产生耐药性。药物治疗鼻炎不仅不能解决鼻炎问题,还会带来药物的毒副作用。特别是青少年的内脏器官尚未成熟,药物对内脏器官的损伤是不容忽视的,长期、大剂量服用某一种抗过敏药,否则不仅会使药物失效,还会出现不良反应。

抗过敏药种类繁多,其适应证也不尽相同。因此选用抗过敏药时,应以抗组胺药优先,但不要长期、大剂量服用某一种抗过敏药,否则不仅会使药物失效,还会出现不良反应,甚至导致死亡。

(1)苯海拉明:该药被广泛用于瘙痒性变态反应性疾病,如荨麻疹、过敏性皮炎等。其不良反应常见于头晕、嗜睡、倦乏、偶尔会出现皮疹,长期应用6个月以上可致贫血。

(2)扑尔敏:相比较于苯海拉明,其嗜睡、口干等不良反应较轻,但小儿服用过可出现幻觉、烦躁等。前列腺肥大、幽门十二指肠梗塞患者禁用。扑尔敏还可诱发癫痫,故有癫痫病史的患者禁用。用药期间不宜驾驶车辆或进行高度集中精力的工作。

(3)开瑞坦:用于急慢性过敏性鼻炎及其他过敏性皮肤病。其不良反应是个别患者出现乏力、口干、皮疹、血尿、腹痛、呼吸费力、麻木等反应。

(4)酮替芬:酮替芬属于炎症介质阻释类哮喘治疗药物。可用于治疗过敏性鼻炎、过敏性皮炎。其不良反应主要是嗜睡、倦怠,长期服用可增强食欲,进而使体重增加。

(5)色甘酸钠:此药属于预防性抗过敏药,主要用于预防过敏性支气管哮喘,或是过敏性鼻炎、过敏性湿疹等疾病。其不良反应是出现咽部和支气管刺激的症状,如咳嗽、恶心,甚至诱发哮喘反复发作。因此,小儿过敏性鼻炎在服用该药见效后,需减少给药次数并逐渐减量,绝对不能突然停药。

七、常见护理诊断

1.舒适改变

与鼻黏膜充血、肿胀、肥厚及分泌物增多有关。

2.感知觉紊乱

与鼻黏膜肿胀、肥厚及分泌物增多有关。

3.潜在并发症

如鼻窦炎、中耳炎等。

八、护理目标

(1)患者鼻腔黏液、鼻塞和不适症状消失。

(2)患者情绪稳定,配合治疗和护理。

(3)患者掌握防治慢性鼻炎的相关知识。

九、护理措施

1.用药指导

指导正确的滴鼻法,选用合适的滴鼻剂,在滴鼻前要清理鼻腔内过多的分泌物,使患者取仰卧垂头位,持滴鼻剂距鼻孔2cm处,每侧鼻孔轻滴2～3滴,指导患者轻捏鼻翼,使药液均匀分布于鼻腔黏膜,保持原位3～5分钟后坐起,轻擤出鼻腔的分泌物。同时注意预防药物性鼻炎。

2.病情观察

注意观察鼻腔分泌物的性质和量,为临床诊断提供依据。

3.健康指导

指导患者戒除烟酒,规律生活,注意劳逸结合。加强锻炼,增加营养,增强机体抵抗力,防止上吸道感染;及时、彻底地治疗急性鼻炎等相关性疾病。从事接触有害气体职业者,嘱其加强防护措施,改善工作环境;掌握正确的擤鼻疗法,防止发生中耳炎。擤鼻时,紧压一侧鼻翼,轻轻擤出对侧鼻腔的分泌物,或将鼻涕吸入咽部吐出;分泌物多时,可在患者鼻翼及唇上涂防护油,以免引起皮肤皲裂。若同时轻捏两侧鼻孔擤鼻,有引起鼻窦和中耳炎感染的危险。

十、护理评价

经过治疗与护理,评价患者是否能够达到:鼻部感染没有发生;鼻塞、鼻腔黏液等不适症状减轻或消失;掌握本病的防治相关知识。

第七节　儿童结膜炎

一、结膜炎

结膜炎是眼科的常见病,儿童结膜炎也是儿童眼科就诊的第一位疾病。由于大部分结膜与外界直接接触,容易受到环境中的感染性和非感染性因素的刺激,造成炎症反应,儿童的结膜组织通透性极强,眼表屏障功能较成人弱,更容易受到外界因素的影响,导致各类结膜炎的发生。集体生活的环境、贪玩的个性更让儿童成为结膜炎的高发人群,感染性结膜炎更容易引起儿童之间、家庭成员之间的传染,因此需要家长的更多重视。

(一)分类

结膜炎按病因分类主要可分为感染性结膜炎,包括细菌性结膜炎、病毒性结膜炎、衣原体性结膜炎;非感染性结膜炎,主要为过敏性结膜炎、化学损伤性结膜炎。

(二)发病原因

儿童结膜炎从病因来说与成人无明显差异,主要包括外源性和内源性两方面。

1.外源性

包括环境中的各类微生物、植物花粉、风尘、理化毒物等。

2.内源性

致病菌通过血行或淋巴使结膜感染,或是对全身其他部位的感染发生过敏反应造成。当这些因素作用于结膜组织,引起眼结膜充血、出血、渗出、乳头肥大和滤泡形成时,产生眼部的各种不适,即形成了临床上的结膜炎。

(三)发病机制

当结膜受到外源性或内源性致炎因子刺激时,结膜动脉短暂痉挛后扩张,形成结膜充血的表现,以穹窿部最为明显,结膜充血一般止于角膜缘外4mm。在炎症介质的作用下,结膜血管通透性增强,液体渗出到疏松的组织间隙,形成结膜水肿。结膜组织增生形成乳头,结膜上皮下淋巴细胞聚集形成滤泡。当刺激强烈时,尤其是病毒感染,可导致结膜小血管的破裂,形成结膜下点状或片状出血。分泌物的成分主要包括泪液、睑板腺分泌物、脱落的结膜上皮细胞、血管的渗出物及各类病原体成分,病原体不同时,分泌物的形态也有差异。

(四)临床表现

眼红、眼部异物感、流泪、分泌物增多是所有类型儿童结膜炎的共同表现,一般不影响视力。此外,不同类型的结膜炎还有各自的特异表现,可以在尚无病因学检查结果出来之前帮助诊断。

1.病毒性结膜炎

儿童病毒性结膜炎常常伴有咳嗽、嗓子痛等呼吸道感染的症状、耳前淋巴结肿大、全身肌痛等病毒感染的表现。往往是一眼先发病,很容易感染另一只眼。临床上较常见的有流行性出血性结膜炎,俗称"红眼病",该病传染性极强,常于夏秋季节暴发流行。发病迅速,眼部刺激症状重,分泌物较少,以结膜下点状或片状出血多见。另一类较常见的儿童病毒性结膜炎为流行性角结膜炎,该病传染性强,曾引起世界流行。该病症状重,眼睑水肿、结膜高度充血、伪膜形成,并伴有角膜的特异性病变。病毒性结膜炎均具有一定的自限性,眼科治疗能够缓解症状、缩短病程、减轻患儿痛苦。

2.细菌性结膜炎

正常人的眼表是有一定细菌定植的,但当遇到毒力较强的细菌或是条件致病菌后,就会引起细菌性结膜炎。儿童细菌性结膜炎主要有急性卡他性结膜炎、慢性卡他性结膜炎,淋菌性结膜炎主要发生在新生儿。急性卡他性结膜炎主要由毒力较强的细菌引起,起病急,多双眼发病,可先后发生,主要的眼部症状为眼部异物感、流泪以及粘性或脓性分泌物。本病为接触性传染,分泌物为直接传染源,很容易在学校或家庭内传染,家长一定要注意患儿的眼部卫生。慢性卡他性结膜炎病程较长,易反复发作,症状和体征均比急性卡他性结膜炎轻,但儿童反复轻微的眼红、分泌物增多、异物感时,需仔细查找病因,是否泪囊炎、睑缘炎、鼻炎等疾病。淋菌性结膜炎多见于新生儿,经患有淋病性阴道炎的母亲产道出生时感染,也可通过其他接触途径感染,以结膜囊大量积脓为主要特征,如治疗不及时,短期内会感染角膜并造成穿孔。

3.衣原体性结膜炎

是由沙眼衣原体感染引起的炎症,俗称"沙眼",曾经是我国首要致盲原因,但随着生活水平的提高、环境卫生的改善以及科学技术的进步,在多数大中城市"沙眼"已几乎销声匿迹,但在一些经济文化比较落后、卫生条件差的国家和地区还有沙眼的流行。沙眼主要是接触传染,儿童沙眼患病率与其父母的沙眼患病率密切相关。往往急性或亚急性发病,出现眼红、异物感、粘性分泌物等,眼科检查以上穹窿结膜病变为甚,有角膜血管翳形成,若不及时治疗,晚期会出现一些严重并发症,造成眼部多种组织损伤。

4.化学损伤性结膜炎

儿童天性好动,对未知事物充满好奇,经常会将一些酸碱性化学物质误入眼部,造成损伤性结膜炎。较重的损伤会造成角膜的受累,严重影响视功能。这类结膜炎具有明确的眼部化学物质接触史,起病急,需及时就诊减轻损伤。因此,在学校或家庭,均应教育儿童提高安全意识。

5.儿童过敏性结膜炎

是非感染性儿童结膜炎中较常见的一类疾病,随着环境的变化,儿童过敏性结膜炎的发病率逐渐上升。常常具有季节性、反复性。临床表现上均具有不同程度的眼痒、异物感、干涩等,一般很少影响视力,部分儿童会伴有过敏性鼻炎、哮喘、过敏性皮炎等症状。儿童反复揉眼,会继发感染性结膜炎。

(五)诊断及鉴别诊断

根据患儿的眼部症状和体征,结膜炎的诊断一般比较容易确立,但病因学诊断有时却比较困难,需要详细询问儿童的病史甚至家长、同学的患病情况,客观的分析病情,仔细检查眼部,有助于鉴别其他眼病,为结膜炎的治疗提供准确的诊断。

临床检查:结膜充血、透明度降低、结构模糊,结膜囊内分泌物增多,睑结膜乳头、滤泡形成。部分患者同时伴有眼睑水肿、结膜下出血、伪膜形成等。

细胞学检查:在一些特殊的结膜炎可以行结膜分泌物的图片或刮片检查,如嗜酸粒细胞增多,支持过敏性结膜炎诊断;细胞胞质内包涵体则支持沙眼等。

病原学检查:包括结膜囊分泌物培养、病毒分离及其抗原检测等,在培养的同时可以行药敏实验,以指导临床用药。

"眼红"是结膜炎的主要症状,但结膜炎并非是"眼红"的唯一原因,除结膜炎外,还应考虑到角膜炎、虹膜炎等眼部其他疾病,切不可大意。

(六)治疗

儿童过敏性结膜炎主要因为接触病原体或致病因子所致,因此,治疗的首要原则是使儿童远离致病原。若是感染性的,需注意个人卫生,保持儿童手的清洁,避免揉眼,特殊情况下需隔离患儿,以免造成学校等小群体的流行感染;若是环境刺激引起的,尽量避免刺激源,减少到公共场所;若是过敏性的,则应避免接触花粉等过敏原。

结膜炎的治疗以局部用药为主,用药次数视病情而定。一般不遮盖患眼,否则会导致结膜囊内温度升高,更有利于细菌的生长和繁殖。局部用药包括眼药水和眼药膏。家长切不可自行盲目使用各类眼药,若使用不当会延误病情、造成严重的后果。需及时就医,在医生指导下规范使用眼药,配合治疗并规律随诊。

(七)预后

儿童结膜炎是最常见的一类眼病,经规范治疗后预后一般较好。结膜炎本身对视力影响一般并不严重,但当其炎症波及角膜或引起并发症时,可导致视力损害,甚至失明,家长切不可以为结膜炎是一类"小病"而忽视正规治疗,对儿童造成不可挽回的损害。

(八)预防

儿童结膜炎是一种接触传染性疾病,易反复感染自己和他人,造成流行性发作,影响健康和环境。结膜炎若不及时治疗,往往会发展成波及角膜、影响视力并可发展成其他眼病,因此预防结膜炎的发生非常重要。

(1)保持手、盥洗用品的卫生。儿童易接触各类不卫生的玩具、用品,学校及家长应教育儿童从小养成勤洗手、保护眼睛的习惯。儿童盥洗用品应独立,并勤消毒处理,减少细菌的生长。

（2）当有学校同学或家庭成员出现结膜炎症状时,应注意交叉感染的发生。已感染了结膜炎的患儿,也要注意隔离,减少去公共场所,避免将疾病传给家人、其他儿童以及他人。

（3）对于患有过敏性疾病的儿童,应在接触过敏原之前做好各种防护措施,比如可预先使用肥大细胞稳定剂,已减轻过敏性结膜炎的症状。

（4）儿童安全意识差,家长及学校应注意培养儿童的自我保护意识,不接触各类有毒有害物品,减少意外发生。

（5）儿童生长代谢旺盛,需增强体质、提高抵抗力,降低感染风险。

（九）护理

1.忌用手揉搓眼睛

结膜炎在痒痛时需叮嘱儿童切忌用手揉搓眼睛,因为揉眼很容易使手中的细菌或病毒等带入眼球而加重感染,并且也容易将眼部的细菌转移至手上而传染给他人。

2.避免传染他人

儿童经常处于集体生活学习的环境,儿童之间很难避免不接触,而眼部的分泌物有很强的传染性,所以患有感染性结膜炎时最好不要外出,接触过的物件最好能够消毒处理,防止传染给他人。

3.冲洗眼睛

在患儿眼部分泌物较多时,可用生理盐水冲洗,但需在医生指导下进行,冲洗前用消毒棉签擦净眼睑缘。每次点眼药前需将分泌物擦净,以提高疗效。

4.不能遮盖患眼

儿童在结膜炎时会有畏光流泪等刺激症状,外出时可戴遮光眼镜以减少刺激,但应避免遮盖患眼。因为遮盖会使分泌物不能排出,同时又增加结膜囊局部温度和湿度,有利于细菌或病毒繁殖,加重病情。

二、病毒性结膜炎

病毒性结膜炎是病毒感染引起的急性传染性结膜炎,好发于夏秋季,多为双眼发病,常形成流行,可同时侵犯角膜和结膜。常因感染的病毒不同,表现也稍有不同。临床上较为常见的类型是流行性角结膜炎和流行性出血性结膜炎。

（一）病因及发病机制

1.流行性角结膜炎

由腺病毒8、19、29和37型腺病毒（人腺病毒D亚组）引起。本病为接触传染,凡是与患眼接触过的物品都可以成为传染媒介。传染性强,可流行或散发。

2.流行性出血性结膜炎

由70型肠道病毒引起。本病为接触传染,绝大多数人对本病有易感性,感染后形成的免疫力持续时间很短,易重复感染。传染性强,可大面积迅速流行。

（二）临床表现

1.流行性角结膜炎

患眼有异物感、刺痒、烧灼感及水样分泌物。当病变累及角膜时异物感加重，出现畏光、流泪、视物不清。检查可见眼睑水肿，结膜显著充血水肿、偶有结膜下点状出血，睑结膜、穹窿结膜有大量滤泡，睑结膜可有假膜形成，耳前淋巴结肿大压痛。数天后，可出现弥散的斑点状浅层角膜损害，多位于角膜中央区，可影响视力。角膜混浊斑点可于数月后逐渐吸收，也可持续数年，偶有愈后残留角膜薄翳者，一般对视力影响不大。儿童可有全身症状，如发热、头痛、咽痛、中耳炎等。

2.流行性出血性结膜炎

患眼出现畏光、流泪、异物感、剧烈眼痛、水样分泌物，眼睑红肿，结膜高度充血水肿、伴有球结膜下点状或片状出血，睑结膜滤泡增生，角膜上皮点状剥脱，耳前淋巴结肿大。本病自然病程5～10天，多见于成人，婴幼儿症状轻且不易感染。

（三）治疗

（1）局部冷敷和使用血管收缩剂可缓解症状，分泌物多时可用生理盐水冲洗结膜囊。

（2）抗病毒滴眼液滴眼，如0.1％无环鸟苷、0.15％更昔洛韦、0.1％疱疹净、4％吗啉胍等滴眼。合并细菌感染时加用抗生素滴眼液治疗。

（3）必须采取措施减少感染传播，所有接触感染者的器械必须仔细清洗消毒，告知患者避免接触眼睑和泪液，经常洗手。当出现感染时尽可能避免人群之间的接触，减少传播机会。

（四）常见护理诊断

1.疼痛

与病毒侵犯角膜有关。

2.知识缺乏

缺乏预防本病传播的相关知识。

（五）护理目标

（1）患者疼痛缓解或消失。

（2）患者和家属掌握预防交叉感染的相关知识。

（六）护理措施

1.消毒隔离

对患者实施接触性隔离，用物专人专用，并经常用开水洗烫或尽量使用纸巾或一次性毛巾，避免交叉感染。

2.用药护理

遵医嘱给予抗病毒眼药水治疗，一般不使用糖皮质激素类药物。

3.心理护理

加强心理疏导，告知患者治疗方法及接触性隔离的必要性，消除患者焦虑情绪。

4.健康教育

急性期对患者实施隔离，不允许到公共场所去，以免传染他人；告知患者勤洗手，习惯常用流动水和肥皂洗手；不用脏手或脏物擦眼，用物专用，并经常消毒；如是单眼患病，需要保护健眼,滴眼药水和睡眠时均应偏向患侧,双眼用药和用物应分开;饮食上注意减少刺激性食物如葱、蒜等摄入;加强休息;眼睛红肿时,不宜戴角膜接触镜,不宜眼部化妆。

(七)护理评价

通过治疗和护理措施的实施,评价患者是否达到:眼部疼痛缓解;对病情有所了解,情绪缓和,配合治疗。

第八节　先天性白内障

一、病因

当新生儿有一眼或双眼患白内障时,应该明确其病因。如果有阳性家族史,则与遗有关。此外,环境因素的影响也是其发病原因,有部分是全身疾患的并发病。即便是经过家系分析或是实验室检查后,仍有 1/3 病例不能查出病因。这类原因不明的白内障称为特发性白内障。患者没有其他的眼部异常,亦无全身疾患,可能系多因素造成晶体混浊。推测这组患者中有 1/4 是新的常染色体显性基因突变所致。有部分与系统性疾病有关,但是由于系统病的表现很轻而被忽略或不能辨认。

(1)遗传近 50 年来对于先天性白内障的遗传已有更深入的研究,大约有 1/3 先天性白内障是遗传性的。其中常染色体显性遗传最为多见。中国的统计资料表明,显性遗传占 73%,隐性遗传占 23%,尚未见伴性遗传的报导。在血缘配婚比率高的地区或国家,隐性遗传也并非少见。

先天性白内障的遗传学研究虽然已有了百余年的历史,但是由于本病有不同的类型,不同的基因位点和遗传异质性,因此给研究带来了一定的困难。从 50 年代即开始研究先天性白内障的基因位点,至少有 12 个致病基因位于不同染色体的不同位点。目前发现常染色体显性遗传性先天性白内障至少有 3 个,不同的位点在 2 个染色体上。有一种类型的白内障(后极型)的致病基因位于 16 号染色体与亲血色球蛋白连锁;还有一种类型的胚胎核白内障的致病基因位于 2 号染色体,另有一种类型的胚胎核,胎儿核白内障的致病基因位于 1 号染色体。显性遗传的白内障由于外显率不全,因而表现为不规则的显性遗传,即隔代遗传,这样的病例有可能认为隐性遗传或是原因不明的先天性白内障。

常染色体隐性遗传的白内障较为少见。多与近亲配婚有关。近亲配婚后代的发病率要比随机配婚后代的发病率高 10 倍以上。比较常见的是核性白内障。隐性遗传白内障也会出现分类的错误,因为在随机配婚的家族中,如果父母表型正常,但却是白内障致病基因的携带者,其子女中如有一名先天性白内障患者,就会被误认为是原因不明的白内障。

由于目前还没有检出隐性基因携带者的方法,因此禁止近亲配婚是减少隐性遗传白内障的重要措施。现已知此类白内障有 2~3 个致病基因。

X-连锁隐性遗传白内障更为少见。有 1 个致病基因。男性患者多为核性白内障,静止不变或者逐渐发展为成熟期白内障。女性携带者有 Y 字缝混浊,没有视力障碍。

动物实验已观察到遗传性先天性白内障,如脉鼠的常染色体显性遗传性白内障、隐性遗传的兔 Y 字缝白内障,以后均可逐渐发展为完全性白内障。

无家族史的散发性白内障,有可能是常染色体显性基因的突变,患者为该家系的第一代白内障患者,其子女就会有 50% 的患病机会。

在先天性白内障的分子遗传学研究中,发现其结果是不一致的,这是由于本病有不同的基因位点,并呈多态性。在 DNA 重组技术的研究中,发现晶状体的 γ 基因缺陷可造成遗传性先天性白内障。另有学者认为白内障的发生是与 21 号染色体。晶体蛋白的基因缺陷和 12 号染色体晶体 MIP 蛋白基因缺陷有关。应用激光拉曼光谱研究遗传性白内障中发现,在白内障开始形成时,表现晶体酪氨酸残基改变,疏基转化为二硫键,交联成大分子聚合物,使混浊的晶体蛋白聚合物处于稳定状态。

(2)非遗传性除遗传外,环境因素的影响是引起先天性白内障的另一重要原因。约占先天性白内障的 1/3。

应该提出的是母亲在妊娠期前 2 月的感染,是导致白内障发生的一个不可忽视的因素。妊娠期的感染(风疹、水痘、单纯疱疹、麻疹、带状疱疹以及流感等病毒),可以造成胎儿晶体混浊。此时期晶体囊膜尚未发育完全,不能抵御病毒的侵犯,而且此时的晶体蛋白合成活跃,对病毒的感染敏感,因此影响了晶体上皮细胞的生长发育,同时有营养和生物化学的改变,晶体的代谢紊乱,从而引起混浊。在妊娠的后期,由于胎儿的晶体囊膜已逐渐发育完善,有了保护晶体免受病毒侵害的作用。

在多种病毒感染所致的白内障中,以风疹病毒感染最为多见。1964—1965 年美国有一次风疹大流行,有 2 万名儿童罹患风疹综合征,其中有 50% 伴发先天性白内障,在出生时或生后的一年内即有晶体混浊。混浊的程度与病毒侵犯晶体的时间或程度有关。此外,随着各种性病发病率的上升,单纯疱疹病毒Ⅱ型感染所致的白内障亦应给予重视。新生儿可以从母亲的产道受病毒感染。已有报告在患者的晶体皮质内培养出单纯疱疹病毒Ⅱ型。新生儿的晶体可为透明,但白内障不久很快发生。

妊娠期营养不良,盆腔受放射线照射,服用某些药物(如大剂量四环素、激素、水杨酸制剂、抗凝剂等)、妊娠期患系统疾病(心脏病、肾炎、糖尿病、贫血、甲亢、手足抽搐症、钙代谢紊乱)以及维生素 D 缺乏等,均可造成胎儿的晶体混浊。

先天性白内障另一个常见的原因是胎儿最后 3 月的发育障碍。典型表现是早产儿出生时体重过低和缺氧,中枢神经系统损害。已有动物实验证实宫内缺氧可以引起先天性白内障。

约有 2.7% 早产儿在出生后有白内障,晶体前后囊下有清晰的泡,双眼对称,泡可以自行消退或逐渐发展成后囊下弥漫混浊。此外,发育不成熟的早产儿,常需吸入高浓度氧气,多有早产儿视网膜病变,数月后可有晶体混浊。

总之,在非遗传性的先天性白内障中,环境因素的影响是造成白内障的重要原因。因此要强调围产期保健,以减少先天性白内障的发生。

(3)散发性约有 1/3 先天性白内障原因不明,即散发性,无明显的环境因素影响。在这组病例中可能有一部分还是遗传性的,新的常染色体显性基因突变,在第一代有白内障,但无家族史,因此很难确定是遗传性。隐性遗传的单发病例也很难诊为遗传性。

二、症状

先天性白内障有许多种类型,可有完全性和不完全性白内障,又可分为核性、皮质性及膜性白内障。由于混浊的部位、形态和程度不同,因此视力障碍不同。比较常见的白内障有以下几种类型。

1.全白内障

晶体全部或近于全部混浊,也可以是在出生后逐渐发展,在1岁内全部混浊。这是因为晶体纤维在发育的中期或后期受损害所致。临床表现为瞳孔区晶体呈白色混浊,有时囊膜增厚、钙化或皮质浓缩甚至脱位。视力障碍明显,多为双侧性,以常染色体显性遗传最多见,在一个家族内可以连续数代遗传。少数为隐性遗传,极少数为性连锁隐性遗传。

2.膜性白内障

当先天性完全性白内障的晶体纤维在宫内发生退行性变时,其皮质逐渐吸收而形成膜性白内障。当皮质肿胀或玻璃体动脉牵拉后囊膜,可引起后囊膜破裂,加速了皮质的吸收,即表现为先天性无晶体。临床表现为灰白色的硬膜,有多少不等的带色彩的斑点,表面不规则,有时在膜的表面可看到睫状突和血管,后者可能来自胚胎血管膜。亦有纤维组织伸到膜的表面,故又称血管膜性白内障或纤维性白内障。单眼或双眼发病。视力损害严重。少数病例合并宫内虹膜睫状体炎。

3.核性白内障

本病比较常见,约占先天性白内障的1/4。胚胎核和胎儿核均受累,呈致密的白色混浊,混浊范围为4~5mm,完全遮挡瞳孔区,因此视力障碍明显。多为双眼患病。通常为常染色体显性遗传,少数为隐性遗传,也有散发性。

4.中央粉尘状白内障

在胚胎期的前3月因胚胎核受损所致,胎儿核不受影响。临床表现为胚胎核的2个Y字缝之间有尘埃状或颗粒状混浊,故又称为板层粉尘状白内障。如果胎儿核也受损害,在临床即表现为核性白内障或板层白内障。在裂隙灯下可见混浊区内有许多细小白点,混浊的范围约为1~2.5mm。多为双眼对称,静止不变,对视力的影响不大。

5.绕核性白内障

此种类型的白内障很常见,占先天性白内障40%。因为混浊位于核周围的层间,故又称为板层白内障。通常静止不发展,双侧性。临床表现是在胎儿核的周围绕核混浊,这些混浊是由许多细小白点组成,皮质和胚胎核透明。在混浊区的外周,有"V"字形混浊骑跨在混浊带的前后,称为"骑子"。由于核中央透明,视力影响不十分严重。本病的发生是由于晶体在胚胎某一时期的代谢障碍而出现了一层混浊。同时也可伴有周身其他系统疾病。常染色体显性遗传最多,在文献上曾有报告在一家系垂直传代多达11代,在542人中有132人为绕核性白内障患者。

6.前轴胚胎白内障

此种类型白内障也是一种较常见的先天性白内障,约占25%。在前Y字缝之后有许多白垩碎片样或白色结晶样混浊。这些混浊是胚胎期前 4 个月形成,由于混浊局限,对视力无很大影响,因此一般不需要治疗。

7.前极白内障

本病的特点是在晶体前囊膜中央的局限混浊,混浊的范围不等,有不超过 0.1mm 的小白点混浊;亦可很大,并占满瞳孔区,多为圆形,可伸入晶体皮质内或是突出到前房内,甚至突出的前极部分触及到角膜,称为角锥白内障。在角膜中央有相对应的白色局限性混浊。部分有虹膜残膜(图 4-1)。前极白内障的晶体核透明,表明胚胎后期的囊膜受到损害,囊膜异常反应而形成一个白色团块,用针可将混浊的团块拔掉,保持晶体囊膜的完整性。双侧患病,静止不发展,视力无明显影响,可不治疗。

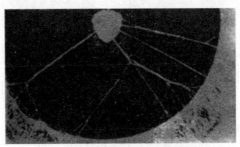

图 4-1　前极白内障和虹膜残膜

8.后极性白内障

本病特点为晶体后囊膜中央区的局限性混浊,边缘不齐,形态不一,呈盘状、核状或花萼状。常伴有永存玻璃体动脉,混浊的中央部分即是玻璃体动脉的终止区。少数病变为进行性,多数静止不变。很少有严重视力减退。在青少年时期,后极部的混浊向皮质区发展,形成放射状混浊,对视力,有一定影响。

9.缝状白内障

本病的临床表现是沿着胎儿核的 Y 字缝出现异常的钙质沉着,是 3 个放射状白线,因此又称为三叉状白内障。由线状、结节状或分支样的混浊点构成 Y 字缝的白内障,绿白色或蓝色,边缘不整齐。一般是局限性,不发展。对视力影响不大,一般不需要治疗。常有家族史,有连续传代的家系报道:为常染色体显性遗传。可合并冠状白内障或天蓝色白内障。

10.珊瑚状白内障

珊瑚状白内障较少见。在晶体的中央区有圆形成长方形的灰色或白色混浊,向外放射到囊膜,形如一簇向前生长的珊瑚(图 4-2),中央的核亦混浊,对视力有一定的影响,一般静止不发展,多有家族史,为常染色体显性的隐性遗传。

11.点状白内障

皮质或核有白色、蓝绿色或淡褐色的点状混浊,发生在出生后或青少年时期。混浊静止不发展,一般视力无影响,或只在轻度视力减退。有时可合并其他类型混浊(图 4-3)。

12.盘状白内障

本病由 Nettleship 等人在 Coppock 家庭中发现数名先天性白内障,故又名 Coppock 白内障,其特点是在核与后极之间有边界清楚的盘状混浊,清亮的皮质将混浊区与后极分开。因混浊的范围小不影响视力。晶体的混浊发生在胚胎期的第 4 月,可能与晶体的局部代谢异常有关。

13.圆盘状白内障

圆盘状白内障比较少见。瞳孔区晶体有浓密的混浊,中央钙化,并且变薄,呈扁盘状,故名圆盘状白内障(图 4-4)。由于晶体无核,中央部变得更薄,横切时如哑铃状。有明显的遗传倾向。

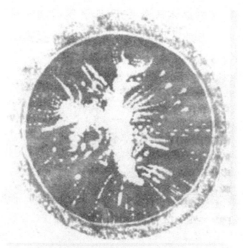

图 4-2　珊瑚状白内障

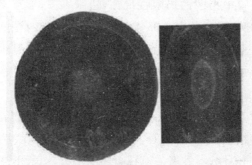

图 4-3　中央点状白内障伴冠状白内障(正侧面)

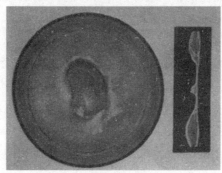

图 4-4　圆盘状白内障

14.硬核液化白内障硬核液化白内障很少见

由于周边部晶体纤维层液化,在晶体囊膜内有半透明的乳状液体,棕色的胚胎核在液化的皮质中浮动,有时核亦液化。当皮质液化时,囊膜可受到损害而减少通透性,晶体蛋白退出后刺激睫状体,或是核浮动刺激睫状体,因此可有葡萄膜炎或青光眼发生。

三、检查

新生儿出生后瞳孔区有白色反射称为白瞳症,其中最常见的即是先天性白内障,还有其他眼病也可造成。因其临床表现、治疗和预后不同,及时正确的鉴别诊断是非常必要的。

(1)早产儿视网膜病变(晶体后纤维增生)本病发生于体重低的早产儿,吸入高浓度的氧气可能是其致病原因。双眼发病。视网膜血管扩张迂曲,周边部视网膜有新生血管和水肿,在晶体后面有纤维血管组织,将睫状体向中央部牵拉,因而发生白内障和视网膜脱离。

(2)永存增生原始玻璃体患儿为足月顺产,多为单眼患病,患眼眼球小,前房浅,晶体比较小,睫状突很长,可以达到晶体的后极部,晶体后有血管纤维膜,其上血管丰富。后极部晶体混浊,虹膜-晶体隔向前推移。

(3)炎性假性胶质瘤多为双眼发病,少数为单眼,在晶体后有白色的斑块,眼球变小,眼压降低,其发病原因是在胚胎发育的最后 3 月,在子宫内受到母亲感染的影响或是出生后新生儿期眼内炎造成的。

(4)视网膜母细胞瘤是儿童期最常见的眼内恶性肿瘤,虽然多发生在 2～3 岁以前,但也可发病很早,在出生后数日内即可见白瞳孔。由于肿瘤是乳白色或黄白色,当其生长到一定大时,进入眼内的光线即反射成黄白色。肿瘤继续生长引起视网膜脱离,表面有钙化点,眼压升高,最后继发青光眼及眼外转移。

(5)外层渗出性视网膜炎(Coats 病)视网膜有白黄色病变,轻度隆起,表面有新生血管和微血管瘤,毛细血管扩张,严重者因视网膜广泛脱离而呈现白瞳孔反射。晚期虹膜新生血管,继发性青光眼和虹膜睫状体炎。

(6)视网膜发育不良患儿为足月顺产,眼球小,前房很浅,晶体后有白色的组织团块而呈白瞳孔。常合并大脑发育不良,先天性心脏病,腭裂和多指畸形。

(7)先天性弓形虫病本病近年来在我国已有报道。其特点是反复发生的眼内炎症,最后遗留脉络膜视网膜的色素性瘢痕,病灶多见于黄斑区,因而有白瞳孔的表现。并可有肝脾肿大、黄疸,脑积水和脑钙化。弓形虫间接血液凝集试验阳性,弓形虫间接免疫荧光抗体试验阳性,可以做出诊断。

(8)弓蛔线虫病患病儿童的眼底有肉芽肿形成,临床分为二种类型,一是无活动炎症的后极部局限性脉络膜视网膜肉芽肿,一是有明显炎症的玻璃体混浊。二者均可致白瞳孔反射。询问病史,患儿有动物(猫狗)接触史。

其他少见的白瞳症还有 Nonie 病、眼底后极部缺损、玻璃体出血机化、严重的视网膜胶质增生等。

四、治疗

由于先天性白内障有不同的临床表现,不同的病因,可为单眼或双眼患病,有完全性或是不完全性晶体混浊,以及可能有弱视存在,所以其治疗不同于成人白内障。

(1)弱视白内障治疗的目的是恢复视力,首先应注意防止剥夺性弱视的发生。由于患眼有混浊的晶体遮挡,干扰了正常视网膜刺激,影响视觉系统的正常发育而产生剥夺性弱视。如果新生猴的双眼遮盖12周以后,可以产生不可逆的弱视,并发现从外侧膝状体至大脑皮质有永久性神经元变性。猴发生弱视的时间与白内障患儿发生摇摆动性眼球震颤的时间是一致的。因此推测12周是产生严重不可逆的弱视的临界时间。已有的资料表明,4月前治疗剥夺性弱视是可逆的,6月后治疗效果很差。

剥夺性弱视为单侧或双例,如果弱视发生,2～3月的婴儿即可有眼球震颤,表明没有建立固视反向,因此必须早期治疗先天性白内障,使固视反射能正常建立。

(2)保守治疗双侧不完全白内障如果视力在0.3以上,则不必手术。但婴幼儿无法检查视力,如果白内障位于中央,通过清亮的周边部分能见到眼底,可不考虑手术,可长期用扩瞳剂,直到能检查视力时,决定是否手术。但是阿托品扩瞳,产生了调节麻痹,因此阅读时需戴眼镜矫正。

应该注意的是视力与晶体混浊的密度有关,而与混浊范围的关系不密切,如5.5mm的晶体混浊与2.0mm混浊视力可能相同。

以往曾认为单眼的不完全白内障不必手术。实际上术后及时戴镜,遮盖健眼,或是配接触镜,还是可以达到比较好的视力。

(3)手术

①术前检查:眼部首先应了解患儿的视力。因3～4岁以下的儿童很难查视力,可通过患儿的视固视反射,或对外界环境的反应能力对视力进行初步判断。为明确晶体混浊的性质和程度,混浊是在逐渐加重还是在退行,应定期做裂隙灯和眼底检查。

全身应注意是否伴有其他系统的异常,请专科医生检查,以便排除心血管和中枢神经系统的疾患,防止手术麻醉时发生意外。

此外,应仔细询问患者的家族史和遗传史,有助于疾病的诊断和了解预后。

②手术时间:因白内障的类型不同,选择手术的时间亦不同。

双眼完全性白内障应在出生后1～2周手术,最迟不可超过6个月。另一眼应在第一眼手术后48小时或更短的时间内手术。缩短手术时间间隔的目的更为了防止在手术后因单眼遮盖而发生剥夺性弱视。

双眼不完全性白内障若双眼视力0.1或低于0.1,不能窥见眼底者,则应争取早日手术;若周边能窥见眼底者,则不急于手术。

单眼完全性白内障以往多认为单眼完全性白内障手术后不能恢复视力,因为30％～70％完全性单眼白内障并发有其他眼部异常(小眼球、眼球震颤、斜视以及某些眼底病),同时已有弱视存在。但近年来的临床资料表明,如果能在新生儿期甚至在出生后7小时内手术,术后双眼遮盖,第 4 天配戴接触镜(26.00～30.00D),定期随诊,直至可辨认视力表时,有较多的患眼还是可以达到0.2 以上。如果在 1 岁后手术,即便手术很成功,瞳孔区清亮,视力很难达到0.2。因此特别强调单眼白内障必须早期手术,并且要尽早完成光学矫正,配合严格的防治弱视的措施。

风疹综合征患儿不宜过早手术。因为在感染后早期,风疹病毒还存在于晶体内。手术时潜伏在晶体内的病毒释放而引起虹膜睫状体炎,有 5%～2% 在手术后因炎症而发生眼球萎缩。风疹综合征白内障多为中央混浊,周边皮质清亮,因此可选用光学虹膜切除术。

③手术方式:自 1960 年 Scheie 改进了白内障吸出术后,目前该手术已广泛用于治疗先天性白内障。此手术简单、安全,可用于出生后不久的新生儿。光学虹膜切除术有一定的局限性,线状摘除术和刺囊术已很少应用。

光学虹膜切除术适用于散瞳后可提高视力,混浊范围小的板层白内障,核性白内障或前后极白内障。虹膜切除后改变了瞳孔的大小和位置,切除部位通常选择颞上象限,因上睑遮盖,对外观无明显影响。

白内障吸出术在全麻下手术,用手术显微镜。1%阿托品充分散大瞳孔,角膜缘切口约2mm 长,刺囊刀或号针头伸入前房后,将晶体前囊膜充分划破,用注吸针吸出前囊膜和皮质。

吸出术保持了晶体后囊膜的完整性,但术后很快有上皮从周边向中央生长,数周后后囊膜变为半透明,影响视网膜成像。因此,目前推荐以玻璃体切割器在一次手术时即将玻璃体和晶体后囊膜切割和吸出,称为晶体切除术。因为婴幼儿和儿童的晶体后囊膜与玻璃体融合在一起,切开后囊膜时,也会同时切开玻璃体前界膜。使用玻璃体切割器可以从角膜缘切口,也有经睫状体后部切口。

(4)YAG 激光与膜性白内障先天性白内障吸出术后 90% 有继发的膜形成,1/2 以上的膜需手术切开才可提高视力。自从 1982 年 YAG 激光用于治疗膜性白内障以后,在有条件的地方已广泛应用,它具有简单、有效和安全的优点。一次手术成功率为 97%,95% 以上治疗后视力增进。白内障吸出术后一月即可行 YAG 激光后囊膜切开术,囊膜切口直径可为 3.7mm。

YAG 激光治疗的并发症是,眼压升高,一般是在术后 2～4 小时发生,24 小时内眼压可恢复正常。虹膜血管损伤或是牵拉了虹膜和晶体囊膜的粘连,引起虹膜出血或少量前房出血。囊膜碎片进入前房或玻璃体后,可引起轻度色素膜炎。6～20 月后少数(3%～9%)发生黄斑囊样水肿。极少数可发生视网膜裂孔和视网膜脱离。YAG 激光还可损伤人工晶体。虽然YAG 激光治疗膜性白内障有上述并发症,但在目前仍不失为治疗膜性白内障的最好方法。

(5)人工晶体植入:在先天性白内障用前房型人工晶体,但有许多并发症,现已不用。后房型人工晶体,近年来后房型人工晶体已广泛用于成人和儿童。

婴幼儿和儿童植入人工晶体的目的,除了提高视力,还能防止弱视和发展融合力。但是由于婴幼儿和儿童眼组织的特点,术中和术后的并发症明显多于成年人,因此不做为常规手术,一般最早在 2 岁以后手术。

术中并发症因婴幼儿和儿童的巩膜坚硬度低,在术中有巩膜塌陷的倾向,尤其是当巩膜切口较大时容易发生,严重者有眼内容物流失的危险。

术后并发症由于巩膜塌陷,浅前房以及晶体植入时与角膜内皮接触可造成线状角膜炎,但婴幼儿和儿童的角膜内皮活性高,所以在术后 48～72 小时即可恢复。其他并发症与成年人术后的并发症相同。如虹膜睫状体炎、眼内炎、泡性角膜病变、黄斑囊样水肿、青光眼等。

(6)角膜接触镜:单眼先天性白内障早期手术,术后配戴接触镜是防止弱视和恢复视力的关键。单眼白内障手术后如果以眼镜矫正,双眼的影像差是 22%～35%,接触镜的影像差可降至 8%,而且没有戴眼镜矫正无晶体眼所产生的三棱镜副作用,因此周边部的视力比戴眼镜好些,视网膜像面积增大。婴幼儿也可以戴接触镜。其缺点是婴幼儿和儿童戴镜有一定困难,镜片容易丢失,变形或破裂,最大的危害是有化脓性角膜溃疡的危险。此外,由于新生儿的角膜曲率半径小,所需的正号镜片度数高,紧扣在角膜上,因此容易引起角膜水肿和上皮病变。

婴幼儿的角膜曲率半径应在全底下测量,并测屈光度。白内障术后 6 日即可戴接触镜。屈光度是随着年龄的增加而递减。一般小于 1 月者为 +35D,1 月 +30D,2 月 +25D,3 月 +20D。应该定期进行屈光检查,2 月婴幼儿每周 1 次。1 月者为每月 2 次,2 月者为每月 1 次,以后可延长检查时间间隔。戴亲水软镜或硬镜均可,但高度数的正号镜片常不合适。小学生应有 2 副镜片,一为远用,一为阅读用。

单眼先天性白内障术后视力能否提高,在很大程度上取决于父母的配合和耐心,因为不足 1 岁的幼儿瞬目少,镜片容易丢失;2～6 岁患儿多不合作,需更换许多镜片。单眼白内障开始应用接触镜时,应遮盖健眼,而且要严格遮盖。如果遮盖 6 月以上仍有旁中心固视,表明弱视已不可逆,则可放弃遮盖。

总之,为使先天性白内障恢复视力,减少弱视和盲目的发生,应该强调早期手术的重要性,手术后配合积极的光学矫正措施。

五、鉴别

先天性白内障有不同的病因,不同的临床表现,为明确诊断应完成如下实验室检查。

(1)先天性白内障合并其他系统的畸形,这些患者有可能是染色体病,因此要完成染色体核型分析和分带检查。

(2)糖尿病、新生儿低血糖症应查血糖,尿糖和酮体。

(3)肾病合并先天性白内障应查尿常规和尿氨基酸,以确诊 Lowe 综合征,AIport 综合征等。

(4)苯丙酮尿症尿苯丙酮酸检查阳性,尿的氯化铁试验阳性。

(5)甲状旁腺功能低下血清钙降低,血清磷升高,血清钙低于 1.92mmoL 患儿有低钙性白内障发生。

(6)半乳糖血症除了进行半乳糖尿的筛选以外,应查半乳糖-1-磷酸尿苷转移酶和半乳糖激酶。

(7)同型胱氨酸尿症应做同型胱氨酸尿的定性检查,氢硼化钠试验阳性可以确诊本病。

(8)氨基酸测定应用氨基酸自动分析仪测定血氨基酸水平,可以诊断某些代谢病合并先天性白内障,如同型胱氨酸尿症、酯氨酸血症。

(9)风疹综合征母亲感染风疹病毒后,取急性期或恢复期血清,测血清抗体滴度,如果高于正常 4 倍,则为阳性结果。

因先天性白内障还可能合并其他眼病,所以除了完成上述必要的化验检查以外,应做 B 超声、视网膜电流图、视觉诱发电位等项检查,可以预测白内障手术后视力恢复的情况。

六、预防

先天性白内障是一种较常见的儿童眼病,但以往在我国还没有其患病率的统计。近年来通过致盲性眼病和遗传性眼病的普查,总结出中国先天性白内障的群体患病是 0.05%(1∶1918),低于别国的患病率。

由于本病是造成儿童失明和弱视的重要原因,从优生优育及防盲出发,要减少先天性白内障的患病率。在天津、上海和北京盲童致盲原因的调查中,发现 22%~30% 的盲童是因先天性白内障而致盲,占失明原因的第二位。此外,还有许多儿童因本病而导致不可逆的弱视。francois 回顾以往的资料,先天性白内障占儿童失明原因的 10.0%~38.0%。

七、并发症

许多先天性白内障患者常合并其他眼病或异常,这些合并症的存在更加重了视力障碍,因此在诊治先天性白内障时,要重视这些合并症的存在,以便采取正确的治疗措施。

(1)斜视约有 1/2 以上的单眼白内障患者和不足 1/2 的双眼白内障患者伴有斜视。由于单眼晶体混浊或屈光力的改变,致视力下降;或双眼晶体混浊程度不同而造成双眼视力不平衡,破坏了融合机制,逐渐造成斜视。此外,先天性白内障的患眼可有某些解剖异常(如小眼球)和某些眼内的疾病,也可导致斜视的发生,并且逐渐加重。某些系统性疾患可为先天性白内障合并斜视,如 Lowe 综合征,Stickler 综合征,新生儿溶血症及某些染色体异常综合征。

(2)眼球震颤因先天性白内障视力受影响,不能注视而出现摆动性或是搜寻性眼球震颤,即继发性眼球震颤,在白内障术后可以减轻或消失。如果术后眼球震颤不能消除,势必影响视力的恢复。先天性白内障合并眼球震颤也可见于某些系统疾病,如下颌-眼-面-头颅发育异常综合征,21 号染色体长臂缺失,Marinesco-Sjogren 综合征。

(3)先天性小眼球先天性白内障合并先天性小眼球的患者,视力的恢复是不可能理想的,即便是在白内障术后,视力恢复亦有限。先天性小眼球的存在与先天性白内障的类型无关,有可能是在晶体不正常的发育过程中发生晶体混浊时而改变了眼球的大小,多与遗传有关。除小眼球外,还可合并某些眼内组织(如虹膜、脉络膜)缺损。先天性白内障合并小眼球者,还可见于某些系统病,如 Norrie 病,Gruber 病以及某些染色体畸变综合征。

(4)视网膜和脉络膜病变有少数先天性白内障患者可合并近视性脉络膜视网膜病变、毯样视网膜变性、Leber 先天性黑矇,以及黄斑营养不良。

(5)虹膜瞳孔扩大肌发育不良滴扩瞳剂后瞳孔不易扩大,因此给白内障患者的检查和手术带来一定的困难。

(6)其他除上述较常见的并发症以外,还可合并晶体脱位、晶体缺损、先天性无虹膜、先天性虹膜和(或)脉络膜缺损、瞳孔残膜、大角膜、圆锥角膜、永存玻璃体动脉等。

八、护理诊断

1.感知改变

视力障碍与晶状体混浊有关。

2.潜在并发症

弱视、斜视等。

3.知识缺乏

家长缺乏先天性白内障的相关知识。

九、护理目标

(1)改善患儿视力。

(2)减轻或杜绝并发症的发生。

(3)家长能了解先天性白内障早发现、早治疗的重要性。

十、治疗及护理措施

(1)治疗原则:对视力影响不大者,一般不需治疗,定期检查。明显影响视力者,应尽早手术治疗,手术越早,患儿获得良好视力的机会越大。一般认为宜在 3~6 个月内手术,在 2 岁左右施行人工晶状体植入。

(2)按内眼手术护理常规做好术前、术后护理。

(3)对已发生弱视的患儿,应指导家长进行正确的弱视训练,如遮盖疗法、精细动作训练、光学药物压抑法等。

(4)对于视力很差或术后效果不佳者,应给予低视力康复治疗和教育。

十一、护理评价

通过治疗和护理,患儿是否达到:病情稳定,视力有所提高;减轻或杜绝并发症的发生;家长认识到先天性白内障早发现、早治疗的意义,能尽早并积极配合治疗。

第五章　皮肤科护理

第一节　带状疱疹

带状疱疹是由水痘带状疱疹病毒引起的急性炎症性皮肤病,中医称为缠腰火龙、缠腰火丹、缠腰蛇丹。民间俗称蜘蛛疮,亦名蛇串疮、火带疮、蛇缠疮、蛇丹等。发病前局部皮肤往往先有感觉过敏或神经痛,伴有轻度发热、全身不适、食欲缺乏等前驱症状,亦可无前驱症状而突然发病。患部先发生潮红斑,继而其上出现多数成群簇集的粟粒至绿豆大的丘疱疹,迅速变为水疱,水疱透明澄清,疱壁紧张发亮,疱周有红晕。数群水疱常沿皮神经排列呈带状,各群水疱间皮肤正常。10余日后水疱吸收干涸、结痂。愈后留有暂时性淡红色斑或色素沉着,不留疤痕。亦可因疱膜破溃形成糜烂,甚至坏死或继发化脓感染。全病程约2～3周。西医学对带状疱疹的治疗原则为抗病毒、消炎止痛和防止继发感染。

一、病因

系由水疱-带状疱疹病毒(VZV)所致。VZV现已命名为人疱疹病毒3型(HHV-3),此病毒呈砖形,有立体对称的衣壳,内含双链DNA分子。VZV对体外环境的抵抗力较弱,在干燥的痂内很快失去活性。对此病毒免疫力低的儿童被感染后,发生水痘。部分患者被感染后成为带病毒者而不发生症状。由于病毒具有亲神经性,感染后可长期潜伏于脊髓神经后根神经节的神经元内,当抵抗力低下或劳累、感染、感冒发烧,生气上火等,病毒可再次生长繁殖,并沿神经纤维移至皮肤,使受侵犯的神经和皮肤产生激烈的炎症。皮疹一般有单侧性和按神经节段分布的特点,有集簇性的疱疹组成,并伴有疼痛;年龄愈大,神经痛愈重。此病现代医学称为带状疱疹,民间称为蛇胆疮,缠腰龙,飞蛇等称。

二、发病机制

其主要特点为簇集水疱,沿一侧周围神经作群集带状分布,常伴有明显神经痛。人是水痘带状疱疹病毒的唯一宿主,病毒经呼吸道黏膜进入血液形成病毒血症,发生水痘或呈隐性感染,以后病毒可长期潜伏在脊髓后根神经节或者颅神经感觉神经节内。当机体受到某种刺激(如创伤、疲劳、恶性肿瘤或病后虚弱等)导致机体抵抗力下降时,潜伏病毒被激活,沿感觉神经轴索下行到达该神经所支配区域的皮肤内复制产生水疱,同时受累神经发生炎症、坏死,产生神经痛。本病愈后可获得较持久的免疫,故一般不会再发。

三、临床表现

带状疱疹好发于春秋季节,成人多见。

(一)主要特点

(1)年幼年长都会发病,以成人多见且症状较重;

(2)四季皆能发病,以春秋季和潮湿天居多;

(3)人体任何部位都可能出现疱疹,以躯干及面部最常见;

(4)发病就伴有疼痛,疱疹结痂后部分患者还会延续疼痛;

(5)水疱和皮损多沿某一周围神经分布,排列成带状发生于身体一侧,不超过躯体中线。

(二)典型表现

发疹前可有轻度乏力、低热、纳差等全身症状,患处皮肤自觉灼热感或者神经痛,触之有明显的痛觉敏感,持续 1～3 天,亦可无前驱症状即发疹。好发部位依次为肋间神经、颈神经、三叉神经和腰骶神经支配区域。患处常首先出现潮红斑,很快出现粟粒至黄豆大小丘疹,簇状分布而不融合,继之迅速变为水疱,疱壁紧张发亮,疱液澄清,外周绕以红晕,各簇水疱群间皮肤正常;皮损沿某一周围神经呈带状排列,多发生在身体的一侧,一般不超过正中线。神经痛为本病特征之一,可在发病前或伴随皮损出现,老年患者常较为剧烈。病程一般 2～3 周,老年人为 3～4 周,水疱干涸、结痂脱落后留有暂时性淡红斑或色素沉着。需要强调的是引起带状疱疹的起因是由于长期缺乏运动和锻炼不是说老年人容易生这个病是老年人更会坐着不锻炼所以以老者居多

(三)特殊表现

(1)眼带状疱疹:系病毒侵犯三叉神经眼支,多见于老年人,疼痛剧烈,可累及角膜形成溃疡性角膜炎。

(2)耳带状疱疹:系病毒侵犯面神经及听神经所致,表现为外耳道或鼓膜疱疹。膝状神经节受累同时侵犯面神经的运动和感觉神经纤维时,可出现面瘫、耳痛及外耳道疱疹三联征,称为 Ramsay-Hunt 综合征。

(3)带状疱疹后遗神经痛(PHN):带状疱疹常伴有神经痛,在发疹前、发疹时以及皮损痊愈后均可伴有,但多在皮损完全消退后或者 1 个月内消失,少数患者神经痛可持续超过 1 个月以上,称为带状疱疹后遗神经痛。

(4)其他不典型带状疱疹:与患者机体抵抗力差异有关,可表现为顿挫型(不出现皮损仅有神经痛)、不全型(仅出现红斑、丘疹而不发生水疱即消退)、大疱型、出血性、坏疽型和泛发型(同时累及 2 个以上神经节产生对侧或同侧多个区域皮损);病毒偶可经血液播散产生广泛性水痘样疹并侵犯肺和脑等器官,称为播散型带状疱疹。

四、并发症

疱疹局部破损后可能并发细菌感染。若带状疱疹病损发生于特殊部位,例如眼部,则可能导致严重后果。倘若继发细菌性感染后,可引起全眼球炎,甚至脑膜炎;病后出现视力下降、失

明、面瘫等后遗症。

头部带状疱疹多在头前部即三叉神经第一支分布区，可造成脱发及永久性瘢痕。

带状疱疹皮肤损害愈合后，疼痛仍可持续一段时间。部分老年患者神经痛可持续数月或年余。可严重影响睡眠和情绪；疼痛程度较重，持续时间较长者可导致精神焦虑、抑郁等表现。

带状疱疹可发生在面部三叉神经节段，三叉神经中有一条神经纤维，即眼神经纤维，部分神经纤维分布在人体眼球的角膜、结膜以至于整个眼球，该部位的神经纤维如果受到疱疹病毒感染，可发生角膜炎、角膜溃疡、结膜炎，患者可发生怕光、流泪、眼睛疼痛，以致视力减退，重者发生全眼球炎而导致失明。

疱疹病毒感染到面神经中的运动神经纤维时，就会产生面瘫，出现患侧眼睛不能闭合，患侧面部表情呆板，口角向健侧歪斜，不能做吹气动作等。发生在耳郭、耳道的带状疱疹，会出现内耳功能障碍症状，患者表现为头晕目眩、恶心、呕吐、听力障碍、眼球震颤等。

当疱疹病毒由脊髓处的神经根向上侵犯中枢神经系统，即人体的大脑实质和脑膜时，就会发生病毒性脑炎和脑膜炎，表现为严重的头痛、喷射样呕吐、惊厥、四肢抽搐，以及意识模糊、昏迷而有生命危险。

当疱疹病毒由脊髓处的神经根向体内侵犯内脏神经纤维时，可引起急性胃肠炎、膀胱炎、前列腺炎，表现为腹部绞痛、排尿困难、尿潴留等。

因此，需要及时对带状疱疹患者做有关方面的检查，及时发现和治疗带状疱疹的并发症。

五、诊断及鉴别诊断

根据典型临床表现一般可做出诊断，但部分患者尚未出现皮疹时容易误诊。

本病有时需与单纯疱疹鉴别，后者好发于皮肤与黏膜交接处，分布无一定规律，水疱较小易破，疼痛不著，多见于发热（尤其高热）病的过程中，常易复发。偶尔也有与接触性皮炎混淆的，但后者有接触史，皮疹与神经分布无关，自觉烧灼、剧痒，无神经痛。

在带状疱疹的前驱期及无疹型带状疱疹中，神经痛显著者易误诊为肋间神经痛、胸膜炎及急性阑尾炎等急腹症，需加注意。单纯疱疹通常有在同一部位，有多次复发的病史，而无明显免疫缺陷的带状疱疹患者不出现这种现象。从水疱液中分离病毒或检测 VZV、HSV 抗原或 DNA 是鉴别诊断唯一可靠的方法。

六、治疗

（一）带状疱疹经济治疗方法

营养神经口服或肌注 B 族维生素，如 B_1：100mg、B_{12}：250vg 或 B_1、甲钴胺 250～500vg 等。

抗病毒：泛昔洛韦片 0.125g；口服，8 小时 1 次；万乃洛韦，300mg，口服，2 次/日；无环鸟苷，200mg，口服，5 次/日；聚肌胞 2mg，肌注，隔日一次。干扰素，300 万 U，肌注，1 次/日；

止痛：口服去痛片等镇痛药片。布洛芬（芬必得）300mg 口服 2 次/日；吗啡控释片，30mg，必要时口服。脊柱旁神经节封闭治疗等。

联合：三氮唑核苷（病毒唑）10mg/kg 加入 5％葡萄糖 500mL 静滴，日 1 次，共 8 次；辅佐，口服康复新液10mL,3次/日;同时外用康复新液涂擦,严重破溃者以康复新液湿敷,共8天;疗效显著。

(二)带状疱疹的中医治疗

1.中医治疗

中医学认为本病因情志内伤,肝经气郁生火以致肝胆火盛;或因脾湿郁久,湿热内蕴,外感毒邪而发病。

(1)热盛证见皮肤潮红,疱壁紧张,疼痛剧烈,伴有口苦咽干,烦躁易怒,小便黄,大便干,舌质红,苔黄,脉弦滑。治宜清泻肝胆实火法,方选龙胆泻肝汤化裁。亦可服用成药龙胆泻肝丸。

(2)湿盛证见皮肤淡红,疱壁松弛,疼痛较轻,纳差或腹胀,大便溏,舌质淡,苔白厚或白腻,脉沉缓。治宜健脾除湿法。方选除湿胃苓汤化裁。

若皮疹消退后局部疼痛不止者,属气滞血瘀,治宜疏肝理气,活血止痛法,方选柴胡疏肝饮化裁。

外用中药可根据病情选用清热解毒消肿或祛湿收干之药水煎外敷,另外水疱未破者可用金黄散,水疱已破者可用四黄膏外涂。

此外,中医针刺疗法有明显的消炎止痛作用,对后遗神经痛亦有疗效。

不论何种方法,带状疱疹的治疗应掌握时机,越早治疗效果越好。

经常有些中老年患者,在带状疱疹完全清退后仍疼痛不止,局部皮肤完好无损却不敢触及。这是为什么呢?

我们知道带状疱疹的发生是由潜伏在体内的病毒被激活而引起,其疼痛的体质是受累神经节的炎症甚至坏死,疼痛的程度轻重及时间长短与皮疹不一定保持一致。尤其是老年人,随着年龄的增长机体的各种机能都在减退,受损的神经组织修复也较困难,故很容易发生后遗神经痛。特别是平素体质较差,或治疗不及时者,此种疼痛可持续数月甚至更久。

2.体针

(1)取穴

主穴:阿是穴、夹脊穴、支沟、阳陵泉。

配穴:腰以上病灶:曲池、合谷、外关;腰以下病灶:三阴交、太冲、血海。

阿是穴位置:系指皮损周围(约离疱疹0.5～1寸处)。

夹脊穴位置:取与皮损相应之夹脊穴。

(2)治法:一般仅需取主穴,疗效不明显时酌加1～2个配穴。阿是穴针法:以1.5～2寸针,呈25度角朝疱疹方向斜刺,按皮损范围,在周围进4～8针,略加捻转提插,有轻度得气感即可。相应夹脊穴,斜向脊柱深刺,使针感循神经分布线路传导。余穴均施提插捻转泻法,留针20～30分钟,5～10分钟运针1次。每日～2次。

(3)疗效评价

疗效判别标准:基本痊愈:疱疹结痂,症状消失;显效:疱疹结痂,症状明显消失;有效:部分结痂,症状减轻;无效:治疗前后改善。

共治疗431例,有效率在96%左右。其中100例按上述标准评判,基本痊愈67例,显效11例,有效19例,总有效率为97%。

3.穴位激光照射

(1)取穴

主穴:分组。①阿是穴;②腰以上病灶:合谷、曲池;腰以下病灶:阳陵泉、侠溪。

配穴:支沟、太冲。

阿是穴位置:皮损区。

(2)治法:应用波长 6328 埃,输出功率 25 毫瓦,激光针功率为 2～3 毫瓦的氦-氖激光针灸仪进行治疗。依据症情选穴:凡皮损面积大,水疱多,感染为主而疼痛轻者,仅用主穴第一组。采用激光散焦照射,照射距离为 40～60 毫米,照射密度为 0.5～1 毫瓦/平方厘米,每处照射5～10 分钟。以疼痛为主,皮损面积较局限,仅有红色丘疹或皮疹已结痂者,则取主穴之第二组,以激光针灸仪照射,剧痛者加配穴,每穴分别照射 5 分钟。如果上皮损面积大而疼痛又剧烈者,则二组宜结合应用。每日治疗 1 次,10 次为一疗程。

(3)疗效评价:共治疗 311 例,以治 5 次为限,按上述疗效判断标准,其总有效率为 94.2%(痊愈率为 69.8%)。

4.耳针

耳穴压豆的关键是选准穴位,对耳郭进行全面评估,观察有无脱屑,水泡、丘疹、充血、硬结、疣赘、色素沉着等,进行耳穴探查,找出阳性反应点,并结合病情确定辅穴位。可两耳交替或同时贴用,注意对皮肤过敏患者选用脱敏胶布,按压时不可使劲搓动压丸,否则易引起皮肤破损,造成感染。皮肤出现破损时应取下压物,局部涂以消炎软膏,在治疗感染期间暂停耳穴压丸。单穴压痛过甚时,可放松胶布或取下耳豆,以免造成其他不适。有无脱屑,水泡、丘疹、充血、硬结、疣赘、色素沉着等,进行耳穴探查,找出阳性反应点,并结合病情确定辅穴位。可两耳交替或同时贴用,注意对皮肤过敏患者选用脱敏胶布,按压时不可使劲搓动压丸,否则易引起皮肤破损,造成感染。皮肤出现破损时应取下压物,局部涂以消炎软膏,在治疗感染期间暂停耳评估选穴耳穴压豆的关键是选准穴位,对耳郭进行全面评估,观察有无脱屑,水泡、丘疹、充血、硬结、疣赘、色素沉着等,进行耳穴探查,找出阳性反应点,并结合病情确定辅穴位。可两耳交替或同时贴用,注意对皮肤过敏患者选用脱敏胶布,按压时不可使劲搓动压丸,否则易引起皮肤破损,造成感染。皮肤出现破损时应取下压物,局部涂以消炎软膏,在治疗感染期间暂停耳穴压丸。单穴压痛过甚时,可放松胶布或取下耳豆,以免造成其他不适。

5.皮肤针

(1)取穴

主穴:分组。①脊柱两侧旁开 2 厘米行线;②距病灶边缘 1 厘米环状区。

(2)治法:取第一组作整体治疗,第二组作局部治疗,一般宜同时取。先依皮损所在部位和范围,定平行线长度和环状区大小。如在胸胁部,取相当于胸段长度;皮损在下肢,取腰骶段长度。然后,以较强手法叩刺平行线和环周线,皮肤针针尖方向与皮肤表面垂直,针尖接触皮面应短暂(约每秒 2 次),针间距离 0.5～1.0 厘米左右。每条刺激线连叩三遍,每日～2 次。注意不可叩刺病灶,以防感染。

(3)疗效评价:疗效判别标准:痊愈:皮损炎症全退,水疱干涸,无新疹,自觉症状全部消失。共治 110 例,按此标准,痊愈 107 例,治愈率为 98.2%。

6.艾灸

（1）取穴：主穴：阿是穴。

（2）治法：一为艾炷灸。于阿是穴之二处（一处为先发之疱疹，一处为疱疹密集处）各置一麦粒大之艾炷，点燃后，觉灸痛即吹去未燃尽之艾炷。再以同样的方法，延伸至远端疱疹密集处各灸一壮。1次即可，如不愈，隔5天再灸1次。

一为艾卷灸，取纯艾卷或药艾卷，点燃一端后熏灸阿是穴。其熏灸方法有三种：一为用2支艾卷同时作广泛性回旋灸，以患者感觉灼烫但能耐受为度，灸治时间据皮损面积大小酌情掌握，一般约30分钟。二为用1支艾卷在阿是穴均匀缓慢地向左右上下回旋移动。应注意艾火宏壮，集中于疱疹顶部，以有灼热麻苏苏的特殊感觉沿肋间隙或经脉循行路线感传为佳。三为"围灸法"，用艾卷在病损处由中心向周围围灸，直灸至局部潮红，患者自觉舒适，不知痛为度，通常需时30～40分钟。上述三法，可任选用，每日1次，4～7次为一疗程。

（3）疗效评价：艾炷灸100余例，均在5～7天获愈。用艾卷灸共治166例，其中用围灸法及单支艾卷熏灸法治疗136例，均在5次内获得痊愈。另30例，用双支艾卷同灸法，经治7次，结果痊愈17例，显效4例，有效4例，无效5例，总有效率为83.3%。

7.火针

（1）取穴

主穴：肺俞、胆俞、脾俞、阿是穴。

配穴：病变在腰以上加支沟，在腰以下加阳陵泉。

阿是穴：皮损区周围。

（2）治法：主穴均取，据病变部位加配穴。将针在酒精灯上烧灼，至针尖红而发亮，迅速刺入穴位，直刺3毫米，快刺疾出。阿是穴则采用疱疹周围围刺之法。每3日1次。一般1～3次。注意针孔清洁，勿用手抓挠。

（3）疗效评价：以上法共治105例，均于1～3次间获愈。火针后疼痛消失一般为12小时，疱疹干枯结痂平均3天。

8.拔罐

中医学认为带状疱疹早期主要是肝胆湿热，脾虚湿盛，后期主要是火热伤阴，气滞血瘀，余毒未清。早期临床上常用龙胆泻肝汤、除湿胃苓汤加减等；后期气滞血瘀的用血府逐瘀汤加金铃子散加减，以及芍药甘草汤加减等。除中药外针灸疗法会局部病灶采用围针刺法，一般离疱疹0.5寸处呈15度角刺入，用泄法。留针15分钟。如起病突然，患部出现带索状，刺痛，灼热，水泡大小如绿豆或黄豆样，累累如贯珠，聚集一处或数处，沿神经分布，但都局限于身体的一侧，基底发红，疱群之间皮肤正常。可以用梅花针放血结合火罐疗法，去宛陈新，以活血化瘀，宣泄湿热毒邪，其主要是拔出体内毒邪，并且去除体内的恶血，从而导致止痛治病的效果。

9.灯火灸

（1）取穴

主穴：分组。1.内关、委中；2.列缺、合谷。

配穴：四肢取阳陵泉，腹部取足三里、三阴交，臀部取环跳。

（2）治法：穴位均根据皮损部位选取，主穴第一组用于胸胁腰背部皮损，第二组用于头面部。每次取一穴,以灯心草一根,约 3 寸长,一端蘸植物油,点燃后迅速将燃着端接触穴位的皮肤,一点即起。施灸处可出现绿豆大的水泡,不必处理,会自行消退。每日 1 次(注意,第二天灸灼时,宜在原灸点旁边),4 次为一疗程。

(3)疗效评价:共以灯火灸法治疗 52 例,结果全部治愈。一般 1～4 天疼痛及炎症基本消失,2～5 天水疱开始干涸结痂。

10.忌吃

忌吃些辛辣及发物的菜式,如,牛肉、羊肉、鱼肉……葱、姜、蒜、辣椒、醋(炒菜中也不能含有)、大酱类……蒜薹,圆葱……

11.护肤涂脸刮痧

以两手大拇指按着颧骨下缘,然后以两手中指 腹按摩眼眶,由眉头攒竹穴道开始,沿眉毛向外循眼眶骨外缘按摩一圈,回到攒竹穴视为一次,共按摩刮痧三十次,所按摩的经穴计有攒竹、鱼腰、丝竹空、瞳子髎、四白等。沿着以下面部的穴位涂抹刮痧介质后由内而外,由上而下按摩刮痧。沿穴位和经络走向刮痧,刮至发热不出痧为度。

七、专科护理

1.皮损护理

(1)保持皮损处清洁干燥,贴身衣物应选择宽松、纯棉织品,避免抓挠、挤压和冷热刺激,以免继发感染。

(2)皮疹处有水疱者,按照"疱液抽取法"处理,局部皮损采用清除全部水疱和痂皮,可以缩短患者皮损干燥结痂的时间,减少感染机会,缩短疼痛的时间,减轻患者的痛苦,并外用抗菌溶液湿敷,每日 2 次,每次 20～30 分钟,紫外线照射治疗。保持皮疹清洁、干燥。皮疹面积较大时,应用一层无菌纱布覆盖,避免摩擦皮损处,预防感染。

(3)皮疹发生感染时,给予清除腐痂,外用抗菌药、复方壳聚糖膜剂,伴有糖尿病的带状疱疹溃疡者,外用每毫升生理盐水含有普通胰岛素 1 单位溶液湿敷,效果较好。

(4)红光、微波照射治疗,促进表面干燥,必要时可使用促进表皮生长的药物。

(5)皮疹处痂皮较厚的患者,可外用抗菌药物软膏,促进痂皮软化、脱落。

2.病情观察及护理

(1)观察皮疹情况,有无继发感染、水疱形成及皮损处是否清洁、干燥。

(2)注意体温变化,高热者给予物理降温或适量应用退热药并按高热患者护理,儿童避免服用阿司匹林。

(3)不同部位皮疹观察及护理:①皮疹发生在头面部,观察有无周围性面瘫;耳壳及外耳道疱疹,观察有无耳和乳突深部疼痛,有无唾液腺和泪腺分泌减少,有无眩晕、恶心、呕吐、眼球震颤、听力障碍等 Ramsay-Hunt 综合征表现;皮疹发生在头面部,应选择纯棉、色浅的枕巾,每日更换。②皮疹累及眼部时,应观察患者视力情况,角膜和结膜有无充血、穿孔等。避免强光刺激,避免用手揉眼及不洁物接触双眼,如有分泌物,及时用一次性消毒棉签拭去,每日应用无菌生理盐水冲洗双眼,定时滴用抗病毒眼药水。③皮疹累及口腔者,餐前、餐后、睡前应漱口,晨晚间进行口腔护理,影响进食者,应给予半流食或流食,必要时补液。④皮疹发生在乳房部位,避免穿文胸、紧身内衣,乳房下皮疹伴水疱、破溃时,应将乳房托起,暴露皮损,促进通风干燥,预防感染。⑤皮疹发生在手部,应避免提拿物品,避免接触水、污物等;皮疹发生在足部,避免穿袜子,鞋子应穿宽大的拖鞋。伴有肿胀者,应抬高患肢,促进血液及淋巴液回流,睡眠时应采取健侧卧位。⑥皮疹发生在会阴处,观察二便排出情况,便后用1:10000高锰酸钾溶液清洗,确保皮损处清洁干燥。穿纯棉长裙,避免穿内裤,必要时给予支被架。尿潴留者,可采取听流水声、热敷、按摩、局部刺激等措施帮助排尿,若以上方法均无效,B超提示膀胱残余尿量超过400毫升,予间歇导尿或留置导尿,留置导尿期间指导患者每日饮水2500～3000毫升,达到自然冲洗尿道的目的。尿道口每日消毒2次,膀胱每日冲洗1次。间歇式夹闭导尿管,训练膀胱反射功能。排便困难者,除神经麻痹原因外,给予开塞露肛注、口服疏肝理气具有泻下作用的中药并观察排便情况,必要时遵医嘱予以灌肠。⑦注意观察有无特殊类型带状疱疹,带状疱疹性脑炎会出现头痛、呕吐、惊厥或其他进行性感觉障碍;内脏带状疱疹引起的胃肠道、泌尿道、腹膜及胸膜刺激症状等。

3.疼痛护理

(1)协助患者取舒适体位,操作时动作应轻柔、迅速,夜间操作应尽量集中。

(2)与患者充分沟通,评估疼痛的原因、性质和程度等。

(3)了解患者既往疼痛的处理办法及效果,指导患者应用物理方法分散注意力,鼓励患者进行文娱活动,如看报、听收音机或音乐等,根据病情适当运动,如有节律地呼吸或按摩局部皮肤,有目的性地想象或者回忆过去愉快的经历,减轻疼痛,促进睡眠。

(4)疼痛严重时可遵医嘱给予物理治疗、中医针刺疗法,必要时给予药物止痛并观察疗效。

4.发热护理

(1)保持床单位及被服的整洁、干燥,出汗后及时拭干汗液,更换衣服,注意保暖。

(2)监测生命体征,每日4次并记录,体温≥38.5℃时遵医嘱给予物理降温或药物降温,降温30分钟后测量体温,并记录在体温单上。待体温正常3日后改为每日1次。

(3)做好口腔护理。

(4)无禁忌证患者,鼓励其多喝水,给予清淡易消化、高蛋白、高维生素的饮食。

(5)遵医嘱应用抗菌药物并观察疗效。

5.用药护理

(1)抗病毒药物宜早期应用,常用药物如更昔洛韦、阿昔洛韦,都是通过肾脏代谢的,告知患者要多饮温水,注意有无肾脏损害发生。输注阿昔洛韦注射液可促使小血管收缩,冬季输液时应注意输液肢体的保暖,以避免因血管收缩引起输液不畅、疼痛。

(2)营养神经的药物和止痛药应饭后服用,长期服用止痛药时应注意成瘾性。

(3)中药应根据药物性质服用。常用疏肝清热、活血化瘀的药物,少量患者服用后发生腹泻,应观察大便的次数和性状。服用中药时不宜饮浓茶,如有饮茶习惯的患者建议其饮淡茶。

(4)急性期疼痛时,遵医嘱合理应用糖皮质激素可抑制炎症过程,缩短疼痛的病程,主要用于病程7日内、无禁忌证的老年患者,可口服泼尼松7～10天。

(5)使用退热药应及时补水,注意观察、记录用药后体温变化。

八、健康教育

(1)注意休息,避免因劳累、感冒等降低机体免疫力,影响疾病恢复。

(2)结痂未脱落前,禁搓澡、泡澡、蒸桑拿等,会阴部有结痂应避免性生活,以防止感染发生。

(3)部分患者在皮损完全消失后,仍遗留有神经痛,可采取热敷、针灸、理疗等缓解疼痛。

(4)患病期间禁止接触未行免疫接种的儿童、老人、免疫力低下的人群。

第二节　手足口病

手足口病(HFMD)是由肠道病毒引起的常见传染病,本病在临床上以手、足、口腔疱疹为主要特征,故通称为手足口病。大多数患者症状轻微,但少数患者可引起心肌炎、肺水肿、无菌性脑炎、脑膜炎等并发症,个别重症患儿病情进展快,易发生死亡。多发生于 5 岁以下的婴幼儿,所以常被称作"小儿手足口病"。

一、病原学

引起手足口病的病毒很多,主要为小 RNA 病毒科肠道病毒属的柯萨奇病毒、埃可病毒和新肠道病毒。CoxA 组的 16、4、5、7、9、10 型,CoxB 组的 2、5、13 型,以及 EV71 型均为手足口病较常见的病原体,最常见为 CoxA16 及 EV71 型,有的报导埃可病毒及 CoxB 组某些型也可引起,但仍没获得到进一步证实。

从有关资料表明,手足口病的病原体经历了较大的变迁。肠道病毒适合在湿、热的环境下生存与传播,对药物具有抗性,75%酒精,5%来苏对肠道病毒没有作用,对乙醚,去氯胆酸盐等不敏感。但对紫外线及干燥敏感,各种氧化剂(高锰酸钾、漂白粉等)、甲醛、碘酒都能灭活。病毒在 50℃可被迅速灭活,但 1mol 浓度二价阳离子环境可提高病毒对热灭活的抵抗力,病毒在 4℃可存活 1 年,在 -20℃可长期保存,在外环境中病毒可长期存活。

二、流行病学

手足口病是全球性传染病,世界大部分地区均有此病流行的报导。中国自 1981 年在上海始见本病,以后北京、河北、天津、福建等十几个省市均有报导。

(一)传染源

引发手足口病的肠道病毒有 20 多种,其中柯萨奇病毒 A16 型(CoxA16)和肠道病毒 71 型(EV71)最常见。手足口病的传染源是患者和隐性感染者。流行期间,患者是主要传染源。患者在发病 1～2 周自咽部排出病毒,约 3～5 周从粪便中排出病毒,疱疹液中含大量病毒,破溃时病毒即溢出。带毒者和轻型散发病例是流行间歇和流行期的主要传染源。

(二)传播途径

手足口病主要是通过人群间的密切接触进行传播的。患者咽喉分泌物及唾液中的病毒可通过空气飞沫传播。唾液、疱疹液、粪便污染的手、毛巾、手绢、牙杯、玩具、食具、奶具以及床上用品、内衣等通过日常接触传播，亦可经口传播。接触被病毒污染的水源，也可经口感染，并常造成流行。门诊交叉感染和口腔器械消毒不严也可造成传播。

手足口病分布极广泛，无严格地区性。四季均可发病，以夏秋季多见，冬季的发病较为少见。本病常呈暴发流行后散在发生，该病流行期间，幼儿园和托儿所易发生集体感染。家庭也有此类发病集聚现象。医院门诊的交叉感染和口腔器械消毒不严格，也可造成传播。天津市两次较大流行，托幼单位儿童发病率明显高于散居儿童。家庭散发，常一家一例；家庭暴发，一家多人或小孩子与成人全部感染发病。此病传染性强，传播途径复杂，流行强度大，传播快，在短时间内即可造成大流行。

(三)易感人群

人对引起手足口病的肠道病毒普遍易感，受感后可获得免疫力，各年龄组均可感染发病，但病毒隐性感染与显性感染之比为 100：1，成人大多已通过隐性感染获得相应的抗体，因此，手足口病的患者主要为学龄前儿童，尤以≤3 岁年龄组发病率最高，4 岁以内占发病数 85%～95%。据国外观察报告，在人群中，每隔 2～3 年流行一次，主要是非流行期间新生儿出世，易感者逐渐积累，达到一定数量时，便为新的流行提供先决条件。中国天津市 1983 年流行后，散发病例不断，1986 年再次发生流行，而且两次均为 CoxAl6 引起。

三、临床表现

因手足口病而引起的脚掌疱疹。

潜伏期：多为 2～10 天，平均 3～5 天。

(一)普通病例表现

急性起病，发热，口腔黏膜出现散在疱疹，手、足和臀部出现斑丘疹、疱疹，疱疹周围可有炎性红晕，疱内液体较少。可伴有咳嗽、流涕、食欲缺乏等症状。部分病例仅表现为皮疹或疱疹性咽峡炎。多在一周内痊愈，预后良好。部分病例皮疹表现不典型，如：单一部位或仅表现为斑丘疹。

(二)重症病例表现

少数病例(尤其是小于 3 岁者)病情进展迅速，在发病 1～5 天左右出现脑膜炎、脑炎(以脑干脑炎最为凶险)、脑脊髓炎、肺水肿、循环障碍等，极少数病例病情危重，可致死亡，存活病例可留有后遗症。

1.神经系统表现

精神差、嗜睡、易惊、头痛、呕吐、谵妄甚至昏迷；肢体抖动，肌阵挛、眼球震颤、共济失调、眼球运动障碍；无力或急性弛缓性麻痹；惊厥。查体可见脑膜刺激征，腱反射减弱或消失，巴氏征等病理征阳性。

2.呼吸系统表现

呼吸浅促、呼吸困难或节律改变，口唇发绀，咳嗽，咳白色、粉红色或血性泡沫样痰液；肺部可闻及湿啰音或痰鸣音。

3.循环系统表现

面色苍灰、皮肤花纹、四肢发凉,指(趾)发绀;出冷汗;毛细血管再充盈时间延长。心率增快或减慢,脉搏浅速或减弱甚至消失;血压升高或下降。

四、辅助检查

(一)实验室检查

1.血常规

白细胞计数正常或降低,病情危重者白细胞计数可明显升高。

2.血生化检查

部分病例可有轻度谷丙转氨酶(ALT)、谷草转氨酶(AST)、肌酸激酶同工酶(CK-MB)升高,病情危重者可有肌钙蛋白(cTnI)、血糖升高。C 反应蛋白(CRP)一般不升高。乳酸水平升高。

3.血气分析

呼吸系统受累时可有动脉血氧分压降低、血氧饱和度下降,二氧化碳分压升高,酸中毒。

4.脑脊液检查

神经系统受累时可表现为:外观清亮,压力增高,白细胞计数增多,多以单核细胞为主,蛋白正常或轻度增多,糖和氯化物正常。

5.病原学检查

CoxA16、EV71 等肠道病毒特异性核酸阳性或分离到肠道病毒。咽、气道分泌物、疱疹液、粪便阳性率较高。

6.血清学检查

急性期与恢复期血清 CoxA16、EV71 等肠道病毒中和抗体有 4 倍以上的升高。

(二)影像学检查

1.胸 X 线检查

可表现为双肺纹理增多,网格状、斑片状阴影,部分病例以单侧为著。

2.磁共振

神经系统受累者可有异常改变,以脑干、脊髓灰质损害为主。

3.脑电图

可表现为弥漫性慢波,少数可出现棘(尖)慢波。

4.心电图

无特异性改变。少数病例可见窦性心动过速或过缓,Q-T 间期延长,ST-T 改变。

五、诊断

(一)临床诊断病例

(1)在流行季节发病,常见于学龄前儿童,婴幼儿多见。

(2)发热伴手、足、口、臀部皮疹,部分病例可无发热。

极少数重症病例皮疹不典型,临床诊断困难,需结合病原学或血清学检查做出诊断。无皮疹病例,临床不宜诊断为手足口病。

(二)确诊病例

临床诊断病例具有下列之一者即可确诊。

(1)肠道病毒(CoxA16、EV71 等)特异性核酸检测阳性。

(2)分离出肠道病毒,并鉴定为 CoxA16、EV71 或其他可引起手足口病的肠道病毒。

(3)急性期与恢复期血清 CoxA16、EV716 或其他可引起手足口病的肠道病毒中和抗体有 4 倍以上的升高。

(三)临床分类

1.普通病例

手、足、口、臀部皮疹,伴或不伴发热。

2.重症病例

(1)重型:出现神经系统受累表现。如:精神差、嗜睡、易惊、谵妄;头痛、呕吐;肢体抖动,肌阵挛、眼球震颤、共济失调、眼球运动障碍;无力或急性弛缓性麻痹;惊厥。体征可见脑膜刺激征,腱反射减弱或消失。

(2)危重型:出现下列情况:

①频繁抽搐、昏迷、脑疝。

②呼吸困难、发绀、血性泡沫痰、肺部啰音等。

③休克等循环功能不全表现。

六、鉴别诊断

1.其他儿童发疹性疾病

手足口病普通病例需要与丘疹性荨麻疹、水痘、不典型麻疹、幼儿急疹、带状疱疹以及风疹等鉴别。可根据流行病学特点、皮疹形态、部位、出疹时间、有无淋巴结肿大以及伴随症状等进行鉴别,以皮疹形态及部位最为重要。最终可依据病原学和血清学检测进行鉴别。

2.其他病毒所致脑炎或脑膜炎

由其他病毒引起的脑炎或脑膜炎如单纯疱疹病毒、巨细胞病毒(CMV)、EB 病毒、呼吸道病毒等,临床表现与手足口病合并中枢神经系统损害的重症病例表现相似,对皮疹不典型者,应根据流行病学史尽快留取标本进行肠道病毒,尤其是 EV71 的病毒学检查,结合病原学或血清学检查做出诊断。

3.脊髓灰质炎

重症手足口病合并急性弛缓性瘫痪(AFP)时需与脊髓灰质炎鉴别。后者主要表现为双峰热,病程第 2 周退热前或退热过程中出现弛缓性瘫痪,病情多在热退后到达顶点,无皮疹。

4.肺炎

重症手足口病可发生神经源性肺水肿,应与肺炎鉴别。肺炎主要表现为发热、咳嗽、呼吸急促等呼吸道症状,一般无皮疹,无粉红色或血性泡沫痰;胸片加重或减轻均呈逐渐演变,可见肺实变病灶、肺不张及胸腔积液等。

5.暴发性心肌炎

以循环障碍为主要表现的重症手足口病病例需与暴发性心肌炎鉴别。暴发性心肌炎无皮疹,有严重心律失常、心源性休克、阿斯综合征发作表现;心肌酶谱多有明显升高;胸片或心脏彩超提示心脏扩大,心功能异常恢复较慢。最终可依据病原学和血清学检测进行鉴别。

典型手足口病诊断一般较为容易,鉴别诊断也不困难,但重型病例,尤其是合并其他并发症,可能误诊,应该慎重。

七、治疗

本病如无并发症,预后一般良好,多在一周内痊愈。

治疗原则主要为对症治疗。可服用抗病毒药物及清热解毒中草药及维生素 B、维生素 C等。有合并症的患者可肌注丙球蛋白。在患病期间,应加强患儿的护理,作好口腔卫生。进食前后可用生理盐水或温开水漱口,食物以流质及半流质等无刺激性食物为宜。手足口病因可合并心肌炎、脑炎、脑膜炎、驰张性麻痹等,故应加强观察,不可掉以轻心。

八、预防

手足口病传播途径多,婴幼儿和儿童普遍易感。做好儿童个人、家庭和托幼机构的卫生是预防本病感染的关键。

个人预防措施:

(1)饭前便后、外出后要用肥皂或洗手液等给儿童洗手,不要让儿童喝生水、吃生冷食物,避免接触患病儿童;

(2)看护人接触儿童前、替幼童更换尿布、处理粪便后均要洗手,并妥善处理污物;

(3)婴幼儿使用的奶瓶、奶嘴使用前后应充分清洗;

(4)本病流行期间不宜带儿童到人群聚集、空气流通差的公共场所,注意保持家庭环境卫生,居室要经常通风,勤晒衣被;

(5)儿童出现相关症状要及时到医疗机构就诊。居家治疗的儿童,不要接触其他儿童,父母要及时对患儿的衣物进行晾晒或消毒,对患儿粪便及时进行消毒处理;轻症患儿不必住院,宜居家治疗、休息,以减少交叉感染。

九、专科护理

1.皮肤护理

(1)保持口腔、手足等部位皮肤、黏膜的清洁卫生。选择柔软、舒适、宽大的棉质衣服,经常更换,保持清洁干燥。剪短指甲,婴幼儿可戴手套,避免抓伤皮肤,预防感染。

(2)臀部皮疹者,保持臀部清洁、干燥,加强看护,防止搔抓,及时清理患儿的大小便,便后清洗臀部,防止疱疹破溃。

(3)手足及臀部疱疹溃疡者给予抗菌溶液湿敷或外用抗菌药物软膏。

（4）口腔黏膜疱疹溃疡者,餐前、餐后、睡前给予漱口液漱口,以减轻进食时口腔黏膜的疼痛,预防感染。每日2次生理盐水棉球口腔护理。对不会漱口的患儿,用棉棒蘸漱口液轻轻地擦拭口腔黏膜。遵医嘱使用西瓜霜等药物涂擦口腔患处,每天2~3次。

（5）口腔及咽部疱疹溃疡严重者可遵医嘱应用抗病毒、抗菌药物进行雾化吸入。

2.病情观察及护理

（1）普通病例观察

①观察体温变化,注意热型,有无低热、全身不适、腹痛等前驱症状,有无咳嗽、流涕和流口水等类似上呼吸道感染的症状,如体温≥38.5℃,按高热护理,遵医嘱使用物理降温或药物降温。

②观察患者手足、口腔黏膜、齿龈、舌和腭部、臀部和身体其他部位有无疱疹、溃疡及皮疹消退情况;有无咽痛、疼痛性口腔炎、恶心、呕吐等。

（2）重症病例观察

①观察神经系统表现,患者的精神状态,有无脑膜炎、脑炎、脑脊髓炎症状,如嗜睡、易惊、头痛、呕吐,甚至昏迷,有无肢体抖动、肌阵挛、肢体瘫痪、共济失调眼球运动障碍等表现。

②观察有无肺水肿、循环障碍、心肌炎等表现,如呼吸急促,呼吸困难,口唇发绀,咳嗽,咳白色、粉红色或血性泡沫样痰液。

③观察循环系统表现:有无面色苍灰、皮肤花纹、四肢发凉,指(趾)发绀、出冷汗、毛细血管再充盈时间延长、心率增快或减慢、脉搏浅速或减弱甚至消失、血压升高或下降。

（3）密切观察周围人群,包括患者家属、医护人员有无感染症状。

3.用药指导

遵医嘱给予利巴韦林、阿昔洛韦等抗病毒治疗。利巴韦林常见不良反应有溶血、血红蛋白减少及贫血、乏力等。

十、健康教育

（1）教会患者及家属皮肤护理及消毒方法。

（2）患病期间应隔离治疗,一般1~2周,不能外出,限制在室内活动,以免传染他人。

（3）养成良好的卫生习惯,进行分餐制,餐具应专人专用,不与他人共用生活用品,患者用过的毛巾、手绢、牙杯、玩具、食具、奶具以及床上用品均应消毒处理,接触患者和被患者污染的衣服、用物、分泌物、排泄物的前后均应及时洗手。保持皮肤清洁,选择纯棉、宽松衣物,勤换洗。

（4）保持环境卫生清洁,空气新鲜,经常开窗通风。

（5）避免与患者或有可疑症状者接触,不要随意使用别人的餐具或其他生活用品,尽量少去人口密集的公共场所,教导小儿勿随意将手放入口中。

第三节　湿疹

湿疹是一种常见的由多种内外因素引起的表皮及真皮浅层的炎症性皮肤病,一般认为与变态反应有一定关系。其临床表现具有对称性、渗出性、瘙痒性、多形性和复发性等特点。也是一种过敏性炎症性皮肤病以皮疹多样性,对称分布、剧烈瘙痒反复发作、易演变成慢性为特征。可发生于任何年龄任何部位,任何季节,但常在冬季复发或加剧有渗出倾向,慢性病程,易反复发作。

中医文献中记载的"浸淫疮""旋耳疮""绣球风""四弯风""奶癣"等类似西医学的急性湿疹、耳周湿疹、阴囊湿疹、异位性皮炎及婴儿湿疹等。

一、病因及发病机制

湿疹的发病是多种因素互相作用所致。

(一)遗传因素

某些类型的湿疹与遗传有密切的关系。

(二)环境因素

很多研究证实环境因素是湿疹患病率增加的重要原因之一。环境包括群体环境与个体环境,人类的群体环境致病因素是指室外大范围的空气、水、土壤、放射源、大面积的致敏花粉植被、大面积的气传致敏菌源等。个体小环境是指个体的生活环境,由于人们的生活约 2/3 的时间在室内,因此,个体小环境对湿疹的影响更加密切。环境因素的影响主要是指日益增多和复杂的环境性变应原,包括:

(1)人造织物、人造革品、与衣着有关的印染剂漂白剂、光亮剂、防蛀剂、防霉剂、坚挺剂等现代衣着的环境性变应原。

(2)人造食品、方便食品、反季食品,用于食品生产的化肥、农药、人工饲料、饲料添加剂,用于食品加工的防腐剂、矿氧化剂、香料、色素、催熟剂、增稠剂等,现代饮食环境性变应原。

(3)人造建筑构件、化学涂料、塑料制品、橡胶制品、人造纤维、胶合剂、防水剂、家用及办公室电子器材所产生的电磁辐射、居室清洁剂、杀虫剂的功能现代居住中的环境变应原。

(4)化学燃料燃烧所产生的气体,制造汽车,舟船,飞机的材料,道路的沥青路面,马路旁绿化植物的花粉等现代交通的环境性变应原。

(5)洗涤剂工厂中制造洗涤剂所有的酶制剂,塑料工厂的甲苯二异氰酸酯,橡胶工厂的乳胶,制药厂的抗生素及其他化学原料等现代职业的环境变应原。

(6)某些现代生活方式有关的环境性变应原,如使用化妆品及猫、鹦鹉等。当人体长期生活在这种不良环境因素影响之下时,可导致免疫功能失调,最终造成对环境的变态反应,从而引起湿疹。

(三)感染因素

某些湿疹与微生物的感染有关。这些微生物包括金黄色葡萄球菌、马拉色菌、气源性真菌如交链孢霉、分枝孢霉、点青霉、烟曲霉、镰刀霉、产黄青霉、黑曲霉及黑根霉等。其依据主要有三个面：

(1)某些湿疹患者的皮损微生物检出率较高。

(2)皮肤微生物对某些湿疹有致病作用。国内有学者报道在非特应性湿疹皮炎患者皮损中总的金黄色葡萄球菌检出率为31.6%,总的细菌检出率为70.6%,在金黄色葡萄球以外的细菌中,表皮葡萄球菌占62.7%,溶血型链球菌占1.7%,其他球菌占19.6%,杆菌占5.1%。在临床上无可疑细菌感染的湿疹患者中,急性湿疹皮炎患者皮损金黄色葡萄球菌及总细菌阳性率最高,分别为46.1%,76.9%;均高于慢性湿疹及亚急性湿疹皮炎患者。盘状湿疹患者皮损金黄色葡萄球菌及总细菌阳性最高,分别为52.9%,100%;均高于其他类型的湿疹。在脂溢性皮炎皮损中马拉色菌检出率为81.3%;花斑癣皮损中马拉色菌检出率为96.3%;湿疹皮炎皮损中马拉色菌检出率为59.7%;而急性湿疹皮损马拉色菌检出率为56.3%;手部湿疹皮损马拉色菌检出率为47.6%。某些皮肤微生物对湿疹有致病作用。Fujisanva等用交链孢霉、杂色曲霉、枸橼青霉等气源性真菌的浸出液抗原,在夏季复发或加重的湿疹皮炎患者进行斑贴试验、皮内试验及激发试验。结果皮内试验速发反应阳性率在湿疹样皮炎、特应性皮炎患者均高于正常对照组,且以特应性皮炎患者最高,为68.2%,而皮内试验迟发型反应(72小时观察)阳性率在湿疹样皮炎及特应性皮炎患者均高于正常对照组,以湿疹样皮炎最高为40%。而斑贴试验和激发试验也在一部分患者中获阳性,结果说明,湿疹性皮炎与气源性真菌有关,真菌局部接触也可致皮炎,吸入真菌也可致皮炎的产生。

(3)抗微生物治疗对某些湿疹皮炎有效。有广泛渗出皮损的特应性皮炎系统使用抗生素常能收到较好的疗效,这是因为患处局部产生了细菌感染。现已明确,马拉色菌与脂溢性皮炎有关;细菌感染,尤其是金黄色葡萄球菌感染与盘状湿疹有关,感染皮炎是发生在原发皮肤感染灶周围的湿疹样损害,皮损常继发于原发皮肤感染;皮肤癣菌疹患者有肯定的原发性皮肤癣菌感染,在新发皮损处查不到真菌,皮损随原发皮肤癣菌感染灶的消退而消退。

(四)饮食因素

人类的食物品种极多,一般可分为植物类、动物类、矿物类,在近代的食物中还经常应用一些化学合成的食物如糖精、醋酸、枸橼酸(柠檬酸)、香精、合成染料等。这些食物可引起食物的变态反应,从而导致湿疹的产生,有文献报道,在我国容易引起变态反应的食物主要有富含蛋白质的食物,如牛奶、鸡蛋等;海产类食物,如葱、蒜、洋葱、羊肉等;具有特殊刺激性的食品,如辣椒、酒、芥末、胡椒、姜等;某些生吃的食品,如生葱、生蒜、生西红柿,生食的某些壳类果实,如杏仁、栗子、核桃以及某些水果,如桃、葡萄、荔枝、香蕉、菠萝、桂圆、芒果、草莓等;某些富含细菌的食品,如死鱼、死虾、死螃蟹以及不新鲜的肉类,某些富含真菌的食品,如蘑菇、酒糟、米醋等;某些富含蛋白质而不易消化的食品,如蛤蚌类、鱿鱼、乌贼等;种子类食品,如各种豆类、花生、芝麻等。这些食物除了引起食物变态反应外,近代食物生化研究发现,在香蕉的皮中可以分离出组胺物质,在香蕉、菠萝、茄子、葡萄酒、酵母中含有很高的组胺成分,鸡肝脏、牛肉、香肠内亦含有相当高的组胺,而导致湿疹的发生。

(五)药物因素

药物因素是某些湿疹,尤其是湿疹型药疹的最主要的原因。一般来说任何药物均有引起湿疹性药疹的可能性，但常见者主要为：

(1)乙二胺类抗组胺剂如氨茶碱、哌嗪；安息香酊吸入剂；普鲁卡因、醋磺己脲；对氨基水杨酸；食物和药物中偶氮染料；氯噻嗪、氯磺丙脲、甲苯磺丁脲、水合氯醛、氯碘羟、碘化物及有机碘化物，X线造影剂；链霉素、卡那霉素、庆大霉素、巴龙霉素、硝酸甘油片、氨茶碱栓剂和盐酸乙二胺、氨基汞、秘鲁香脂、苯左卡因和对氨基苯甲酸甘油、遮光剂、三氯叔丁醇、卤化羟喹啉霜、碘、硫酸新霉素、硝酸甘油软膏等。主要引起系统性接触型药物性皮炎。

(2)氨苄青霉素、阿莫西林、镍、肝素及汞主要引起狒狒综合征。

(3)青霉素、甲基多巴、别嘌醇、吲哚美辛、磺胺、金制剂、喹宁、氯霉素、可乐定与平阳霉素等主要引起内源性接触性湿疹。

湿疹型药疹一般具有以下几个特点：①湿疹型药疹为后天获得，虽然和过敏素质与遗传有密切关系，但药物过敏不能直接由亲体遗传；②湿疹型药疹一般均发生于多次药物接触后，而绝少发生于首次接触者；③湿疹型药疹的首次发病均有潜伏期，一般至少经1周左右，而再次发病则无潜伏期，可以即刻发病；④湿疹型药疹的激发剂量一般均较低，患者一旦致敏，则往往可由极少量的药物接触立致发作；⑤湿疹型药疹一般具有典型的症状或体征；⑥湿疹型药疹患者仅见于少数用药患者。

(六)其他因素

湿疹的产生尚可由苦闷、疲劳、忧虑、紧张、情绪激动、失眠等神经精神因素及日光、紫外线、寒冷、潮湿、干燥、摩擦等气候、物理因素所引起。此外慢性肠胃疾病、慢性酒精中毒、肠寄生虫以及新陈代谢障碍、内分泌失调等因素皆是湿疹发生的原因。

二、分类

很多的患者都会认为湿疹只有一种，但是在临床上根据患者的发病原因、发病时间、皮损特点、主要症状等被分为好几种。在进行治疗的时候一定要分清楚自己是哪一种湿疹再进行治疗，否则用错了药就会造成很多的不良后果。

1.湿疹按照病情分为

急性湿疹、慢性湿疹。

2.按照主要的症状分为

脂溢性湿疹、干性湿疹、阴囊湿疹、小儿湿疹、淤积性湿疹、肛门湿疹。

不同的湿疹治疗方法也不同，根据病情的发展治疗所需要的时间和方式也都不相同，一定要根据具体情况进行确诊治疗，才能达到最好的治疗效果。

三、临床表现

在早期或急性阶段，患处有成片的红斑，密集或疏散的小丘疹，或是肉眼难见的水疱，严重时有大片渗液及糜烂；在亚急性状态，渗液减少及结痂，患处由鲜红变暗红，没有大片的糜烂；在慢性状态，渗液更少或完全干燥而结痂，往往和鳞屑混合而成鳞屑痂，患处颜色更暗或是发十色素沉着，有时色素减少，在皮纹尤其运动程度较大的部位容易发生裂口，长期摩擦搔抓能引起显著的苔藓样化,和神经性皮炎(慢性单纯苔藓)不易区别。湿疹常有多种形态,容易减轻、加重或复发,边界一般不太清楚。皮疹容易发生于两侧并或多或少的对称,根据急性或慢性程度而有红斑、丘疹、水疱、糜烂、鳞屑、痂、色素增加或减少、皲裂或苔藓样化等不同的表现,其中数种表现往往混杂在一起,有时先后发生。如有继发性感染,还可有脓疱等皮损。

慢性湿疹往往是由急性湿疹经过亚急性阶段转变而成,但这种变化过程没有明显的界线,可同时存在着急性、亚急性及慢性的表现。有些患者的初起皮疹已经是慢性湿疹。

急性湿疹主要表现为红斑、散布或成群的红色丘疹、肉眼难见的水疱,有继发感染时可起脓疱,严重时渗液较多,露出红润潮湿的糜烂面。

皮损的部位不定,可为局限性,也可弥漫散布于全身各处,在不同部位可有不同的表现,例如,头皮湿疹常因化脓性感染而有脓疱疮样厚痂,而部湿疹往往是成片红斑或分散的水疱丘疹,成年男人的胡须处湿疹可像须疮,躯干湿疹常是红斑鳞屑性;乳房湿疹最常见于妇女尤其喂乳母亲,奶头容易皲裂而疼痛;手掌及足底的慢性湿疹因角化过度而像胼胝,皮纹处容易裂开而成皲裂性湿疹;发生于肘窝及腘窝的肢体湿疹常是慢性湿疹,而发生于小腿的坠积性湿疹常是静脉曲张综合征的一种表现。肛门、阴囊及女阴湿疹往往肥厚湿烂,肛门周围易有辐射状皲裂,患者往往因剧痒而难安眠。甲床湿疹可以妨碍甲生长而使甲板变厚混浊,表面不平并失去光泽,可以伴有化脓性甲沟炎,严重时甲板脱失。

钱币形湿疹是边界较清楚的成片湿疹,由钱币到手掌大或更大,又称盘形湿疹,红斑,水疱或丘疱疹聚成斑块,或是结蛳脱屑而为局限的亚急性湿疹,引起剧痒,通常发生于手背及于指背侧,也可出现于四肢伸侧、足背、肩部或臀部等处,往往屡次减轻或加重,特别在寒冷季节中容易复发。

四、治疗

寻找病因,隔绝致敏源,避免再接触,禁食酒类及易过敏、辛辣刺激性食物,避免过度疲劳和精神过度紧张,注意皮肤卫生,不用热水烫洗皮肤,不外用刺激性止痒药。积极治疗全身性疾患。总的来说,湿疹的治疗方法是很多的,但是要彻底治愈还是有难度,患者不应该随意相信所谓的偏方、江湖医生等,因为很多时候这些所谓的偏方里面含有强效激素,这可以短时间内有效果,但是对长远治疗而言绝对是弊大于利的。

1.内用药物治疗

目的在于抗炎、止痒。可用抗组胺药物(氯雷他定、西替利嗪等)、镇静安定药物等,一般不宜使用糖皮质激素,因为口服副作用大,容易继发感染;急性期可用钙剂、维生素 C、硫代硫酸钠等静注或普鲁卡因静脉封闭;有继发感染着加用抗生素。

2.外用药物治疗

应充分遵循外用药物的使用原则。急性期无渗液或渗出不多者可用氧化锌油,渗出多者可用 3% 硼酸溶液冷湿敷,渗出减少后用糖皮质激素霜剂,可和油剂交替使用;亚急性期可用糖皮质激素乳剂、糊剂,为防止和控制继发性感染,可用抗生素;慢性期可选用软膏、涂膜剂等;顽固性局限性皮损可用糖皮质激素做皮内注射。

在西医看来,湿疹是一种病因非常复杂与免疫有关的疾病,目前尚不能根治,只能用药物控制。所以如何正确运用药物十分重要。患者应该在专业医师的指导下用药,切不可擅自用药,尤其是口服激素或局部激素的运用。

五、专科护理

(一)皮损观察及护理

(1)急性期

①仅有红斑、丘疹而无渗出时,选用粉剂、洗剂,如炉甘石洗剂外擦。

②当红肿、糜烂、渗出明显时,可选用溶液湿敷,如0.1%依沙吖啶溶液、3%硼酸溶液、蛇床子黄柏溶液等。

③渗出不多时,可使用含有糖皮质激素的软膏、油剂或糊剂,如紫草油、雷糊等。

④如果伴有感染,首先清洗创面,再用抗菌溶液湿敷,必要时光疗,如红光、微波等促进表面干燥。

⑤若皮肤表面覆有厚痂,外用抗菌药软膏清除厚痂,然后给予溶液湿敷。若伴有水疱,首先清除水疱,再进行湿敷。

(2)亚急性期:渗出不多时,选用糊剂或油剂,如无糜烂者宜用乳剂或霜剂,若选用糖皮质激素,通常选弱效或中效。

(3)慢性期:选用乳剂、软膏、硬膏、酊剂、涂膜剂。局部肥厚明显时可选用药物封包疗法,通常选用中、强效糖皮质激素。

(4)婴儿湿疹面积较小的皮损可用糖皮质激素软膏,面积较大时可行肛门灌注中药方法;脂溢性湿疹的痂可外用植物油软化后去除。

(二)瘙痒护理

(1)避免各种外界刺激,如抓、烫、肥皂擦洗,洗澡不宜过勤,洗浴后要涂擦护肤乳液或护肤油。

(2)局部瘙痒剧烈、皮肤温度高,可使用冷湿敷。

(3)转移患者的注意力,如听音乐、看电视或与亲友聊天等,感觉瘙痒难忍,可用手掌轻轻拍打,以代替抓挠。

(4)夜间瘙痒感觉加重,服药时间应在睡前1小时,睡前不要看刺激情绪的电视或书籍。

(5)内衣裤、鞋袜应宽大、透气、清洁、柔软,不用毛、丝、人造纤维等物品。

(三)特殊部位护理

(1)皮疹发生在乳房部位,避免穿文胸、紧身内衣,乳房下皮疹渗出破溃时,应将乳房托起,暴露皮损,促进通风干燥,预防感染。

(2)皮疹发生在手部,应避免皮损接触水、污物等,使用强酸、强碱性洗涤剂时应戴手套。

(3)皮疹发生在足部,穿纯棉袜子,穿宽大的拖鞋,外出时穿宽松透气性好的鞋如布鞋。

(4)对于头部皮损较重的患者应将头发剃掉便于药物治疗。应选择纯棉、颜色浅的枕巾,每日更换清洗。

(5)对于外阴处有皮疹破溃者,应穿纯棉长裙,避免穿内裤,必要时使用支被架,减少摩擦,避免感染发生。

(四)用药护理

(1)抗组胺药物可引起部分患者困倦,睡眠增多,对于老年合并内科病症的患者须注意鉴别。

(2)长期使用免疫抑制剂和糖皮质激素药物时,注意观察不良反应。

(3)指导患者正确按医嘱使用外用药物,注意外用药物的浓度,高效激素禁用于面部及外阴部皮肤。低效激素可用于面部,但不可长期应用,以免发生激素性皮炎。

(五)心理护理

因病程长,反复发作,故患者心理负担重,对治疗缺乏信心,且剧烈的瘙痒使患者心情烦躁、坐立不安,所以应多关心、体贴、同情患者,耐心讲解湿疹发病的有关因素,介绍治疗成功病例,以解除患者的顾虑,增强信心,以良好稳定的心理状态接受治疗。

六、健康教育

(1)积极寻找过敏源,消除诱因。

(2)保持平和心态,避免不良心理刺激。告知患者保持稳定的心理状态至关重要。

(3)指导患者保持皮肤清洁、滋润,避免使用碱性强的洗护用品。

(4)指导患者掌握饮食宜忌,合理饮食,注意休息,劳逸结合,适当体育锻炼,增强体质。

(5)遵医嘱用药,本病和患者自身的身体状况密切相关,内科疾病应及时诊治。

(6)避免接触过敏源、刺激源及易致敏物质,被服应勤洗、勤晒。

①已知对尘螨过敏的患者,家中不要使用空调和地毯,经常开窗通风换气,减少室内花粉、尘螨、尘土、动物皮毛等浓度,不宜到潮湿、灰尘较多的地方。

②保持良好的室内空气湿度与温度,避免过热及出汗。

③病情反复应及时就诊。

参考文献

[1]李小寒.基础护理学(第6版)[M].北京:人民卫生出版社,2017.

[2]尤黎明.内科护理学(第6版)[M].北京:人民卫生出版社,2017.

[3]吴欣娟.外科护理学(第6版)[M].北京:人民卫生出版社,2017.

[4]仰曙芬,崔焱.儿科护理学实践与学习指导[M].北京:人民卫生出版社,2017.

[5]李乐之,路潜.外科护理学实践与学习指导[M].北京:人民卫生出版社,2018.

[6]尚少梅,李小寒.基础护理学实践与学习指导[M].北京:人民卫生出版社,2018.

[7]颜文贞,肖洪玲.基础护理学[M].北京:中国医药科技出版社,2016.

[8]杨信才,刘涓,周顺林.康复护理学[M].北京:北京大学医学出版社有限公司,2020.

[9]孙育红.手术室护理操作指南(第2版)[M].北京:科学出版社,2019.

[10]季诚,罗仕蓉.基础护理技术[M].北京:科学出版社,2019.

[11]张洪,魏秀红.内科护理学[M].北京:科学出版社,2019.

[12]周仲瑛.中医内科护理学[M].北京:中国中医药出版社,2018.

[13]胡艺.内科护理学[M].北京:科学出版社,2019.

[14]黄人健,李秀华.内科护理学高级教程[M].北京:科学出版社,2018.

[15]王大新,王加凤.内科护理学[M].北京:科学出版社有限责任公司,2018.

[16]郭宏,张建欣.内科护理学[M].北京:北京大学医学出版社有限公司,2016.

[17]沈翠珍,高静.内科护理学[M].北京:人民卫生出版社,2016.

[18]王所荣,包再梅.内科护理学[M].北京:中国医药科技出版社,2018.

[19]徐红.外科护理学[M].北京:科学出版社,2019.

[20]徐其林.外科护理学[M].合肥:中国科学技术大学出版社,2017.

[21]谢萍.外科护理学[M].北京:科学出版社,2020.

[22]刘丹阳,潘燕,吕金星.外科护理学[M].武汉:华中科技大学出版社,2018.

[23]张立民,李杨,杨翠萍.外科护理学[M].西安:西安交通大学出版社,2018.

[24]尹崇高,蔡恩丽.外科护理学[M].武汉:华中科技大学出版社,2016.

[25]张美芬,孙田杰.外科护理学(第3版)[M].北京:人民卫生出版社,2019.

[26]沙丽艳,崔文香.儿科护理学[M].北京:科学出版社,2018.

[27]王雁.儿科护理学[M].北京:北京大学医学出版社有限公司,2020.